Renate Wittern · Frühzeit der Homöopathie

Frühzeit der Homöopathie

Ausgewählte Aufsätze aus dem
„Archiv für die homöopathische Heilkunst"
aus den Jahren 1822 bis 1838

herausgegeben und eingeleitet von

Renate Wittern

7 Abbildungen

Hippokrates Verlag Stuttgart

CIP-Kurztitelaufnahme der Deutschen Bibliothek

Frühzeit der Homöopathie : ausgew. Aufsätze aus
d. „Archiv für die homöopathische Heilkunst" aus
d. Jahren 1822 – 1838 / hrsg. u. eingel. von
Renate Wittern. – Stuttgart : Hippokrates-Verlag,
1984.
    ISBN 3-7773-0606-1

NE: Wittern, Renate [Hrsg.]

Anschrift der Herausgeberin:
Priv.-Doz. Dr. phil. Dr. med. habil. Renate Wittern
Leiterin des Instituts für Geschichte der Medizin der Robert Bosch Stiftung
Straußweg 17
7000 Stuttgart 1

Der Druck des Buches wurde von der Robert Bosch Stiftung unterstützt.

ISBN 3-7773-0606-1

© Hippokrates Verlag GmbH, Stuttgart 1984

Jeder Nachdruck, jede Wiedergabe, Vervielfältigung und Verbreitung, auch von Teilen des Werkes oder von Abbildungen, jede Abschrift, auch auf fotomechanischem Wege oder im Magnettonverfahren, in Vortrag, Funk, Fernsehsendung, Telefonübertragung sowie Speicherung in Datenverarbeitungsanlagen, bedarf der ausdrücklichen Genehmigung des Verlages.

Printed in Germany 1984

Satz und Druck: Druckerei Schäuble, Botnang

Inhaltsverzeichnis

Vorwort 7

I. Einleitung 9
1. Zur Geschichte des Archivs für die homöopathische Heilkunst 9
2. Vorbemerkungen zur Edition 16

II. Edition der Aufsätze
  1. Grundzüge der Homöopathie

   Moritz Müller: Beitrag zur Beurtheilung der homöopathischen Heillehre. Arch. hom. Heilk. 1 (1822) 1, 1–36 21

   Georg August Benjamin Schweikert: Verdient die Homöopathie das Urtheil der Nichtachtung und Verdammung, welches bisher von so vielen Aerzten über sie ausgesprochen worden ist? Arch. hom. Heilk. 4 (1825) 3, 63–83 38

   Paul Wolf: Achtzehn Thesen für Freunde und Feinde der Homöopathik, als Erläuterungen der Grundzüge dieser Heilmethode nach ihrem wahren Sinn und ihrer wissenschaftlichen Bedeutung. Arch. hom. Heilk. 16 (1837) 1, 1–51 49

  2. Homöopathie – Allopathie

   Karl Gottlob Caspari: Ueber das wahre Verhältniß der Homöopathie zur Allopathie. Arch. hom. Heilk. 2 (1823) 3, 24–46 77

   Gustav Wilhelm Groß: Ist eine Amalgamirung der Allopathie mit der Homöopathie ihrem beiderseitigen Wesen nach möglich und für letztere wünschenswerth? Arch. hom. Heilk. 3 (1824) 3, 1–52 88

   Friedrich Jakob Rummel: Wird die Homöopathie Einfluß auf die herrschende Medizin gewinnen, und welcher wird es seyn? Arch. hom. Heilk. 5 (1826) 1, 1–28 113

  3. Aspekte der homöopathischen Gabenlehre

   Gustav Wilhelm Groß: Zur Berichtigung der Ansichten über die Wirkung der kleinen, von der homöopathischen Heillehre vorgeschriebenen Arzneigaben. Arch. hom. Heilk. 1 (1822) 2, 1–37 129

Gustav Wilhelm Groß: Noch Etwas über die Kleinheit der homöopathischen Arzneigaben. Arch. hom. Heilk. 2 (1823) 2, 43–59 147

Friedrich Jakob Rummel: Reflexionen über die Kraftentwicklung der Arzneien durch Reiben und Schütteln. Arch. hom. Heilk. 7 (1828) 2, 1–26 .. 155

Ssemen Nikolajewitsch von Korsakoff: Erfahrungen über die Fortpflanzung der Arzneikraft der homöopathischen Heilmittel, nebst einigen Ideen über die Weise dieser Fortpflanzung. Arch. hom. Heilk. 11 (1832) 2, 87–97 168

Ssemen Nikolajewitsch von Korsakoff: Bemerkungen über ein völlig sicheres und leichtes Verfahren, die homöopathischen Arzneien zu jedem beliebigen Grade zu potenziren, so wie über einige Resultate der Anwendung bis auf eine bis jetzt noch unbekannte Höhe potenzirter Arzneien. Arch. hom. Heilk. 11 (1832) 3, 104–111 174

Karl Georg Christian Hartlaub: Einiges über die Potenzirung der Arzneistoffe. Arch. hom. Heilk. 16 (1838) 3, 83–86 178

III. Biographien der Autoren

Moritz Müller 183
Georg August Benjamin Schweikert 188
Paul Wolf 193
Karl Gottlob Caspari 196
Gustav Wilhelm Groß 200
Friedrich Jakob Rummel 207
Ssemen Nikolajewitsch von Korsakoff 213
Karl Georg Christian Hartlaub 218

Verzeichnis der häufiger zitierten Literatur 223

Vorwort

Ein Vierteljahrhundert, nachdem Samuel Hahnemann in seinem berühmten Aufsatz „Versuch über ein neues Princip zur Auffindung der Heilkräfte der Arzneysubstanzen" in Hufelands Journal (1796) zum ersten Mal den Simile-Gedanken formuliert und damit den Grundstein seiner neuen Medizin gelegt hatte, die er später Homöopathie nannte, schlossen sich einige seiner Schüler auf eigene Hand zusammen, um eine homöopathische Zeitschrift zu gründen. Diese Initiative leitete in der Geschichte der Homöopathie eine neue Epoche ein. Die Lehre Hahnemanns erhielt ein Forum, das einem größeren Kreis von Anhängern erlaubte, sich nicht nur zu ihr zu bekennen, sondern sie auch öffentlich zu diskutieren. Erst damit eigentlich war der Schritt von der Erkenntnis des Genies zur Wissenschaftlichkeit getan. Die Möglichkeit, das System des Meisters vor der wissenschaftlichen Welt zur Debatte zu stellen, zu interpretieren, Einzelfragen zu erörtern, ja zu problematisieren, gab der Homöopathie die entscheidende Chance zur Entwicklung, gewann ihr ein über die subjektiv-individuelle Beschränkung hinausschreitendes Leben und hinderte sie, gleichsam schon in der Wiege zur Dogmatik ihres Stifters zu erstarren.

Die, wenn man so sagen darf, Gründerjahre der Homöopathie waren ganz und gar vom Meister selbst geprägt, der seine Entdeckung allein auf sein Ingenium gestützt zu systematisieren beanspruchte und sie autoritär verwaltete. Mit den zwanziger Jahren jedoch begann eine zweite Phase der Homöopathie, die sich in dem Bedürfnis, das erste homöopathische Periodikum zu gründen, konkret ankündigte. Zwar bewahrte das Blatt durchweg eine konservative Grundhaltung; unmittelbare Schülerschaft und menschliches Verhältnis gaben zunächst wesentlich den Gang der wissenschaftlichen Diskussion vor; die persönliche Bindung der Lehre an den Urheber war noch nicht durch Generationenwechsel aufgehoben. Aber das öffentliche Fachgespräch emanzipierte sich allmählich von ihm; Hahnemanns Wort verlor die absolute Autorität, und die zur Verbreitung seiner neuen Medizin geschaffene Zeitschrift gab auch Meinungen Raum, die von der seinen abwichen.

In diese Entwicklung und in die Anfänge der mit ihr verbundenen Auseinandersetzung zwischen Orthodoxen und – in Hahnemanns Sinne – Häretikern der Homöopathie Einblick zu geben, ist Absicht des hier vorgelegten Bandes. Er enthält zwölf Aufsätze, die in den Jahren 1822 bis 1838 im „Archiv für die homöopathische Heilkunst" erschienen sind. Ihre Autoren repräsentieren verschiedene Parteiungen innerhalb der Homöopathie. Sie alle sind von großer Bedeutung für den Fortschritt von Hahnemanns Lehre gewesen, sei es durch ein reiches Oeuvre, sei es durch ihre medizinische Praxis. Die Kenntnis ihrer Anschauungen muß gerade in einer Wissenschaftsrichtung wie der Homöopathie für unerläßlich gelten, die ausgeprägt historisch orientiert ist und ein starkes geschichtliches Selbstbewußtsein besitzt.

Die abgedruckten Aufsätze wurden unter dem Gesichtspunkt dreier Themenkomplexe ausgewählt: die ersten drei Arbeiten bieten grundsätzliche Überlegungen zum Wesen der Homöopathie, das Verhältnis der Homöopathie zur Allopathie ist Gegenstand dreier weiterer Arbeiten, verschiedene Aspekte der homöopathischen Arzneimitteltherapie sind in einer dritten Gruppe von Aufsätzen abgehandelt; hierbei stehen die Gabenkleinheit und die Potenzierung der Arzneistoffe im Vordergrund, diejenigen Punkte also, die von Beginn an am meisten zu Mißverständnissen, zu Widerspruch und zur Verspottung der homöopathischen Lehre geführt haben.

In der Einleitung wird die Geschichte des ersten homöopathischen Periodikums nachgezeichnet. Am Ende des Bandes sind die Lebensläufe der Autoren, die, soweit darüber verläßliche Quellen und Nachrichten vorliegen, ihren Weg zur Homöopathie, ihr Verhältnis zu Samuel Hahnemann und ihre Stellung innerhalb der Lehre beleuchten, sowie ein Verzeichnis ihrer wichtigsten Schriften beigefügt.

Dem Hippokrates Verlag danke ich für seine Bereitschaft, diesen Band herauszubringen, seinen Mitarbeitern für die stets angenehme und verständnisvolle Zusammenarbeit. Die Robert Bosch Stiftung hat die Herstellung des Bandes durch einen Druckkostenzuschuß gefördert; auch hierfür möchte ich an dieser Stelle danken.

Stuttgart, im Juli 1984 *Renate Wittern*

I. EINLEITUNG

1. Zur Geschichte des Archivs für die homöopathische Heilkunst

Mit Beginn des Jahres 1822 erschien im Verlag von CARL HEINRICH RECLAM das erste Heft des ersten Bandes des Archivs für die homöopathische Heilkunst. Initiator, Schriftleiter und eigentlicher Herausgeber des Archivs war der getreueste Jünger SAMUEL HAHNEMANNS (1755–1843), JOHANN ERNST STAPF (1788–1860) aus Naumburg an der Saale, der bereits 1813 mit dem Begründer der Homöopathie in Verbindung getreten war und seit dieser Zeit zu einem der eifrigsten Verfechter der neuen Lehre wurde. Neben STAPF hatten noch GUSTAV WILHELM GROSS und MORITZ MÜLLER[1] bei der Planung und beim Zustandekommen der Zeitschrift mitgewirkt – MÜLLER war es vor allem gewesen, der den Verleger RECLAM für das Unternehmen, das zunächst keineswegs einen Gewinn versprach, gewonnen hatte[2] –, und diese drei waren auch allein für die Beiträge des ersten Heftes verantwortlich. Die Zusammenarbeit fand ihren sichtbaren Ausdruck in dem Vermerk, das Archiv sei „von einem Vereine deutscher Aerzte" herausgegeben, obwohl die Leitung ganz offenkundig in den Händen von STAPF lag.

Zielsetzung dieser ersten periodischen homöopathischen Zeitschrift war es, „einen lebendigen Mittelpunkt" zu schaffen, „in welchem sich das Zerstreuete und Vereinzelte sammeln und so durch Bereicherung der Kunst selbst, durch Berichtigung irriger Ansichten über sie, durch Belebung zu lebendiger Theilnahme an ihr, nach innen und außen heilbringend und fördernd wirken möge."[3] Die Zeitschrift hatte ein klares Konzept; jedes Heft, deren drei jeweils einen Band bildeten, sollte in fünf Abteilungen gegliedert werden, wobei die erste größeren und grundlegenden Arbeiten über die Homöopathie im allgemeinen gewidmet war, die zweite Fallberichten homöopathischer Heilungen; die dritte enthielt Aphorismen und Gedanken großer Gelehrter der Vergangenheit und Gegenwart, während die vierte für Rezensionen homöopathischer und antihomöopathischer Schriften bestimmt war sowie für Nachrichten

---

[1] Zu diesen beiden Homöopathen vgl. unten S. 200–206 und S. 183–187.
[2] Vgl. *Müller* (1837) 12.
[3] So *Stapf* im Vorwort zum ersten Band, IX; wiederabgedr. im Suppl.-Heft zu den ersten fünf Bänden des Archivs, Leipzig 1826, 251.– Über *Ernst Stapfs* Tätigkeit und Verdienste in der Schriftleitung des Archivs für die homöopathische Heilkunst vgl. *Richard Haehl:* Die erste homöopathische Zeitschrift und ihr Schriftleiter. Ein Gedenkblatt zu der vor 100 Jahren erfolgten Gründung des Archivs für die homöopathische Heilkunst. AHZ 170 (1922) 190–198.

aus dem Kreis der Homöopathen; die fünfte und letzte Abteilung schließlich sollte der Darstellung einer Arzneimittelprüfung vorbehalten sein.[4]

Im Archiv sind bis zu seinem Ende im Jahre 1848 insgesamt 23 Bände und 3 Supplement-Hefte erschienen. Nach dem fünften Band trat MORITZ MÜLLER aus Gründen, die mit seinem Verhältnis zu HAHNEMANN zusammenhingen, von der Arbeit in der Redaktion zurück[5], und so erhielt das Archiv ab dem sechsten Band den Vermerk „in Verbindung mit mehreren Gelehrten herausgegeben von D. Ernst Stapf". Mit Beginn des 16. Bandes (1837) wurde GROSS gleichberechtigter Herausgeber neben STAPF und blieb es bis zum Ende der Zeitschrift; von 1841 (19. Band, 2. Heft) bis 1846 (22. Band, 3. Heft) zeichnete auch der lausitzisch-schlesische Verein homöopathischer Ärzte, dem STAPF und GROSS angehörten, als Mitherausgeber verantwortlich. Im Jahre 1844 ergaben sich weitere organisatorische Veränderungen: das Archiv versuchte einen Neuanfang mit verändertem Titel und neuem Verleger. Es trug nunmehr den Namen „Neues Archiv für die homöopathische Heilkunst" und wurde in den Jahren 1844 bis 1846 für die Bände 1 und 2 bzw. 21 und 22 bei LUDWIG SCHUMANN in Leipzig, in den Jahren 1846 bis 1848 für den dritten und letzten bzw. 23. Band von T. O. WEIGEL, ebenfalls Leipzig, verlegt.

Das erste Supplement-Heft erschien im Jahre 1826 und enthielt neben einer umfangreichen Widerlegung des berühmten und vielbeachteten *Anti-Organon* von JOHANN CHRISTIAN AUGUST HEINROTH (1773–1843) durch den HAHNEMANN-Schüler GROSS einen zusammenfassenden Überblick über Inhalt und Wirkung der ersten fünf Bände des Archivs von seinem Herausgeber STAPF. Das zweite und dritte Supplement-Heft (1832 und 1844) boten lediglich die Register zu den Bänden 1–10 und 11–20.

Die Gründung des Archivs für die homöopathische Heilkunst, dieser ersten homöopathischen Zeitschrift, leitete eine neue Epoche in der Geschichte der Homöopathie ein. Fundament der ersten Periode waren, abgesehen von einigen wenigen Gegenschriften[6], allein die Bücher und Aufsätze HAHNEMANNS gewesen, durch die er seine neue Lehre begründet und verbreitet hatte; seit Beginn der zwanziger Jahre wurde unter den inzwischen zahlreicher gewordenen Anhängern der Homöopathie das Bedürfnis stärker, sich öffentlich zur homöopathischen Medizin zu bekennen und die gewonnenen Erfahrungen mit gleichgesinnten Ärzten auszutauschen. Die Gründung einer periodischen Zeitschrift entsprach aber nicht nur einem subjektiven Bedürfnis, sondern trug auch objektiven Entwicklungen Rechnung.

HAHNEMANN hatte im Juni des Jahres 1821 Leipzig, dem damaligen geistigen Zentrum Mitteldeutschlands, den Rücken gekehrt, um sich in Köthen niederzulassen.

---

[4] Ein Teil dieser Prüfungen ist von *Ernst Stapf* gesammelt und herausgegeben worden unter dem Titel „Beiträge zur reinen Arzneimittellehre", 1. Bd. Reclam, Leipzig 1836.
[5] Vgl. *Müller* (1837) 18; s. auch unten S. 184f.
[6] So z. B. *Ignaz Rudolph Bischoff:* Ansichten über das bisherige Heilverfahren und über die ersten Grundsätze der homöopathischen Krankheitslehre. Tempsky, Prag 1819; (*Friedrich August Benjamin Puchelt*): Ueber die Homöopathie. Hufelands Journ. pract. Heilk. 49,2 (1819) 6. St., 3–53.

Der enge persönliche Verkehr mit seinen Anhängern war dadurch erschwert, in Leipzig, wo der Streit um die Homöopathie öffentlich geworden war[7], entstand für die Homöopathie eine Art Vakuum. Die Gründung des Archivs schuf eine neue Form der Sammlung und des Zusammenhalts; in ihm konnte nun die wissenschaftliche Diskussion über die Homöopathie auf breiterer Basis beginnen.

HAHNEMANN war mit dem Plan zur Gründung einer homöopathischen Zeitschrift zunächst keineswegs einverstanden. Er fürchtete ganz offenkundig, daß der Geist der Homöopathie verfälscht werde[8]; außerdem hatte er natürlich mit einer allmählichen Verselbständigung der Bewegung zu rechnen, die sein Streben nach Alleinherrschaft gefährden mußte. Diese Befürchtungen HAHNEMANNS waren keineswegs grundlos; denn wenn auch mit STAPF und GROSS die beiden treuesten Jünger des Meisters die Redaktion des Archivs leiteten, so war doch zugleich in dem Mitbegründer MORITZ MÜLLER eine gewisse häretische Tendenz vertreten, die Anspruch auf eine eigene, von HAHNEMANN unabhängige Position erhob und sie auch in den ersten Bänden des Archivs mehrfach zum Ausdruck brachte. Kennzeichnend für den Beginn des Archivs war es also, daß sich in ihm bereits die zwei Richtungen der Homöopathie artikulierten, die auch die Entwicklung in der Folgezeit bestimmen sollten; es waren dies zum einen die strengen Hahnemanniener, die für die Homöopathie in der von HAHNEMANN geforderten Ausschließlichkeit vindizierten, die Medizin schlechthin zu sein, und zum andern die sogenannten freieren Homöopathen, die eine vermittelnde Stellung zwischen der Homöopathie und der Allopathie einnahmen.[9] Gleichwohl hatten die reinen Homöopathen das Übergewicht, und der Einfluß, den HAHNEMANN über seinen treu ergebenen Anhänger STAPF auf die Richtung des Archivs ausübte, war groß genug, um im Jahre 1826 MORITZ MÜLLER zum Austritt aus der Redaktion zu veranlassen.[10] Durch MÜLLERS Ausscheiden wurde vorerst die offene Auseinandersetzung zwischen HAHNEMANN, der von seinen Anhängern die unbedingte Befolgung seiner Lehren forderte, und den freieren Homöopathen, die nach wie vor auf die Allopathie nicht ganz verzichten mochten, vermieden; sie erfolgte dann im Jahre 1832 im Vorfeld der Eröffnung des Leipziger Krankenhauses durch den berühmten, oft zitierten Aufruf HAHNEMANNS „Ein Wort an die Leipziger Halbhomöopathen" im Leipziger Tageblatt vom 3. November 1832.[11]

Dem ersten Heft des ersten Bandes des Archivs wurde eine ausführliche Rezension von LUDWIG CHOULANT in den Allgemeinen Medizinischen Annalen zuteil, in

---

[7] Vgl. *Müller* (1837) 4–11.
[8] Vgl. etwa den Brief *Hahnemanns* vom 1. Januar 1822 an *Wilhelm Eduard Wislicenus*, in dem er seinen Widerstand gerade aufzugeben beginnt: „... ist mir Stapf's Vorrede (Vorwort) zum Archive eingehändigt worden ... und nehme daher keinen Anstand, Ihnen zu erklären, daß ich Beiträge dazu nun gar nicht abraten will. Wenn das Archiv den Geist der Homöopathie festhält, so wird es nützlich seyn." Homöopathie-Archiv, Stuttgart, Nr. 482; abgedr. in *Haehl* (1922) I 425; vgl. außerdem *Müller* (1837) 17.
[9] Vgl. *Müller* (1837) 12f.
[10] Vgl. *Müller* (1837) 17f.; ferner unten S. 184f.
[11] Zu dieser Auseinandersetzung vgl. insbes. *Müller* (1837) 20–48; ferner *Hartmann* (1851) 305–313 und 321–328; *Haehl* (1922) I 222–227; *Tischner* (1939) 312–315.

der dieser die Neuheit und Wichtigkeit des Gegenstandes betont, dem Archiv das Fehlen von parteiischer Schmähsucht als höchst verdienstvoll anrechnet und ihm wünscht, daß es „mit Freundlichkeit und Beachtung von seinen ärztlichen Zeitgenossen aufgenommen" werden möge.[12]

Für die Homöopathie selbst, ihre Ausbreitung und Konsolidierung, war das Archiv von größter Bedeutung: Es gewann neue Ärzte für die Homöopathie[13], überzeugte größere Teile des Laienpublikums von ihrer Wirksamkeit durch die zahlreichen Berichte über glückliche Heilungen und ermutigte die homöopathischen Ärzte, die vielfach angefeindet und in der Ausübung ihrer Heilkunst behindert wurden, auf dem einmal eingeschlagenen Weg weiterzugehen; die Anzeigen und ausführlichen Rezensionen der neuesten homöopathischen und antihomöopathischen Literatur boten zudem jedem an der Homöopathie Interessierten wichtige Informationen über ihren Entwicklungsstand.[14]

Das Archiv blieb für acht Jahre die einzige Zeitschrift für Homöopathie. Im Jahre 1830 stellten ihm KARL GEORG CHRISTIAN HARTLAUB[15], Leipzig, und KARL FRIEDRICH TRINKS, Dresden, die „Annalen der homöopathischen Klinik", die in Leipzig bei FRIEDRICH FLEISCHER erschienen, an die Seite. Diese Zeitschrift brachte Krankengeschichten, Abhandlungen über einzelne Krankheitsformen und über den Wirkungskreis einzelner Arzneimittel; sie war also im ganzen mehr aufs Praktische gerichtet. Den Annalen war nur eine kurze Lebensdauer vergönnt; ihr Erscheinen mußte schon nach dem vierten Band eingestellt werden, da die Herausgeber wegen ihrer ausgedehnten Praxis der Redaktionsarbeit nicht mehr gewachsen waren.[16]

Im selben Jahr brachte GEORG AUGUST BENJAMIN SCHWEIKERT[17] erstmals die „Zeitung der naturgesetzlichen Heilkunst, für Freunde und Feinde der Homöopathik" (ARNOLD, Dresden und Leipzig) heraus, die ab dem vierten Band unter dem Titel „Zeitung der homöopathischen Heilkunst für Aerzte und Nichtärzte" erschien. Sie sollte nach Auskunft und Absicht des Herausgebers den Nichtarzt über Wesen und Stand der Homöopathie belehren.

Im Jahre 1832 wurde von FRIEDRICH RUMMEL[18] zusammen mit GUSTAV WILHELM GROSS und FRANZ HARTMANN die „Allgemeine Homoeopathische Zeitung" (AHZ) auf Anregung des Verlegers BAUMGÄRTNER in Leipzig gegründet[19]; sie erschien zunächst in unregelmäßigen Abständen von ein bis drei Wochen, später regelmäßig jede Woche und konnte auf diese Weise das Bedürfnis nach schnellerer Übermittlung von Nachrichten und Erfahrungen befriedigen. Ziel der Herausgeber war es, der

---

[12] Leipzig 1822, 526–540.
[13] Vgl. *Müller* (1837) 13.
[14] Vgl. *Ernst Stapf:* Rückblicke auf die ersten fünf Bände des Archivs für die homöopathische Heilkunst. Arch. hom. Heilk. Suppl.-Heft zu den ersten fünf Bänden. Reclam, Leipzig 1826, 276–280.
[15] Zu *Hartlaub* vgl. unten S. 218–222.
[16] Vgl. *Rummel* (1839) 17.
[17] Zu *Schweikert* vgl. unten S. 188–192.
[18] Zu *Rummel* vgl. unten S. 207–212.
[19] Vgl. *Friedrich Rummel:* Franz Hartmann. Nekrolog. AHZ 47 (1854) 51.

Homöopathie ein Forum für eine freie Meinungsäußerung zu schaffen und dadurch auch zur Emanzipation von der Herrschaft des Begründers beizutragen. Die Abgrenzung des neuen Periodikums gegenüber dem Archiv war deutlich. Schon in den ersten Jahren seines Bestehens kam es zu lebhaften Auseinandersetzungen zwischen HAHNEMANN und den Anhängern einer freieren Richtung der Homöopathie, und gerade die Abkehr vom Dogmatismus und die Anerkennung unterschiedlicher Positionen dürften wesentliche Gründe dafür gewesen sein, daß sich die AHZ als die lebensfähigste Zeitschrift für Homöopathie erwiesen hat.[20]

Zwei Jahre nach der Gründung der AHZ erschien der erste Band einer weiteren homöopathischen Zeitschrift, die im folgenden Jahrzehnt in gewisser Weise die Rolle eines Gegenspielers zum Archiv spielen sollte: Auf seiner konstituierenden Sitzung am 1. Oktober 1833 hatte der „homöopathische Verein des Grossherzogthums Baden" beschlossen, eine Zeitschrift herauszugeben, in der er jeweils Rechenschaft über sein Wirken abgeben wollte; so entstand 1834 die „Hygea"[21], die in ihrem Untertitel zunächst „Zeitschrift für Heilkunst", ab 1839 „Zeitschrift besonders für specifische Heilkunst" und ab 1843 „Zeitschrift besonders für rationell-specifische Heilkunst" hieß. Obwohl in den ersten Jahren ein Redaktions-Ausschuß, der sich aus dem Verein rekrutierte, nominell als Herausgeber zeichnete, war LUDWIG GRIESSELICH (1804–1848) von Beginn an die treibende Kraft und der führende Kopf in der Redaktion. Die „Hygea" sollte nach der Absicht ihrer Gründer ein Ort der offenen Diskussion in Freiheit und Unbefangenheit werden; man wollte die „gewissenhafte Pflege der Wissenschaft", zu der die schonungslose Darlegung der eigenen Mängel ebenso gehöre wie die Ablehnung jeglichen Dogmatismus. Dieser Zielsetzung ist die Zeitschrift gerecht geworden; schon bald eröffnete sie den Kampf sowohl gegen die Schulmedizin als auch gegen den strengen Hahnemannismus und führte gerade letzteren in großer Schärfe.[22]

Als unmittelbare Reaktion auf diese Kritik an der Homöopathie durch Homöopathen beschlossen ERNST STAPF und GUSTAV WILHELM GROSS, das „Archiv für die homöopathische Heilkunst" mit Beginn des 16. Bandes zu einem publizistischen

---

[20] Sie erschien ohne nennenswerte Unterbrechung bis heute und hat mittlerweile den 229. Band erreicht. – Eine Beurteilung und Würdigung der AHZ für die ersten Jahre ihres Bestehens findet sich bei *Tischner* (1939) 474–478.

[21] Die anderen homöopathischen Zeitschriften, die seit dem Beginn der dreißiger Jahre entstanden, müssen hier, da sie für das Archiv ohne Bedeutung waren, unberücksichtigt bleiben.

[22] Als ein Beispiel für die Tonart, in der dieser Kampf geführt wurde, sei der letzte Abschnitt eines umfangreichen Aufsatzes von *Friedrich Ludwig Schrön* (1804–1854) zitiert (Ueber die Ursachen der vielen Verfolgungen, welche die Homöopathie von Seite der Aerzte zu erfahren hat. Hygea 1, 1834, 417–432; 2, 1835, 35–49 und 111–130): „Aber was folgt aus dieser Wahrheit für die Homöopathen für eine Lehre? Die: dass sie festhalten sollen an dem grossen, unumstösslichen Satze: Aehnliches heilt Aehnliches; dass sie aber aufhören sollen, lobzuhudeln und anzustaunen, was unwesentlich, übertrieben oder wirklich falsch ist, damit sich das Wahre scheide vom Falschen, und man endlich einsehe, die Homöopathik sei der Kern, der Hahnemannismus die ungeniessbare, den Kern verhüllende Schale – und was daraus folgt."

Organ zu machen, das gegen die ihrer Meinung nach „ausgeartete" Kritik aus den eigenen Reihen und als Verfechter der „reinen Homöopathik" auftreten sollte: „Vor allem wird unser Bemühen sein, die reine Homöopathik zu fördern, d. h. Homöopathik der Erfahrung, eben so weit entfernt von gedankenloser Nachbeterei und blindem Autoritätsglauben, als von willkührlichem, erfahrungslosen Niederreißen des Vorhandenen und luftiger Hypothesenmacherei. Wir werden das rein Erfahrungsmäßige darstellen und vertheidigen gegen leichtfertige und übermüthige Angriffe einer ausgearteten Kritik ... So wollen wir fortbilden, verbessern, reinigen, wo es noth thut, aber wir wollen den ersten Stifter und Begründer der hehren Kunst nicht schmähen und beschimpfen, die Irrenden nicht wie Feinde behandeln, sondern den Geist echter Humanität, wie er stets im Archive vorherrschte, auch ferner als dessen Zierde walten lassen."[23]

In einer scharfzüngigen Erwiderung hat GRIESSELICH dieses Programm von STAPF und GROSS als „Reaction" verhöhnt und es als ein „Zeichen tiefen Siechthums" gedeutet.[24] Für ihn stellte die Absicht der Herausgeber, das Archiv mit dem 16. Band als Organ der „reinen Homöopathik" fortzusetzen, den Versuch dar, es zum Organ des „rigorosen Hahnemannismus" zu machen, „der gleissnerisch sich ‚rein' nennenden Homöopathie". Man geht wohl nicht fehl mit der Annahme, daß die von GRIESSELICH gegeißelte starre, jede Entwicklung in der Homöpathie leugnende und ablehnende Tendenz der Zeitschrift der Keim ihres 11 Jahre später erfolgenden Endes gewesen ist.

HAHNEMANN war 1835 nach Paris gegangen; die Diskussion über die Homöopathie trat aus seinem Schatten, emanzipierte sich von ihm; die treuen Gefolgsleute wie STAPF und GROSS, weniger fähig, für die reine Lehre zu werben, als der Meister, gerieten in die Isolation. Das Archiv trocknete sich selber aus; je eigensinniger es am Konzept festhielt, Abweichungen von der Doktrin zu desavouieren, was ihm schon 1842 von DRESCHER in seiner Besprechung des Bandes 19, Heft 1 (1841) vorgeworfen wurde[25], desto mehr drohte es sich selbst ins Abseits der Entwicklung zu stellen und mußte den Anspruch, Mittelpunkt der Fachdiskussion zu sein, an die Konkurrenz der AHZ abtreten. Der oben erwähnte Neuanfang, den man 1844 versuchte, spiegelt die Schwierigkeiten, in denen das Blatt sich befand; der Wechsel des Verlegers – hatte RECLAM sich zurückgezogen, weil es nicht mehr rentabel war? – und der Zusatz „Neues" im hergebrachten Titel des Archivs scheinen beides anzuzeigen, sowohl den Niedergang als auch das Bestreben, durch Berücksichtigung von Aktua-

---

[23] *Ernst Stapf* und *Gustav Wilhelm Groß:* Erklärung im Betreff der Fortsetzung des Archivs f. d. hom. Heilkunst. Arch. hom. Heilk. 15 (1836) 3, 191–195. – Daß gerade die oben zitierte Abhandlung von *Schrön* (s. Anm. 22) die Reaktion der beiden Jünger *Hahnemanns* auf den Plan gerufen oder diese jedenfalls in ihrem Vorhaben bestärkt hat, beweist zum einen eine wörtliche Replik auf *Schröns* hier zitierten letzten Absatz (S. 192), zum andern die Tatsache, daß *Groß* im nächsten Band des Archivs ausführlich auf *Schröns* Abhandlung einging und dessen Kritik zu widerlegen versuchte (Arch. hom. Heilk. 16, 1837, 1, 134–150).
[24] *Ludwig Grießelich:* Archiv für die homöopathische Heilkunst. Von den DD. Stapf und Groß. Bd. 16. Heft 1. Hygea 6 (1837) 180–187.
[25] AHZ 22 (1842) 29f.

lität und Fortschritt die älteste Zeitschrift der Homöopathie zu retten. Aber noch im gleichen Jahre stellt Clotar Müller in seiner Besprechung des ersten Heftes des ersten Bandes das Scheitern des Neubeginns fest[26]; hatte er gehofft, daß „neues regeres Leben, entschiednere Gesinnung, streng wissenschaftlicher Geist" das „Neue Archiv" prägen würden, so sieht er sich nach der Lektüre des ersten Heftes enttäuscht.

Äußerer Anlaß für das Erlöschen der Zeitschrift wurde der Tod von Gustav Wilhelm Gross am 18. September 1847.[27] Zwar hatte sich Clemens von Bönninghausen bereit erklärt, die durch den Tod von Gross frei gewordene Stelle des Mitredakteurs zu übernehmen, und dies hatte Stapf mit neuer Hoffnung für eine erfolgreiche Fortsetzung des Archivs erfüllt.[28] Doch hierzu kam es nicht mehr. Die Zeitschrift stellte nach dem dritten Heft des dritten Bandes ihr Erscheinen ein, offenkundig ohne jede Begründung; so jedenfalls muß man die Äußerung von Franz Hartmann jun. in seinem Bericht über die Leistungen und die Literatur der Homöopathie in den Jahren 1847 bis 1849 verstehen: „Warum aber Medizinal-Rath Stapf in Naumburg die Redaction des Archives, dieses ersten Bollwerks der Homöopathie, so plötzlich niedergelegt hat, ist uns gänzlich unbekannt geblieben."[29]

So brachte das Jahr 1848 das Ende des Archivs für die homöopathische Heilkunst, das ein Vierteljahrhundert lang die Geschichte der Homöopathie mitgeprägt hatte. Als erstes homöopathisches Periodikum schuf es in den zwanziger Jahren die Möglichkeit zu Diskussion und Erfahrungsaustausch unter den frühen Anhängern Hahnemanns und trug dadurch wesentlich zur Konsolidierung der neuen Lehre bei. Auch als im Beginn der dreißiger Jahre weitere homöopathische Zeitschriften entstanden, bewahrte das Archiv seine Bedeutung, indem es das maßgebliche Organ der konservativeren Kräfte blieb, der Repräsentant des Hahnemannismus, das Forum der „reinen Lehre" – eine Treue zum Ursprung, die es schließlich das Leben kostete.

---

[26] AHZ 26 (1844) 169.
[27] Vgl. *Tischner* (1939) 496, Anm. 22.
[28] Nekrolog. Dr. Gustav Wilhelm Groß. N. Arch. hom. Heilk. 3 (1848) 3, 137: „Mit ihm vereint, hoffe ich das Archiv, das immerdar Repräsentant der ächten Homöopathie bleiben wird, neu zu beleben."
[29] Die Versammlung des Centralvereins homöopathischer Aerzte am 10. August 1849 in Leipzig. Beilage D. AHZ 37 (1849) 298.

2. Vorbemerkungen zur Edition

Die Orthographie, die Kasussyntax und die Zeichensetzung der ersten Hälfte des 19. Jahrhunderts weichen in vielen Punkten von den heute geltenden Regeln ab. Um den hier vorgelegten Texten ihre Qualität als Quellen zu erhalten, wurden ihre historisch bedingten sprachlichen Besonderheiten weitgehend originalgetreu übernommen. Lediglich in Fällen, wo die Lesbarkeit erheblich erschwert schien, wurde eine behutsame Angleichung an den heutigen Sprachgebrauch vorgenommen. Außerdem wurden offenkundige Druckfehler der Originalausgabe stillschweigend beseitigt.

Die folgende Aufstellung gibt einen kurzen Überblick über die häufigsten orthographischen Phänomene, die unverändert übernommen worden sind. Da der Sprachgebrauch in der ersten Hälfte des 19. Jahrhunderts noch nicht streng reglementiert war, kommen viele Wörter, häufig sogar bei demselben Autor, in verschiedenen Formen vor; auch diese Besonderheiten wurden in der vorliegenden Edition respektiert.

Groß- und Kleinschreibung, Beispiele: Eingangs, Jahrelang, Unzenweise, von Seiten, ohne Weiteres, Niemand, Jeder.

Getrennt- und Zusammenschreibung, Beispiele: mit einander, in sofern, wenn gleich, so zu sagen; kennen lernen, hervor gebracht.

Fremd- und Lehnwörter, Beispiele: Speculation neben Spekulazion, es begegnet aber auch das heute übliche Spekulation; Pazient, Princip, Discussion, Scala.

Formen der Verben auf –i(e)ren, Beispiele: affiziren, abstrahirend, basirt.

Ausfall eines unbetonten –e–, Beispiele: andre, zugestehn, kürzern, Gnüge.

Zusatz eines Dehnungs-h, Beispiele: nahmhaft, nähmlich, nehmlich, Willkühr.

Doppelung von Vokalen, Beispiele: Quaal, Heerd, Loos; dagegen: Wage statt Waage.

Doppelung von Konsonanten, Beispiele: Gesammtheit, darinn, Karrikatur; dagegen: Skelet statt Skelett, eliptisch statt elliptisch.

Weitere orthographische Besonderheiten, Beispiele:
ä / e: ächt, Gränzen, Verläumdung; nemlich.
ie / i: erwiedern, wiederfahren, Augenlieder, giebt; widerkehren, widerholt.
ü / i: Hülfe, Würkung; gleichgiltig.
y / i: Layen, Arzneykraft, seyn.
ch / g: Mannichfaltigkeit; allmählig.
dt / d / t: todt; Wahlverwandschaften.
ß / s(s): Blaßinstrument, indeß, beweißt, dieß, Erkenntniß; überdrüßig; blos.
th / t: Thatsache, Theil, Irrthum, werth, Noth.
v / f: vestgegründet, vesthalten, vestständig.

Die sehr häufigen Sperrungen der Originaltexte wurden sämtlich aufgehoben; demgegenüber wurden in der neuen Edition Eigennamen und wichtige Begriffe durch Kapitälchen bzw. durch die Kursive hervorgehoben.

Die Anmerkungen der Autoren selbst erscheinen, mit arabischer Numerierung, als Fußnoten oder, bei größerem Umfang, am Ende des entsprechenden Aufsatzes; die bibliographischen Angaben der von den Autoren genannten Literatur wurden von der Herausgeberin ohne besondere Kennzeichnung vereinheitlicht bzw. ergänzt. Die Vermerke des Herausgebers des Archivs ERNST STAPF oder der Redaktion wurden nur teilweise übernommen; sie sind jeweils mit dem Zusatz „*(Stapf)*" versehen. Soweit notwendig, wurden im Text erwähnte Namen und bibliographische Angaben von der Herausgeberin in Fußnoten entschlüsselt und ergänzt; diese Fußnoten sind jeweils mit dem Zusatz „(Anm. d. Hrsg.)" gekennzeichnet.

II. EDITION DER AUFSÄTZE

1.
Grundzüge der Homöopathie

Beitrag zur Beurtheilung der homöopathischen Heillehre

von
Moritz Müller

Seit Jahrtausenden hat man zum Wohl der Menschheit eifrig an der Vervollkommnung der Heilkunde gearbeitet.

Sie ist eine *Erfahrungswissenschaft.* Ihre Grundlage muß Erfahrung sein.

Aber das Feld, auf dem diese Erfahrungen gemacht werden sollen, ist fast unermeßlich. Immer blieben die Entdeckungen auf demselben lückenhaft, und der Adlerflug des Genies eilte auf dem Wege der Spekulazion jenen Forschern weit voraus. Dieses Mißverhältniß ist besonders in den letzten 30 Jahren und bei den spekulativen Deutschen auffallend geworden. Die in diesem Zeitraume aufgestellten Theorien fordern zur Bewunderung des Scharfsinns ihrer Erfinder auf, und reißen durch frappante und gefällige Ansichten hin. Immer glauben ihre Urheber, auf Erfahrung gebaut zu haben oder in derselben die Bestätigung ihrer Ansichten zu finden, und immer ist es nur ein schwacher Faden, der sie einseitig mit jener zusammenhält, ohne daß sich Erfahrung und System gegenseitig vollkommen decken.

Systeme in der Medizin sind nur, als Bedürfniß des menschlichen Geistes, Erklärungsversuche des beim Heilprozeß thatsächlich Vorgehenden. Wir würden keine Systeme mehr haben, wenn die Medizin bereits den Rang einer Wissenschaft erreicht hätte.

Inzwischen hat man nicht umhin gekonnt, ihr wenigstens die Form einer Wissenschaft zu geben. Um das zu können, mußte man Grundlagen als bewahrheitet annehmen, die eigentlich Hypothesen sind. Solche Sätze werden oft nach langer Zeit für gewiß angenommen; sie bilden das Skelet der gegenwärtigen Medizin; und es ist merkwürdig, daß die vielen Systeme unserer Zeit, ohne es anzutasten, nur verschiedene Gewänder und Behänge desselben sind.

Hierin unterscheidet sich das sogenannte homöopathische System wesentlich von seinen Vorgängern und Zeitgenossen. Der Urheber desselben, indem er, nach einem neuen Plane, reine, durch keine Voraussetzungen entstellte Erfahrungen zuerst über die *Arzneistoffe* und ihre regelmäßigen Wirkungen auf den gesunden und kranken Menschen sammelte, wurde durch eben diese Erfahrungen dahin gebracht, ein Lehrgebäude aufzustellen, welches die bisher als richtig angenommenen Basen der Medizin als grundlose Voraussetzungen verwirft, sonach der Heilmittellehre, Therapie, der Pathologie, und am Ende überhaupt dem spekulativen Theile der Arzneiwissenschaft eine andere Gestalt giebt. Seine Lehre ist rein aus *Erfahrung* hervorgegangen, darum weicht sie so auffallend ab von allen andern.

Sie hat daher auch eine ganz andere Aufnahme gefunden. Wenn alle neuen Systeme unserer Zeit eifrig und streng gewürdigt worden sind, wenn man sich alle Mühe gab, das Wahre als Ausbeute von dem Falschen als Schlacke zu scheiden, wenn selbst jedes einzelne der in unsern Zeitschriften gegen bestimmte Krankheitsformen anempfohlnen Heilmittel seine Prüfer fand, die fast immer dasselbe Resultat erhielten, daß nämlich das Mittel in einigen Fällen den verlangten Dienst leistete und in noch mehrern ihn versagte, (ein Erfolg, worüber nur das homöopathische Lehrgebäude befriedigenden Aufschluß giebt) so hat man dagegen das homöopathische System Jahrelang der Aufmerksamkeit und Würdigung gar nicht werth gehalten.

Es war die anscheinende Paradoxie der neuen Lehre, das anscheinend Unglaubliche derselben, was ihr diese kalte Aufnahme bereitete. Wenn die, durch die hinreißendste Wahrscheinlichkeit ausgezeichneten Theorien die Erwartungen getäuscht hatten, was ließ sich von einer, wie es beim ersten Anblick schien, so unwahrscheinlichen Lehre hoffen, die in Vergleich mit jenen, einem unzusammenhängenden, schlecht ausgeführten Roman glich? Gerade was ihr bei unserer mangelhaften Kenntniß der ganzen Natur hätte zur Empfehlung dienen sollen, gerade der Umstand, daß die Lücken nicht durch scharfsinnige Hypothesen ausgefüllt waren, dieses strenge Festhalten an erfahrungsmäßiger Wahrheit, entzog ihr den Beifall derer, die lieber die Theorie der Medizin auf einmal, vollendet wie Minerven aus dem Haupte Jupiters hervorspringen sehen wollten. Die besten, denkendsten Köpfe fühlten sich abgestoßen von einer Lehre, die (scheinbar) aller Wissenschaftlichkeit in der Medizin ein Ende zu machen drohte, die die glänzendsten theoretischen Ansichten in zwar immer bewundernswürdige aber doch träumerische Verirrungen menschlichen Scharfsinns verwandelte, und das Feld der so anziehenden Spekulation in der Medizin so sehr beschränkte oder die Gelegenheit dazu in eine nicht zu berechnende Ferne hinausschob.

So fanden COPERNIKUS und HARVEY in den gelehrtesten Männern ihrer Zeit die heftigsten Gegner, so wurden den elektrischen und zoomagnetischen Kräften ihre Plätze in der Reihe der Natur der Dinge streitig gemacht. Jede neue Entdeckung bringt eine momentane Verwirrung in der betreffenden Wissenschaft hervor, giebt dem bestehenden Gebäude derselben einen Stoß, der die Grundlagen erschüttert und eine neue Anordnung derselben nöthig macht.

Das homöopathische System würde vergessen worden seyn, wenn es nicht durch einige auffallend glückliche Erfolge am Krankenbette die Theilnahme und Aufmerksamkeit des nichtärztlichen Publikums erregt hätte. Nur wenige praktische Aerzte hatten einen oder den andern der durch den Urheber desselben bekanntgemachten speziellen Erfahrungssätze versuchsweise in ihrer Praxis benutzt. So sind z. B. Erfolge von Versuchen mit *Belladonna* als Präservativ gegen Scharlachfieber von mehrern Aerzten in HUFELANDS Journal und zuletzt von D. BERENDT in Cüstrin in einer besondern Schrift[1], von allen mit gewissenhafter Benennung des ersten Veranlassers dieser Versuche, bekannt gemacht worden. Aber diese Aerzte ließen sich gleichwohl mit dem Studium der homöopathischen Heillehre selbst nicht ein; und

---

[1] Gemeint ist offenkundig *Friedrich August Gottlob Berndt (!):* Die Scharlachfieberepidemie im Cüstrin'schen Kreise in den Jahren 1817, 1818 und 1819, und die aus solcher gezogenen Bemerkungen, so wie die mit der Belladonna als Schutzmittel angestellten Versuche. Oehmigke, Berlin 1820. (Anm. d. Hrsg.)

auch ich bin nur auf diesem Wege dahin gelangt, endlich derselben selbst meine Aufmerksamkeit zu widmen.

Als aber endlich diese Lehre ein Gegenstand der Beachtung für das ärztliche Publikum wurde, da wurde auch, wie ich glaube, aus einer dem Deutschen eigenthümlichen Hinneigung zu theoretischen Untersuchungen, sogleich der eigentliche Standpunkt verrückt, von dem aus dieses, von aller Voraussetzung abstrahirende, nur nach Erfahrung beurtheilt werden könnende System beurtheilt werden mußte. Man wollte die Unhaltbarkeit desselben aus theoretischen Gründen darthun und basirte sich dabei auf die bis jetzt als Grundlagen angenommenen Voraussetzungen, deren Richtigkeit dieses System nicht anerkennen kann. Allerdings lud die anscheinende Unglaublichkeit der Lehre dazu ein, die Beurtheilung kurz und bequem am Schreibtische abzumachen, aber da sich Thatsachen nicht wegdemonstriren lassen, so wäre jetzt wohl der Zeitpunkt gewesen, die neue Lehre auf dem Wege der Erfahrung zu prüfen, und so die eigentliche Untersuchung anzufangen. Man hätte so vermieden, was leider nicht vermieden worden ist, aus einer für die Menschheit höchst wichtigen Untersuchung eine Streitsache, einen Partheikampf zu machen.

Es ist ohne Interesse für die Wissenschaft, zu untersuchen, von welcher Seite das erste Wort gefallen sei, welches zu gegenseitiger Erbitterung und Zänkereien geführt hat. Es handelt sich bei Ausmittelung von Wahrheiten nur um die Sache, nicht um die Person. Spott und Witzelei müssen ganz aus dem Spiele bleiben, wenn es Ernst ist um Beförderung des Wohls der Menschheit; und wenn es bis jetzt nicht immer unterblieben ist, so muß es, mit gänzlicher unbedingter Vergessenheit des Geschehenen, für die Zukunft unterlassen werden. Soviel ist gewiß, daß man einerseits durch Zorneseifer der verkannten Wahrheit nicht mehr Eingang verschaffen kann, als durch ruhige Wiederholung derselben, und daß, anderseits, Angriffe der Person des Gegners keine Beweise gegen die Wahrheit der Sache sind, die er vertheidigt. Ich darf hinzusetzen, daß der Vorwurf der Charlatanerie, den man dem Urheber und den Anhängern des homöopathischen Systems aus Muthmaßung und Leichtgläubigkeit gemacht hat, die aller ungegründetste und unerlaubteste Beschuldigung ist, die je einem Arzte bei Ausübung einer eigenthümlichen Methode hat gemacht werden können. Wer sich die Mühe geben will, auf praktischem Wege in das Wesen dieser Heilmethode einzudringen, wird meine Versicherung bestätigt finden.

Ein großer Nachtheil für die Förderung der Untersuchung über die Haltbarkeit dieses Systems ist es, daß Männer von anerkannt praktischen Talenten und literarischer Zelebrität, überhäuft mit schriftstellerischen und praktischen Arbeiten, noch nicht Zeit gefunden haben, einen Theil ihrer Stunden dieser Untersuchung zu widmen. Ihre Empfehlung würde entscheidender wirken, als die eines namenlosen Arztes, dem man, wenn man ohne Untersuchung abzuurtheilen geneigt ist, gar leicht und bequem Moralität, Geschicklichkeit in Ausübung der Arzneikunde, Beobachtungsgeist und Glaubwürdigkeit absprechen dürfte. Ich habe aber für diesen Fall ein für allemal nur eine Antwort: es soll Niemand glauben; Jeder kann sich selbst überzeugen.

Indem ich anfing, mich mit der thatsächlichen Prüfung des homöopathischen

Systems zu beschäftigen, hatte ich in einer fast zwanzigjährigen Praxis Zeit und Gelegenheit gehabt, sowohl das Gute, das die herrschende Heilmethode darbietet, als das Ungewisse, das jeder Arzt von einiger Erfahrung und einigem Beobachtungsgeist in ihr findet und welches zu beseitigen wir alle bemüht sind, erkennen zu lernen. Schon gewohnt, bei ähnlichen Forschungen sparsame Ausbeute zu finden, war ich weit entfernt, von diesem Unternehmen mehr zu hoffen, als den Gewinn einzelner brauchbarer Erfahrungssätze und warf schon in Gedanken die ganze Theorie zu ihren vergessenen Vorgängerinnen. Wie viel anders als meine Erwartung ist das Resultat, zu dem ich allmählig gekommen bin!

Das homöopathische System gründet sich auf zwei Sätze, von denen der erste unbezweifelbar gewiß ist, und auch dann seinen Werth behalten würde, wenn der zweite sich nicht erfahrungsmäßig in der Allgemeingültigkeit behaupten sollte, die HAHNEMANN ihm zuschreibt. Aus beiden Sätzen hat sich auf dem Wege der Erfahrung das ganze System erst entwickelt, und muß sich Jedem so, wie es HAHNEMANN aufstellt, darstellen, wenn er denselben Weg verfolgt und sich die so gewonnenen Erfahrungen vernünftig erklären will.

Der *erste Satz* ist: man muß zuvor die Arzneistoffe nach ihren Wirkungen auf den *gesunden* Menschen kennen lernen, ehe man sie zur Heilung des Kranken benutzen kann, oder mit andern Worten: man muß erst das Verhältniß des Gesunden zu jedem Arzneikörper wissen, bevor man das Verhältniß des Kranken zu demselben erforschen kann.

Der *zweite Satz* ist: die Arzneien heilen Krankheitszustände, welche denen, die sie im gesunden Menschen selbst hervorzubringen vermögen, *möglichst ähnlich* sind; oder mit dem kürzern Ausdruck HAHNEMANNS: sie heilen *homöopathisch*.

Es wird kaum Jemand seyn, der nicht die Nothwendigkeit des Ersten zugeben sollte, und die Layen in der Arzneikunde würden erschrecken, wenn sie hören sollten, daß wir Aerzte die Wirkungen, die unsre Arzneien im gesunden Menschen hervorbringen können, noch gar nicht kennen, daß die Arzneimittel, die wir täglich verordnen, für uns ganz unbekannte Kräfte sind; so wie sie sich wundern würden, wenn wir anfangen wollten, zu behaupten, daß wir die Krankheiten recht gut ohne physiologische, anatomische, kurz, ohne alle Kenntniß des gesunden Menschen erkennen und heilen könnten. Man muß, denke ich, überall erst die Regel und dann die Abweichungen von derselben wissen; zu jener gehört aber in der Medizin nicht blos der normale Zustand des zu heilenden, sondern auch seine normalen Verhältnisse zu den Außendingen, die ihn krank und gesund machen können oder sollen.

Wenn es aber doch Aerzte geben sollte, welche die Kenntniß der Arzneiwirkungen im Gesunden für entbehrlich halten, so mögen sie bedenken, daß eben in unserer Unkunde derselben der Grund liegt, warum wir von Arzneien, immer nur im kranken Zustande versucht und angewendet, nie im zweiten und dritten Falle der Anwendung dieselben Resultate erhalten, die wir im ersten davon sahen. Denn da jeder der tausendfach von einander verschiedenen Krankheitszustände des Organismus, dessen dynamische Verhältnisse zur Außenwelt, also auch zu den Arzneikörpern, anders gestaltet, so wird auch jeder Arzneistoff in jedem Krankheitszustande eine von seiner Wirkung in allen andern Krankheitszuständen abweichende Wirkung haben, also auf dem Wege des Versuchs an Kranken (ab usu in morbis) nie ein sich gleichbleibendes Resultat erhalten werden, nie in Erfahrung gebracht werden, was er eigentlich vermöge und nicht vermöge. Dagegen gewinnt man durch die Kenntniß der Arzneiwirkung im gesunden Körper einen Haltpunkt, aus dem bei weitern Forschungen sich weitere Resultate ergeben müssen, wie denn der homöopathische Satz, der, es komme wie es wolle, von bedeutendem Nutzen in der Medizin sein wird, ganz allein auf diesem Wege gefunden worden ist.

Wenn es ein großer Irrthum war, die Arzneikräfte durch Versuche an Kranken kennen lernen zu wollen, so muß man doch zugestehn, daß schon hin und wieder einzelne Aerzte den richtigen Weg durch Prüfung derselben an Gesunden betreten haben, aber ohne Ausdauer und ohne den Plan, von diesem Punkte aus die Begründung der Medizin zu bewerkstelligen. Dieses Verdienst gebührt wirklich allein dem D. HAHNEMANN und er hat sich dadurch und durch rastlose Verfolgung dieses Zwecks allein schon bleibende Ansprüche auf den Dank der Mit- und Nachwelt erworben.

Einige 60 von ihm und seinen Mitarbeitern auf diese Weise untersuchte Arzneistoffe bilden einen nahmhaften Anfang zu einer gründlichen Arzneimittellehre. Ich habe bei denen mit mehrern der gedachten Arzneistoffe an mir selbst angestellten Versuchen, die ich mit aller Vorsicht gegen mögliche Selbsttäuschungen und zu einer Zeit, wo ich noch weit entfernt war, für dieses System eingenommen zu seyn, unternommen habe, mich überzeugt, daß die ihnen zugeschriebenen Symptome wirklich von ihnen hervorgebracht werden, und es kann und wird sich jeder wahrheitsliebende Arzt durch Versuche an sich selbst davon überzeugen. Er wird sehr bald die Ueberzeugung gewinnen, daß HAHNEMANN weder einen Roman hat schreiben wollen, wie man hin und wieder wohl geglaubt hat, noch bei Aufnahme der Symptome leichtsinnig zu Werke gegangen ist. Nur bei sehr wenigen Symptomen ist es zweifelhaft geblieben, ob sie zur Erst- oder zur Nachwirkung gehören, was für den Heilzweck von Wichtigkeit ist, und durch fortgesetzte Versuche zu berichtigen seyn würde.

Jeder, der einen Theil dieser Arzneistoffe an sich selbst probirt und das auffallende Zutreffen der Symptome selbst empfunden hat, wird nicht länger an der Glaubwürdigkeit dieser Symptomenlehre zweifeln können, und sich den unnützen Zeitverlust einer buchstäblichen Nachprüfung ersparen.

Der Ueberblick aber der Symptome, die von jedem dieser Arzneistoffe für sich, die von allen zusammengenommen im Gesunden hervorgebracht werden können, der Gedanke an die Symptome, die, uns noch unbekannt, von andern noch nicht auf diesem Wege untersuchten und doch schon längst in Krankheiten angewendeten Arzneimitteln erwartet werden können, die Vergleichung dieser Symptome mit einander, muß die überraschendsten Eindrücke auf den Arzt machen, gewährt eine Mannichfaltigkeit von neuen Aussichten und muß uns mit Hülfe der Reflexion eine ganz andere Ansicht über die Wirkungsart der Medikamente aufdringen, als wir bis jetzt gehabt haben.

Wie viel mehr wirken die Arzneien, als wir bis jetzt gedacht und fast leichtgläubig angenommen haben. Es ist wirklich entsetzlich, daß wir diese und die noch unerforschten Arzneien so keck in Krankheitsfällen angewendet haben, ohne den hundertsten Theil ihrer dynamischen Beziehungen zu dem gegebenen und andern Krankheitszuständen zu kennen, und daß wir leichtsinnig alle uns unbekannt gewesenen Arzneiwirkungen, wenn sie nach der Anwendung der Mittel in die Krankheitssymptomengruppe eingetreten waren, willkührlich zu den Krankheitssymptomen gezählt, dadurch die Nosologie verwirrt und dem kranken Subjekte mehr oder weniger geschadet haben.

Wir haben seit langer Zeit, der Wissenschaftlichkeit zu Liebe, jede spezifische Wirkung eines Medikaments geläugnet, uns sie wegzudemonstriren bemühet, und alle Beziehungen der Aussendinge auf den lebenden Organismus unter einige wenige allgemeine Gesichtspunkte zu bringen gesucht. Gleichwohl folgt aus der Erkenntniß und Vergleichung der wahren Arzneiwirkungen mit einander unwidersprechlich, daß jeder Arzneistoff ihm allein eigenthümliche Wirkungen hervorbringe, daß diese Eigenthümlichkeit sich auf die einzelnsten Organe und Theilorgane des lebenden Organismus erstrecke, ja daß diese Mittel, woran man gar nie gedacht hat, einzelne bestimmte Muskeln, Gelenke, Gefäße, Nervenfäden besonders und mannichfaltig affiziren, während sie die übrigen dergleichen Gebilde unberührt lassen. Wir dürfen daher wohl vermuthen, daß die Heilung der lokal hervortretenden Muskel- und Gelenkaffekzionen gleichfalls durch spezifisch auf bestimmte Muskeln und Gelenke wirkende Mittel möglich sei, welche Vermuthung auch durch Anwendung der homöopathischen Methode bestätigt wird, und daß man nutzloser Weise in solchen Affekzionen von der Anwendung einer allgemeinen Methode Hülfe gesucht habe. Wir müssen begreifen, daß es ein Irrthum war, den Arzneimitteln allgemeine Wirkungen beizulegen, und sie nach Muthmaßung in stärkende, erregende, beruhigende, krampfstillende, antarthritische, auflösende, diaphoretische und andre Ausleerungen befördernde u. s. w. einzutheilen. Es war nur in unsern Kompendien, nicht in der Natur, wo unsre uns gleichwohl am Krankenbette leitende *Therapia generalis* und *materia medica* existirte. Das Studium der Arzneiwirkungen im Gesunden und die Folgerungen daraus, nicht der homöopathische Satz ist es, was die Medizin, so wie sie jetzt ist, über den Haufen wirft, und eine neue Anordnung der vorhandenen Materialien zu einem wissenschaftlichen Gebäude nothwendig macht. Sollte man darum, weil sich diesem Chaos von Trümmern nicht augenblicklich wieder eine streng und vollendet wissenschaftliche Gestalt, so zusammenhängend, wie die der bisherigen Medizin erschien, geben läßt, sollte man darum, weil noch unendlich viele Beobachtungen über die Wirkungen aller gebräuchlichen Mittel nöthig sind, ehe man, frei von Hypothesen, sie wieder klassifiziren und wissenschaftlich ordnen kann, diesen Weg nicht betreten, und lieber das als unwahr erkannte, sogenannte wissenschaftliche System beibehalten wollen, das uns allerdings durch sein Alter, durch die weisen und scharfsinnigen Männer, die ihm angehangen, die mit daran gearbeitet haben, endlich durch die Leichtigkeit und Bequemlichkeit, mit der wir es erlernt haben, lieb und ehrwürdig geworden ist? Das kann nicht die Meinung der denkenden Köpfe sein, die in dem homöopathischen System ein Zurückschreiten von der Wissenschaftlichkeit zur rohen Empirie zu sehen glaubten und darum so ernstlich dagegen geeifert und dafür gewarnt haben. Dieses System ist nur ein Zurückschreiten vom Irrthum zur Wahrheit und Natur, und es führt, freilich vorerst durch mühselige, trockne Prüfung der Arzneikörper, auf dem einzig möglichen Wege zum Ziele einer echt razionellen Wissenschaft. Wir werden nicht eher eine solche haben, als bis die erfahrungsmäßige Grundlage dazu gelegt ist, und alle Bemühungen, sie a priori zu konstruiren, sind eitles Verschwenden der schönsten Geistesblüthen der denkendsten Aerzte an ein trügerisches Phantom.

Dem ersten Anscheine nach dürfte man freilich glauben, daß die aufgefundenen Arzneiwirkungen auf den gesunden Zustand des Menschen sich in Krankheiten benutzen ließen, um die dem kranken Zustande entgegengesetzten Symptome, sonach Gesundheit hervorzurufen; allein die Erfahrung aller Jahrhunderte hat bereits augenscheinlich gemacht, daß es sich in der Wirklichkeit nicht so verhalte, und daß die antipathische oder palliative Kurart in den bei weitem meisten Fällen höchst nachtheilig wirke. Alle Aerzte haben mit Recht vor diesem Verfahren gewarnt, und nur in seltenen Fällen von plötzlichen Lebensgefahren und zu heftigen Affekzionen, hat man sich genöthigt gesehen und wird man sich immer genöthigt sehen, davon zur Erhaltung und Wiederanfachung der Lebenskräfte und Abwendung solcher Gefahren, die auf dem richtigen Wege nicht so schnell beseitigt werden können, als das Leben selbst dadurch gefährdet ist, Gebrauch zu machen. Dagegen hat man schon seit dem Anfange der Ausübung der Arzneikunst mit Nutzen solche Mittel in Krankheiten angewendet, welche eigentlich, wie man wohl weiß, denselben Krankheitszustand hervorrufen können; man hat Erfrorne mit Schnee bedeckt, um sie wieder zu beleben, Brandschäden durch Anwendung der Feuerhitze oder erhitzender Geister gemäßigt, in der Fieberhitze warmes Verhalten und schweißmachende Getränke empfohlen, Erbrechen durch Brech- und Durchfälle durch abführende Mittel gehoben; man hat die sogenannten narkotischen Gifte, von denen man längst wußte, daß sie mehr oder weniger Krämpfe und Konvulsionen erregen können, seit langer Zeit zur Beseitigung von Krämpfen und Konvulsionen benutzt; man hat sogar gewußt, daß ein Hauptmittel gegen Wasserscheu, Belladonna, selbst eine Art von Wasserscheu hervorbringen könne. Aber man hat diese einzelnen wichtigen Thatsachen nicht zu einem Ganzen zu vereinigen gewußt und sich mit mannichfachen Erklärungen derselben behelfen müssen, weil man aus Mangel an mehrerer Kenntniß der ursprünglichen Arzneiwirkungen die bedeutende Allgemeingültigkeit des Satzes: die Arzneien heilen die Krankheiten homöopathisch, übersehen hat.

Ehe ich weiter gehe, um anzugeben, wie auch dieser Satz sich mir am Krankenbette bestätigt hat, muß ich noch auf diesem Punkte verweilen, um kürzlich anzudeuten, daß die homöopathische Methode und diejenige, nach welcher bei der jetzt herrschenden ärztlichen Verfahrungsweise sehr viele Krankheiten geheilt werden, und welche HAHNEMANN mit dem Namen der allopathischen belegt hat, eigentlich in einem gemeinschaftlichen Naturgesetze zusammentreffen, nach welchem alle Krankheiten nur durch Erregung einer (mehr oder weniger) andern Krankheit (im selbstleidenden oder in einem entferntern Organe oder Systeme) geheilt werden. Wenn dieses Gesetz sehr weitumfassend ausgesprochen worden ist, so ist diese Breite des Begriffs unumgänglich nothwendig, um den Punkt damit zu erreichen, in welchem die homöopathische und die allopathische Methode sich einander friedfertig und freundschaftlich berühren. Beide bilden nur die äußersten Punkte einer Linie, und werden durch mehrfache Zwischenglieder in Verbindung gebracht. Die homöopathische Methode heilt durch Erregung einer krankhaften Affekzion in den selbstleidenden Organen, die allopathische durch eine dergleichen in mehr oder weniger entfernten, mit dem selbstleidenden Theile oft in Konsens stehenden, oft ihm ganz dissimilären Organen; und es ist sehr begreiflich, daß der zur Heilung hinwirkende Affekt desto größer seyn müsse, je mehr der letztere Fall eintritt, und daß er um so kleiner zu sein brauche, je mehr die Heilung durch Affekzion des selbst leidenden Theils erreicht werden soll. Die homöopathische Methode heilt durch Erregung einer von der zu beseitigenden Krankheit ihrem Wesen nach nur sehr wenig verschiedenen Krankheitsaffekzion, die daher als eine sehr ähnliche erscheint, aber doch nie ganz dieselbe, also immer noch eine andere ist; die allopathische aber heilt durch eine von der zu tilgenden Krankheit mehr, viel mehr und oft höchst verschiedene Affekzion. Auch hier scheint es wieder den dynamischen Verhältnissen des Organismus sehr angemessen zu seyn, daß der homöopathische, der Krankheit schon mehr verwandte, Heilaffekt viel geringer zu sein brauche, als der allopathische, was auch die Erfahrung bestätigt und worüber ich mich weiterhin ausführlicher zu äußern gedenke. Ich brauche wohl nicht erst zu sagen, daß ich bei der in vielen Fällen (und vorzüglich in denen, wo die homöopathische Methode obgleich als die kürzere und gefahrlosere für jetzt noch unzureichend seyn dürfte) von mir als heilsam gepriesenen allopathischen Methode an die Anwendung von äußerlichen und innerlichen Gegenreizen, an die schmerzmachenden, ableitenden, revellirenden Mittel, an diejenigen Methoden, welche sekundär Säfteausleerungen durch vom leidenden Theile entfernte Organe (also primär krankhafte Affekzion dieser Organe) hervorbringen, vorzüglich an die (fast in der Hälfte der Krankheiten des letzten Jahrzehends mehr heilsam als schädlich gefundene) darmreizende und darmausleerende Methode gedacht habe. Wenn der Urheber des homöopathischen Systems Grund zu haben glaubt, alle Zweige der allopathischen Methode als unheilbringend zu verwerfen, so darf ich, meinen, allerdings viel geringern, Erfahrungen in Ausübung des homöopathischen Heilverfahrens zu Folge, und meinem Grundsatz gemäß, Schritt für Schritt nur das als wahr anzunehmen, wovon ich mich selbst praktisch überzeugt habe, mir nicht erlauben, dieser Meinung für jetzt unbedingt beizutreten, sondern ich muß annehmen, daß nach beiden Methoden Heilzwecke erreicht werden können. Was aber auf dem direkten, kurzen, angenehmen Wege des homöopathischen Verfahrens zu erzielen ist, sollte man allerdings nicht auf dem indirekten, langwierigen, unsichern und für den Kranken gefahrvollen und erschöpfenden Pfade des andern Verfahrens zu erlangen suchen.

Die Abstufungen, in denen sich nach dem oben aufgestellten Grundsatze die beiden oft genannten Methoden einander nähern, fallen aber nicht allein auf die Seite des allo-, sondern auch auf die des homöopathischen Verfahrens. So giebt HAHNEMANN selbst an, daß in Fällen, wo kein dem Krankheitsfalle sehr ähnliches Heilmittel aufzufinden ist, was sich bei der noch zu geringen Menge der gehörig untersuchten Mittel sehr leicht ereignen kann, man eine Arznei von entfernterer Aehnlichkeit anwenden dürfe, welche zwar die Krankheit nicht aufheben, aber doch so modifiziren werde, daß nun ein die veränderten Krankheitssymptomen durch Aehnlichkeit deckendes Heilmittel gefunden werden könne. Wer erkennt hierin nicht einen wiewohl sehr entfernten Grad der Verwandtschaft mit dem allopathischen Verfahren? Ich glaube, daß beide Methoden zweckmäßig unter den generischen Namen der antagonistischen begriffen werden können. Zugleich ist aber in den bisherigen Andeutungen die vermeinte Paradoxie des homöopathischen Satzes, die der Lehre zum Theil das Unglück zugezogen hat, ungeprüft verworfen zu werden, aufgelöst und auf ein bloßes Mißverständniß reduzirt worden, und ich kann nun ohne weitern Aufenthalt die historische Relazion meiner praktischen Untersuchung über dieses System vollenden.

Der früher unbekannte Satz der Krankheitsheilung durch Homöopathie, wie ihn HAHNEMANN aufgestellt hat, hat sich mir bei denen, in Krankheiten mit der Mehrzahl der von ihm für diesen Zweck untersuchten Arzneistoffe angestellten Versuchen vielfach bewährt. Schlagende Beweise für die Wahrheit desselben giebt in vielen Fällen das plötzliche oder baldige Aufhören der Krankheitssymptome, deren Beseitigung gesucht, früherhin auf andern Wegen vergebens gesucht wurde, nach einer einzigen kleinen Gabe einer homöopathisch passenden Arznei unter Entfernung aller anderer arzneilich wirkender Einflüsse. Immer überzeugender werden die Versuche, je mehr man durch längere Uebung gelernt hat, das *passende* Arzneimittel nicht zu verfehlen (was bei den ersten Versuchen leicht geschehen kann), je mehr man *kleine Gaben* desselben anzuwenden anfängt, (indem eine zu große Gabe sogleich ihre eignen Arzneisymptome an einer Stelle der Krankheitssymptome erscheinen läßt und man daher bei der kaum zu unterscheidenden Aehnlichkeit beider die Krankheit für ungeheilt, ja für verstärkt hält, während kleine Gaben ihre Wirkung nicht in der Hervorrufung von Arzneisymptomen, sondern in der bloßen Entfernung der Krankheitssymptome zu äußern vermögen) und je mehr man sich und den Kranken disponiren kann, nur eine *einzige* Gabe (oder in seltenen andern Fällen wenigstens weit von einander entfernte Gaben) des angezeigten Mittels zu gebrauchen (indem durch die folgenden Gaben meistens das wieder verdorben wird, was die erste gut gemacht hatte und die Krankheit verändert aber ungeheilt und wohl gar verschlimmert zurückbleibt). Man gelangt auf einem mühevollen Wege zu der Ueberzeugung, daß die im *Organon der Heilkunde* angegebenen Kautelen und Regeln beim homöopathischen Heilverfahren in der Natur der Dinge, nicht in spekulativen Ideen, gegründet sind, daß sie der Anfang sind von mehrern noch unentdeckten Heilregeln, deren Auffindung dereinst das Heilverfahren um ein Bedeutendes erleichtern kann.

Ich will hier nicht weitläufig darüber seyn, daß die Nothwendigkeit, nur eine Gabe der passenden Arznei zu geben, aus den dynamischen Verhältnissen des Organismus, die durch jeden arzneilichen und krankmachenden Einfluß bedeutend abgeändert und umgestimmt werden, klar und deutlich hervorgehe, ich will aber einige Worte sagen über die so oft bespöttelte *Kleinheit der Gaben,* die das homöopathische System fordert.

Es ist schon gelegentlich bemerkt worden, daß die Gabe nur darum klein seyn müsse, damit sie nicht ihre eigenthümlichen Symptome in dem zu heilenden Körper hervortreten lassen könne, was nach den verschiedenen noch nicht übersehbaren Verhältnissen der Krankheiten und der Heilmittel gegen einander bald schädlich, bald blos lästig, bald wenigstens unnöthig ist. Wie klein sie aber seyn könne, um noch das allein erforderliche *minimum* ihrer Kraftäußerung, nämlich Hinwegnahme der Krankheitssymptome, zu wirken, darüber muß allein die Erfahrung uns belehren. Diese lehrt aber, daß, obgleich hierin jede Arznei, jeder Organismus und jede Krankheit desselben ein anderes Verhältniß ausweisen, die Gaben doch überhaupt zur homöopathischen Heilung unendlich kleiner seyn dürfen, als wir gedacht haben. Ein kräftig gesunder Mensch bedarf einer vollen Gabe, um die Arzneikraft des Mittels nur fühlen zu können; ein sensibel gesunder würde von derselben Gabe vielleicht schon wirklich erkranken. Eine wirklich vorhandene Krankheit steigert die Rezeptivität des Kräftigen und des Sensibeln gegen Aussendinge, also auch gegen das Arzneimittel, unendlich und verhältnißmäßig. Ist aber die Krankheit von der Art, daß sie keine Symptome enthält, welche den Symptomen der Arznei entsprechen (wie es der Fall ist bei Anwendung der allopathischen Methode), so wird der Kranke immer noch eine ziemlich große Dosis derselben ertragen; während in dem Falle, wo die Krankheitssymptome denen der Arznei ähnlich sind, wo Krankheit und Arznei dasselbe Gebilde im Organismus affiziren (wie es der Fall ist bei Anwendung der homöopathischen Methode) eine möglichst kleine Gabe hinreicht, die Affizirbarkeit der leidenden Theile anzusprechen. Die homöopathisch gewählte, in der gehörig kleinen Gabe gereichte Arznei berührt nur den erkrankten, und darinn für sie unendlich empfänglichen Theil des Organismus, und indem sie sein Krankseyn vertilgt, d. h. die Gesundheit herbeiführt, wird der übrige Körper nicht unnöthig von ihr angegriffen.

Man hat auch wirklich keinen vernünftigen Grund gegen die, für enorm gehaltene, Kleinheit der Gaben. Ist denn nicht das Wägbare des Arzneistoffs blos Vehikel der Kraft desselben? Seit wann sind die Kräfte ponderabel? Kann man das elektrische Fluidum, kann man das mineral- und zoomagnetische Agens wägen? Wie viel Grantheile schwer ist der psychische Eindruck, der in einem Moment Kranke belebt und Gesunde lähmt? In wie viel Milliontheilchen wirksamer Kraft muß der Gran *Moschus* getheilt werden, der jeden Raum eines großen, täglich gelüfteten Zimmers monatelang riechbar, also die Nerven kräftig affizirend, ausfüllt, ohne an seiner Masse und Wirksamkeit eine sehr merkliche Abnahme erlitten zu haben?

Ich fürchte, wir haben uns nur zu sehr gewöhnt, den lebenden Körper und noch mehr das arzneiliche Agens als todte Massen zu betrachten. Die Erfahrung macht ihre Rechte geltend. Wenn ich vor einigen Semestern angefangen habe, die Arzneistoffe zu $1/20$ Gran zu reichen, so bin ich jetzt ohne Sprünge und stufenweise dahin gelangt, $1/10{,}000$ Gran derselben noch eben so wirksam und wohl noch wirksamer zu finden. Und ich bin überzeugt, daß Jeder, der eben so vorsichtig auf diesen Punkt gelangt ist, hier das zeitraubende Spiel einer weiter getriebenen Zweifelsucht aufgeben und sich vernünftiger Weise zu dem Schluße berechtigt halten wird, daß eine Kraft, die bei einer 10,000 fachen Theilung noch gar keine Abnahme erlitten hat, auch noch einer viel weitern Theilung fähig sei.

Wenn ich sage, daß die Arzneikraft bei so vielfacher Theilung keine Abnahme erleide, daß sie sogar noch wirksamer geworden sei, so ist das keine Uebertreibung, sondern Thatsache, nur schwerer zu erklären, als die Möglichkeit der Wirkung kleiner Gaben. Doch glaube ich, da man Erfahrungssätze immer sich zu erklären ein Bestreben hat, den Grund dieser Erscheinung darin zu finden, daß bei größern Arzneigaben die Masse des Eindrucks und die dadurch gewaltsam aufgeregte Gegenwirkung des Organismus die einzelnen feinern Nervensensazionen betäubt, unterdrückt, gleichsam überspringt und eine Entladung der Kraft durch eine Hauptwirkung, meist Stoffentleerung, veranlaßt, während bei kleineren Arzneigaben weder die Gegenwirkung des Organismus, noch eine Hauptwirkung erregt wird, letzterer also geduldig die feinsten Sensazionen und Vorgänge in seinem Innern leidet und empfinden kann. Hierdurch erklärt sich auch theilweise, wie es komme, daß die Anwendung großer Massen von Arzneistoffen bei dem herrschenden Heilverfahren nur wenige von den eigenthümlichen Wirkungen derselben zur Perzepzion sowohl des Kranken als des Arztes bringe.

Ich bin hier nicht gesonnen, Kranken- und Heilungsgeschichten zu schreiben. Bei näherer Kenntniß des homöopathischen Systems begreift man, warum sie weniger Lehrreiches haben, als geglaubt worden ist. Denn bei der unendlichen spezifischen Verschiedenheit der Krankheiten ist es nicht leicht denkbar, daß der eben beschriebene Fall sobald wieder vorkommen werde, vielmehr geben solche Fälle Anlaß zu Täuschungen. Die dem heilenden Arzt vorkommenden einzelnen Krankheitsfälle können weit sicherer in der *Symptomenlehre der Arzneimittel* aufgesucht werden. Aber ich will doch zur Bestätigung meiner Theilnahme an homöopathischen Heilungen hier einige in der Praxis gebräuchliche Namen von Krankheitsformen neben den einfachen in kleinster Gabe angewandten Arzneimitteln nennen, durch welche mir die Beseitigung jener gelungen ist. Man wird dabei nicht vergessen, daß ich diese Heilmittel nicht, wie so häufig geschieht, schlechthin gegen die Krankheitsformen, die unter diesem Namen begriffen sind, sondern nur gegen die Fälle derselben empfehle, in denen die Symptomengruppe enthalten ist, die das dagegen gerühmte Heilmittel im gesunden Menschen hervorbringen kann und die man in der reinen Arzneimittellehre selbst nachlesen muß.

Krähenaugensaamen heilte mehrere Fälle einer Art von Luftröhrenkatarrh, von Magenkrampf, von chronischer Hartleibigkeit, einzelne Fälle von chronischem Kopfschmerz, von angina, von bronchitis und von Luftröhrenschwindsucht. In einem Falle von Magenkrebs war er das einzige Erleichterungsmittel der Schmerzen und des Erbrechens. *Akonit* mäßigte die Gewalt der Symptome des Scharlachfriesels (scarlatina miliaris, purpura miliaris, unterschieden von der jetzt seltnern scarlatina vera oder laevigata), verkürzte dessen Verlauf und schien, wo es als Präservativ angewendet worden war, die darauf folgende Krankheit gemildert zu haben. *Ignazbohne* heilte eine Art von periodischem Magen- und Darmschmerz, der drei Jahre lang allen Methoden und allen Heilmitteln widerstanden hatte, in soviel Tagen dauerhaft. *Küchenschelle* bewies sich in mehrern Fällen von schmerzhafter Menstruazion augenblicklich hülfreich. *Rhabarber* stillte noch in der kleinsten Gabe Diarrhöen gewisser Art. *Zaunrebe* hob mehrere Anfälle von hysterischen Kopfschmerzen, welche bis dahin der Kunst unzugänglich geblieben waren, dergleichen Unterleibsbeschwerden, gastrische Fieberzustände und eine mehrjährige Hartleibigkeit, gegen welche viele würdige Aerzte nach allen Regeln unserer Kunst gekämpft hatten. *Chamille* beseitigte in den kleinsten Gaben Krankheitszustände, die bei dem gewöhnlichen unmäßigen Chamillentheetrinken ungeheilt blieben, unter andern auch eine Art gastrischen Fiebers. Letzteres that noch häufiger in einer andern Art desselben *Ipecacuanha*, die sich auch in unzähligen Fällen von Katarrh und Husten, in vielen Formen des Keuchhustens und bei mehreren Mutterblutflüssen wunderbar wirksam erwies. Wechselfieber wurden von derselben, in einer andern Form von ganz kleinen Gaben *China* geheilt, welche auch einen Fall von erschöpfenden Polluzionen überwand. *Stechapfel* in ganz kleinen Gaben heilte einen Fall von Manie, und dürfte in einem zweiten Falle unter günstigern Verhältnissen auch dauernden Nutzen haben leisten können. *Veratrum album* brachte in zwei Fällen von hypochondrischer Melancholie sichtbare Besserung hervor. Ein $^1/_{10,000}$ Gran *Bilsenkraut* reicht hin, eine Art von Husten sogleich zu beseitigen. Eine andere Art von hier nicht selten veraltet vorkommendem Schnupfenhusten weicht eben so schnell dem *Fingerhut*, mit welchem bei dem herrschenden Verfahren nach unsichern Anzeigen oft mehr Schaden als Nutzen gestiftet wird. *Kampfer* leistete viel zur Verhütung von epileptischen und konvulsivischen Anfällen, die er selbst beseitigte, so wie er als Tilgungsmittel vieler zu heftiger Arzneiwirkungen unschätzbaren Werth hat. Der Nutzen des *Schierlings* und des *gerösteten Schwammes* in Drüsengeschwülsten bestätigte sich auch in den kleinsten und sehr seltenen Gaben, so wie der des *Baldrians* gegen Hysterismus, des *Wismuthkalks* gegen Magenkrampf, des *Schwefels* und der *Schwefelleber* gegen gewisse Arten von Ausschlägen und andere durch sie heilbare Krankheitszustände. *Wurmsaamen* und *Wermuth* beseitigten in ganz kleinen Gaben die Symptome von Würmern, ohne daß deren gewaltsame Abtreibung nöthig geworden wäre. Noch viele Erfahrungen über mögliche Heilung vieler mit einem Namen schwer zu bezeichnender Krankheitszustände, von denen manche ausführlich nachzutragen ich mir vorbehalte, und immer in sehr kleinen Gaben, wurden gemacht mit Belladonna, Kockelsaamen, Bittersüß, Krähenaugensaamen, Ignazbohne, Küchenschelle, Akonit, Opium, Wohlverleih, Eisen, Zinn, Meerzwiebel, Guajak, Löwenzahn, Bitterklee, Schöllkraut, Raute, Sarsaparille, Phosphorsäure, Wurzelsumach, Merkurialmitteln, der tinctura antimonii acris und fast allen der von HAHNEMANN angegebenen Arzneimitteln, so wie nach eigner Auswahl mit Kirschlorbeer, Wermuth, Baldrian, Schaafgarbe und einigen andern Mitteln, deren große Heilkräfte eine baldige Berichtigung ihres eigentlichen Werthes wünschen lassen. Höchst interessant sind vorzüglich die schnellen Heilungen sogenannter rheumatischer und gichtischer Uebel durch solche innerlich gereichte Mittel, die auf die leidende Parthie der Extremitäten und Bewegungsorgane einwirken. Ueberzeugend sind endlich selbst im Falle des Mißlingens der Heilung durch ein etwan unpassend gereichtes Mittel, die mannichfachen Veränderungen der Krankheits- und das Erscheinen der Arzneisymptome, jedenfalls für die Wirksamkeit der Arzneien in kleinen Gaben und für die Wahrhaftigkeit der HAHNEMANNschen Arzneimittellehre.

Wer mehrere Heilungen auf homöopathischem Wege vollbracht hat, kann sich als denkender Arzt der Vermuthung nicht erwehren, daß wohl alle, jetzt noch nicht in dieser Hinsicht untersuchte, Arzneien einer homöopathischen Heilwirkung fähig sein dürften, und daß die meisten unserer Krankheiten, denen wir, veranlaßt durch die zögernden Resultate des schon lange herrschenden meist indirekt wirkenden Heilverfahrens, einen bestimmten durch keine Kunst zu verkürzenden Verlauf zuzuschreiben gewohnt sind, denselben gar nicht haben oder nicht nothwendig haben müssen; daß vielmehr unsere mehr oder weniger fieberhaften Affekzionen katarrhalischer, rheumatischer, gastrischer Natur, überhaupt alle unsre Fieber, die entzündlichen nicht ausgenommen, weit schneller, ohne Stadien und ohne Krisen, oft urplötzlich, zu beseitigen seyn möchten, wenn wir die, augenscheinlich direkt wirkende, homöopathische Methode dagegen anwenden können. Ist es möglich, so muß man dem Kranken den Zeitverlust, die Kosten, die Lebensgefahr der Krankheit, die Quaal des Einnehmens widrig schmeckender, Eckel erregender Arzneien ersparen, und den angenehmen, gefahrlosen, schnell ans Ziel führenden Weg einschlagen, den die neue Methode zeigt.

So unläugbar aber auch ist, daß in den akutesten Krankheitsfällen, die homöopathische Methode ganz richtig angewendet, gerade die hervorstechendste Heilwirkung haben wird, so gewiß ist es doch auch, daß sie hier, wenn man in der Wahl des Mittels und der Gabe desselben einen Fehlgriff begeht, wegen der unendlich gesteigerten Reizbarkeit des erkrankten Körpers, weit mehr wird schaden können, als die allopathische Methode, wenn Letztere von einem wahren Meister seiner Kunst gehandhabt wird. Darum eben muß der gute homöopathische Arzt hier die allerkleinsten Gaben wählen, um weder durch die Größe der Gabe des wirklich angezeigten, noch durch die Unpassendheit des etwan irriger Weise gewählten Mittels dem Kranken Nachtheil zu bringen, und darum warne ich Aerzte, wenn sie sich auf diesem Felde des Wissens noch keinen Reichthum von Erfahrungen eingesammelt haben, vor der unbehutsamen Anwendung dieses Verfahrens in akuten Fällen. Die jetzt herrschende Methode gewinnt im verdoppelten Maaßstabe die Bewunderung des unpartheyischen Arztes, wenn er durch das Studium der Homöopathie erst recht einsehn gelernt hat, wie groß die Abgründe sind, zwischen und neben denen der Scharfsinn, die Erfahrung und der Beobachtungsgeist der Meister unserer Kunst allmählig Wege gebahnt hat, auf denen, obgleich mühsam für den Arzt und kümmerlich für den Kranken, doch auch der Heilzweck endlich erreicht werden kann, den der homöopathische Arzt auf einem kürzern und gefahrlosern Pfade erzielt. Die großen Arzneigaben des allopathischen Arztes würden den Kranken an den Rand des Verderbens bringen, wenn sie nicht durch glückliche Auswahl der Mittel (zwar nach falschen theoretischen Ansichten, die aber spätern Ursprungs sind als die Erfahrungen, welche lehrten, daß diese Mittel in gewissen Fällen indirekt heilsam oder wenigstens unschädlich sind) auf solche Organe und Systeme wirkten, die von den leidenden Organen entfernt, die den leidenden Systemen fremd sind, und wenn sie nicht in denen Gebilden, die am wenigsten krank sind und am besten die Krankheit ertragen können, gewaltsam neue Symptome rege machten, die, unter dem Schein von Krisen, unter der Form von Ausscheidungen, die erste Krankheit übertäuben, ableiten und den Heilkräften der Natur keine allmählige Lysis derselben erlauben.

Ueberhaupt ist aber die Art des Wirkens zusammengesetzter Arzneien in Krankheiten noch nicht nach homöopathischen Ansichten erklärt, vielleicht auch gar nicht erklärbar, da hinsichtlich der quantitativen Verhältnisse der Arzneymischungen eine unbegränzte Willkühr die Aerzte leitet. Es mag seyn, daß manche Arzneigemische sich gegenseitig dynamisch aufheben, so daß ihre Wirkung gleich Null ist. Häufiger mag der gegenseitigen Vernichtung ihrer Kräfte ein kleiner Ueberschuß des einen Mittels entgehen, der also, uns unbewußt, die Arznei zur homöopathisch wirkenden macht. In den meisten Fällen aber entsteht wohl (wie aus der Verbindung von Säuren mit Alkalien ein ganz anders, als seine Elemente, wirkendes Salz) aus gemischten Arzneien ein neuer Arzneikörper von eigenthümlicher Wirksamkeit. Ich kann noch nicht wissen, ob die Hoffnung, die die homöopat. Lehre giebt, der Mischarzneien ganz entbehren zu können, sich bestätigen wird, im entgegengesetzten Falle aber würde die Medizin nicht auf Vollkommenheit Anspruch machen können, so lange sie nicht die eigentlichen Arzneikräfte der Mischarzneien in den allerbestimmtesten Proporzionen durch Versuche an gesunden Menschen erkannt und dadurch die Art begriffen hat, auf welche dergleichen Arzneien im Kranken wirksam sind – eine neue, fast unabsehbare Verzögerung der Vollendung unseres wissenschaftlichen Gebäudes, die doch noch nöthig ist, um die Schande von uns zu nehmen, dass wir mit Substanzen kuriren, von denen wir nicht wissen, was sie wirken und wirken können.

Ich enthalte mich darum einstweilen der weitern Beurtheilung des Verhältnisses der gebräuchlichsten Methoden und Kurarten zur Homöopathie, obgleich dieses höchst interessante Kapitel eine ausführliche Würdigung verdient. Ich würde mich unvermerkt selbst in das Feld der hypothetischen Erklärungen verlieren, die von jeher in der Arzneikunde so verderblich waren, wenn sie mit an das Krankenbette gebracht wurden, und welche zu vermeiden eben mein Zweck ist, und der Zweck jedes um Erreichung einer erfahrungsmäßigen Arzneiwissenschaft besorgten Arztes seyn muß. Nur die zwei Methoden will ich noch flüchtig berühren, welche die Hauptpfeiler des jetzt herrschenden Systems geworden sind, weil sie der eben herrschenden Krankheitskonstituzion am angemessensten zu seyn scheinen. Ich meine die *gastrische* und *antiphlogistische* Heilart. Beide wirken mehr auf die vegetative als auf die animalische Seite des Organismus; und ihre öftere Heilsamkeit in akuten und selbst chronischen Zuständen, so wie die Fruchtlosigkeit unserer bisherigen Versuche, mit den gewöhnlichen großen Arzneigaben wohlthätig auf die animalische Seite des Organismus, auf das rein Nervöse desselben einzuwirken, hat endlich die gefeiertsten Aerzte unserer Zeit dahin gebracht, bei der Entwickelung der Krankheits- und Heilungsprozesse das Animalische dem Vegetativen ganz unterzuordnen, und von der Bearbeitung des Letztern allein das Wohl der Kranken zu erwarten. Dieser geistreiche, mit mühsamer und außerordentlicher Konsequenz durchgeführte Irrthum führt uns aber weit ab von dem zu erreichenden Ziele einer endlichen Therapie, und die homöopathischen Phänomene weisen klärlich darauf hin, daß im Menschenleibe das Vegetative dem Animalischen gänzlich untergeordnet ist, und alle Einwirkungen auf ihn sich im Gebiete des Nerveneinflusses bewegen.

Die gelind *antiphlogistische* Methode ist fast immer in dem ersten Stadium der Krankheiten, nämlich dem der Reizung, die gelind *gastrische* fast immer in einem der folgenden Stadien, ohne Schaden anwendbar. Dieser Umstand beweiset nichts weder für das Daseyn von Entzündung noch für das von Kruditäten, wenn dieselben Krankheitszustände, ohne Anwendung dieser Methoden, homöopathisch weit einfacher geheilt werden können. Die gastrische Methode macht eben so oft erst den gastrischen Zustand, als sie ihn beseitigt. Die antiphlogistische hat uns kürzlich erst verführt, fast jeden krankhaften Prozeß im Organismus für Entzündung zu halten, eine Idee, der ich schon lange vor dieser Zeit, wo die erfahrensten Aerzte sich ihr hingeben, gehuldigt habe[2], weil ich zu der Zeit, wo die anfangende entzündliche Konstituzion als noch neu, nicht selten verkannt wurde, als Unterarzt eines Spitals Gelegenheit hatte, durch Leichenöffnungen und zeitige Anwendung des entzündungswidrigen Heilapparats mich zu belehren, und weil ich diesen als die glänzendste Parthie des herrschenden Systems kennen lernte. Aber ich bin von dieser Einseitigkeit um so mehr zurück gekommen, als ich allmählig immer mehr, und durch das homöopathische Verfahren am deutlichsten einsehen gelernt habe, daß die Entzündung selbst ein ganz sekundärer Krankheitsprozeß ist, dem meistens ein langes Stadium von rein dynamischer Reizung vorhergeht. Diese Reizung kann, gewisser noch, als durch die gewöhnliche Methode, homöopathisch beseitigt werden. Schwieriger scheint mir, der ich hierin noch keine mir genügende Erfahrung habe, die Heilung der wirklichen Entzündung, die eigentlich schon ein unglücklicher, im Vegetativen des Körpers wurzelnder Krankheitsausgang ist, auf dynamischem, homöopathischem Wege. Wenn schon die organischen Fehler, die doch meist durch die Langsamkeit ihres Fortschreitens hinreichend Zeit zu ihrer Beseitigung lassen, nur schwer auf diesem Wege, so wie auf jedem andern, bezwungen werden können, so habe ich noch weniger gewagt, von dieser sanftwirkenden Methode zu erwarten, daß sie während des reißenden, den ganzen Organismus lebensgefährlich zerrüttenden Verlaufs der akuten wahren Entzündung, die Rückbildung der kranken Vegetazion bewirken könne. Hier darf, wie ich noch glaube, der Arzt palliativ und allopathisch eingreifen, um der Heilkraft der Natur Zeit und Gelegenheit zu verschaffen, das kranke Gebilde zu befreien und das Krankhafte im Organismus zurückzubilden. Auf diese Weise scheint mir der gebräuchliche antiphlogistische Heilplan, in seiner größten Aus-

---

[2] In meiner Inauguraldissertazion: de febre inflammatoria quaestiones. Leipzig 1810.

dehnung angewendet, zu wirken; und so blutig, gefährlich und nicht selten Unheil bringend er ist, so wird er für mich doch einstweilen bis zur Evidenz einer direkten Heilweise und eines sicherern Verfahrens seinen Werth behalten. Diesen Heilapparat aber als einen aus mehrern Methoden zusammengesetzten zu zergliedern, und jeder Methode, der antipathischen, der allopathischen, und selbst der homöopathischen, ihre Parthieen desselben anzuweisen, will ich mir, als meine Kräfte jetzt übersteigend, nicht erlauben. Die gastrische Kurart ist schlechthin allopathisch, wirkt aber in konkreten Fällen nicht selten homöopathisch.

Wenn das Verhältniß der Anwendbarkeit der herrschenden Methode gegen die homöopathische noch günstig ausfällt in akuten Krankheiten, aus Gründen jedoch, die nicht in der Vortrefflichkeit von jener, sondern in der Unvollendetheit der letztern liegen und welche bei fortdauernden Forschungen immer mehr verschwinden dürften, so ist es schon jetzt in den chronischen Krankheiten, vorzüglich in denen, die sich durch anomale Akzionen des Nervensystems auszeichnen, bei weitem mehr zu Gunsten der letztern. Hier verläßt den Arzt der herrschenden Schule seine so viel gerühmte Razionalität oft ganz, und er muß sich am Krankenbette, nach mehreren mißlungenen Versuchen, die Krankheit razionell zu heilen, unbedingt der irrazionellen Empirie hingeben, derselben, die er am homöopathischen Arzte tadelt, und die er doch, ohne Kenntniß der Wirkungen, die sein gewähltes Mittel haben kann, nach viel losern und unhaltbarern Merkmalen und Regeln ausübt, als der homöopathische Arzt, der wenigstens genau weiß, was er von seiner Arznei erwarten kann. Die Nervenübel, die krampf- und schmerzhaften Krankheiten, die exzessiven Akzionen der Se- und Exkrezionsorgane sind es vorzüglich, in denen der Letztere glänzende Erfolge erwarten kann.

Es bleibt aber auch in chronischen Zuständen der jetzt herrschenden Methode noch ein weites Feld, da die materia medica für den homöopathischen Arzt, der Zahl der gekannten Mittel nach, noch unvollkommen ist, und da viele Krankheitszustände bei den Arzneiprüfungen an gesunden Menschen noch gar nicht vorgekommen sind, auch aus leicht begreiflichen Gründen, wenn es nicht zufällig geschieht, nicht sobald vorkommen werden. Noch hinderlicher, als der geringe Arzneivorrath, ist ferner der allgemeinern Anwendung der homöopathischen Methode die Verwöhnung des kranken Publikums, welches durchaus recht braune, kräftig schmeckende Arzneitränke in großen Flaschen haben will, und den Gedanken nicht los werden kann, daß viel viel helfe, öfteres Einnehmen geschwinder gesund mache und beim Gebrauch von Arzneien ein strenges diätetisches Verhalten entbehrlich sei. Endlich wird der Umstand, daß die Ausübung dieser Methode dem Arzt weit mehr Zeit und Mühe kostet, als die der gewöhnlichen, gleichfalls das Allgemeinwerden derselben verzögern.

Indessen fordert die Thatsache, daß Krankheiten homöopathisch geheilt werden können, dringend, daß man dieser Methode, auf die ich hier habe aufmerksam machen wollen, das Bürgerrecht in der Medizin einräume, und daß man sie vorerst wenigstens subsidiarisch anwende in den vielen Fällen, wo das gegenwärtig gebräuchliche System den Arzt und den Kranken rath- und hilflos läßt. Es wird dann gewiß einmal die Zeit kommen, wo die allopathische und antipathische Methode zum Range der subsidiarischen herabsinken werden, und jene den Platz einnehmen wird, der ihr eigentlich gebührt.[3]

---

[3] Wenn ich auch mehrern, hier ausgesprochenen Ansichten des erst seit kurzer Zeit mit der Homöopathie vertraut gewordenen Verfassers dieses Aufsatzes, z. B. über die Möglichkeit und Nützlichkeit der Amalgamirung der allopathischen und homöopathischen Medizin, über Entzündungen, über Arzneigemische u. a. m., meiner Ueberzeugung zu Folge, nicht beipflichten kann, so nehmen sie doch in diesen, dem freien Ideen-Austausche bestimmten Blättern mit Recht eine Stelle ein. *(Stapf)*

Verdient die Homöopathie das Urtheil der Nichtachtung und Verdammung, welches bisher von so vielen Aerzten über sie ausgesprochen worden ist?

beleuchtet durch unbefangene Prüfung und Anwendung der homöopathischen Grundsätze und Ansichten am Krankenbette

von

Georg August Benjamin Schweikert

Seit der Entdeckung des N. COPERNICUS hat wohl nicht leicht irgend eine neue wissenschaftliche Ansicht das Schicksal gehabt, so feindselig aufgenommen und behandelt zu werden, als das von S. HAHNEMANN aufgestellte neue Lehrgebäude der Heilkunst. Ja fast möchte ich, nach den Aeußerungen und Urtheilen, die die Mehrzahl der jetzigen Aerzte über dasselbe noch täglich ausspricht, und nach den Feindseligkeiten, mit denen sie die Anhänger desselben behandelt und ihr Verfahren verdächtig macht, behaupten, daß sie die Homöopathie als eine wahre Ketzerei ansehen, und stünde es in ihrer Gewalt, ihre Anhänger mit Stumpf und Stiel auszurotten, für ein sehr verdienstliches Werk halten würden.

Nun stehn allerdings die Ansichten und Grundsätze, die die Homöopathie aufstellt, mit dem seit Jahrhunderten befolgten, und durch unzählige glückliche Erfolge gekrönten Verfahren am Krankenbette in einem so grellen Gegensatze, daß es wohl verzeihlich war, wenn jene beim ersten flüchtigen Blick auf sie als Unsinn, als eine der größten wissenschaftlichen Lächerlichkeiten, als eine reine Verirrung des Verstandes, erschienen und aufgenommen wurden; daß sie aber, nachdem so viele Thatsachen, von unbefangenen und glaubwürdigen Männern mitgetheilt, zeigen, daß jene Ansichten und Grundsätze nicht sind, was sie scheinen, und daß sie nicht ganz unbeachtet gelassen zu werden verdienen, dennoch von der Mehrzahl der practischen Aerzte verlacht, verspottet und für so gar Nichts geachtet werden, ist wirklich nicht blos unverzeihlich, sondern giebt unserm Zeitalter einen Schandfleck, der noch lange in der Folgezeit ihm ankleben wird.

Doch dies möchte noch seyn, wenn diese Herren damit sich begnügten, die Sache von einer lächerlichen absurden Seite darzustellen – die Spätzeit wird hier als competenter Richter über sie auftreten – wenn sie nur nicht in ihrem fanatischen Eifer so weit gingen, diejenigen Aerzte, die, von der Richtigkeit und Brauchbarkeit jener Ansichten überzeugt, ihnen huldigen, zu verdammen, zu schmähen, zu verunglimpfen; ja, sogar nicht allein ihnen, sondern auch – es ist unglaublich, aber wahr – den einzelnen Gliedern ihrer Familien es auf alle Weise entgelten zu lassen. Exempla sunt odiosa.

Eine offenbare Sünde aber an der Menschheit begehen diese Herren dadurch, daß, da sie sehen und erfahren, daß Kranke, die sich einer homöopathischen Behandlung unterwarfen und nun die Erfahrung machten, daß sie auf diese Weise mit einer kleinen Quantität gar nicht übelschmeckender Arzney und mit einem sehr geringen Aufwand von Geld und Zeit genasen, nun für diese Heilmethode eingenommen, sie rühmten; und diese also dadurch leicht die beliebtere werden könnte, daß sie, sage ich, an dieser neuen Heilmethode, indem dieselbe doch offenbar die ersten beyden Bedingungen des Celsus – *cito et jucunde sanare* – erfüllt, die 3te Bedingung desselben, des *tuto* öffentlich verdächtig zu machen suchen. Sie schlugen hierzu, indem sie gelungene Heilungen vor Augen hatten und diese also nicht wegläugnen konnten, folgende Wege ein:

1. sagten sie, die lächerlichen kleinen Dosen der Arzney thun diese Wunder nicht; – es ist ja Unsinn, diesen Atomen von Arzneykraft, die nur in der Einbildung, in der überspannten Phantasie existiren, diese Kraft beizumessen; – nein, die strenge vorgeschriebene, alle und jede andern arzneylichen Einwirkungen entfernt haltende Diät bewirkt sie. Sie fügten auch wohl noch hinzu – in ihrem Eifer übersehend, daß sie dadurch eine der wichtigsten homöop. Behauptungen wider ihren Willen bestätigten – daß viele chronisch Kranke durch die zu große Menge von Arzney, die sie bisher hätten verschlucken müssen und noch verschluckten, krank erhalten würden, und daß gerade für sehr viele Kranke der Art, keine Arzney, eine Zeitlang die beste Arzney sey.

2. geben sie zwar zu, daß auf homöop. Wege wohl Krankheiten gehoben würden und werden könnten, aber daß über kurz oder lang, die scheinbar geheilte aber re vera nur beschwichtigte Krankheit unter einer andern und in der Regel lebensgefährlichen Form widerkehre, und dann entweder ganz unheilbar sey oder gar unausbleiblich den Tod nach sich ziehe. Einige Fälle, wo Kranke, die von einer Krankheit homöopathisch geheilt worden waren, nach $\frac{1}{2}$ Jahre und länger hinterher apoplectisch starben, wurden als bestätigende Beispiele angeführt, und jene früher homöopathisch geheilte Krankheit und die später erfolgte Apoplexie in eine ursächliche Verbindung – ad modum: in angulo stat baculus, ergo etc. – gestellt; dem ängstlichen Laien zum warnenden Beispiel. Auch unterliessen sie nicht, jede auf diese Weise versuchte, aber nicht gelungene Heilung dieser Methode in die Schuhe zu schieben, und waren arrogant genug zu behaupten, daß, wenn ein solcher Kranke nach der bisher befolgten Methode behandelt worden wäre, er bestimmt geheilt worden seyn würde.

3. Das Hauptgespenst aber, mit dem sie den Laien von dieser Methode vorzüglich abzuschrecken versuchten und was nach den von mir gemachten Erfahrungen auch viele übrigens sehr verständige Laien völlig eingeschüchtert, mißtrauisch gemacht und abgeschreckt hat, ist die Behauptung, „daß alle Arzneien, die die Homöopathie anwende, *Gifte* seyen."

Das Wort Gift, und ein unausbleiblich schmerzhafter Tod sind bei den Laien völlig verschwisterte Ideen, die von Aerzten begünstigt und genährt, mit desto innigerer Geschwisterliebe bey jenen sich an einander anschließen. Ich habe bey sehr vielen meiner chronisch leidenden Kranken, bey denen ich endlich nach langem vergeblichen Bemühen, sie allopathisch zu heilen, den homöopathischen Weg einschlagen wollte, durch diese Idee den hartnäckigsten Widerstand gefunden, mehrere nahmen nur mit Angst und Zittern ein homöopathisches Pülverchen. So wieß mich eine übrigens sehr verständige und gebildete Dame, die seit mehrern Wochen an einem heftigen Augenübel litt, mit dem für ihr Uebel ganz vollkommen homöopathisch passenden, ein Quadrilliontheilchen Chamillenessenz enthaltenden Pulver aus der angeführten Idee zurück, nahm die allopathische Arzney fort, ertrug ihr Augenleiden über $1/2$ Jahr geduldig, und leidet selbst jetzt noch immer periodisch daran.

Ich frage jetzt die Herrn, ob sie alle diese Behauptungen wohl je zu verantworten sich getrauen? und worauf sie dieselbe denn eigentlich gründen? Nach meiner Ansicht kann hier nur Unwissenheit, oder böser Wille und Verläumdungssucht zum Grunde liegen, wenn so offenbare Unwahrheiten öffentlich behauptet werden.

Es sind nehmlich hier nur 2 Fälle denkbar, nehmlich entweder

a) sie sind mit der homöopathischen Heillehre und dem Erfolge ihrer Anwendung entweder gar nicht gehörig bekannt; − kennen sie bloß geschichtlich, und beurtheilen sie bloß nach dem Contrast, in welchem sie allerdings mit dem bisher befolgten ärztlichen Verfahren steht; oder

b) sie kennen das homöopathische Lehrgebäude genau, haben HAHNEMANNS *Organon*, seine *Materia medica*, das homöopathische Archiv, RAU's vortreffliche Schrift[1] etc. gelesen und studirt, haben die Ansichten und Grundsätze dieser neuen Lehre geprüft.

Im ersten Falle (a) thun sie Unrecht, über eine Sache zu urtheilen, die sie noch nicht kennen; der Mann, am wenigsten der nach Erweiterung seiner wissenschaftlichen Kenntnisse strebende, soll nie nach dem Scheine urtheilen, er soll prüfen und das Beste behalten − sonst hat ja sein Urtheil gar keinen reellen Werth, es gehört zu dem des Blinden über die Farben. Erwägt man nun noch vollends, daß ihnen die Mittheilungen der auf homöopathischem Wege bewirkten, mitunter sehr merkwürdigen Heilungen doch wohl schwerlich unbekannt geblieben sein können, so erscheinen ihre Verdammungsurtheile auch noch von einer sehr lieblosen und sie selbst entehrenden Seite.

Der 2te Fall (b) ist fast unmöglich, und ist wohl nicht anzunehmen, oder sie haben nicht verstanden und begriffen was sie lasen, oder wollen dies nicht; denn sonst müßten ihre Urtheile − wenn sie auch die Ansichten der Homöopathiker nicht ganz theilen, ihre Grundsätze nicht für apodictische Wahrheit (wofür sie übrigens auch nicht ausgegeben werden) wollen gelten lassen − doch wenigstens ganz anders lauten, da es doch in jedem Fall unläugbar vor Augen liegt, daß in ihrem Schooße der Keim von unendlich viel Großem und Ersprießlichem für die Wissenschaft und für die Menschheit liegt. − Oder hätten sie die Lehren wirklich studirt und geprüft und das Resultat ihrer Prüfungen wäre ungünstig ausgefallen, warum widerlegen sie die homöopathischen Grundsätze nicht durch Gründe? warum bloß auf Nichts beruhende Verdammungsurtheile? warum feindseliges Beginnen, Verunglimpfung, Libelle gegen die Anhänger derselben? Dadurch wird die Lehre selbst nicht erschüttert, noch weniger widerlegt! eher könnte man sagen gehoben, indem jeder Rechtli-

---

[1] *Gottlieb Ludwig Rau:* Über den Werth des homöopathischen Heilverfahrens. Groos, Heidelberg 1824. (Anm. d. Hrsg.)

che sich gern des Unterdrückten annimmt und jeder Unbefangene hierin bloß den Kitzel erkennt, sich an der Person zu reiben – denn die Sache bleibt dabei ganz unberührt. – Oder man erkennt den beleidigten Stolz und Egoismus, der sich am liebsten so ausspricht.

Nichts ist aber doch leichter, als jene Behauptungen der Feinde der Homöopathie, durch welche sie dieselbe den Laien verdächtig zu machen gesucht haben, zu widerlegen, und sie in ihrer Blöße darzustellen. Dieß müssen auch wohl die Laien selbst einsehn, indem die Homöopathie bey diesen trotz dem, daß man unermüdet fortfährt, jene Behauptungen bey jeder Gelegenheit geltend zu machen, immer mehr Anhänger gewinnt, und der Natur der Sache nach gewinnen muß, da das *Cito et jucunde sanari* jedem doch höchst willkommen seyn und bleiben wird; – und von dem *Tuto* wird die Zeit endlich auch noch jeden Zweifler überzeugen.

Was also die *erste* Behauptung „daß nehmlich nicht die kleinen so lächerlich gemachten Arzneygaben, sondern die strenge Diät die Heilung bewirke" betrifft, so will ich mich hier gar nicht darauf einlassen die Gründe nachzuweisen, zu erörtern und zu prüfen, auf denen die Möglichkeit und Wirklichkeit der Wirkung oder Wirksamkeit derselben beruhet. Dies ist theils schon hinlänglich von Andern geschehen, theils sprechen eine Menge Erfahrungen von Heilungen nach der durch die Homöopathie vorgezeichneten Methode unwiderleglich dafür; ich will hier nur zeigen, daß es den Herrn mit dieser Behauptung gar nicht Ernst ist, indem ich auf die große Inconsequenz aufmerksam mache, die sie dadurch zeigen, daß sie, wenn sie wirklich der strengen Diät, die sehr weise alle andern arzneylichen Einwirkungen entfernt hält, solche großen Kräfte zuschreiben, diese Diät nicht ihren Kranken empfehlen und vorschreiben. Denn hier findet nur die Alternative statt, entweder es geht diese Behauptung aus ihrer Ueberzeugung hervor, und dann würde daraus folgen, daß sie diese Diät ihren Kranken auch statt aller Arzneyen empfehlen müßten; dies thun sie aber nicht, und daraus scheint doch ebenfalls zu folgen, daß ihnen aus Gewinnsucht oder einem andern unlautern Grunde nichts daran gelegen ist, ihren Kranken Zeit und Geld für unter obiger Voraussetzung ganz unnütze, übelschmeckende Arzneyen zu ersparen, wobey freylich auch ihr eigner Geldbeutel zu kurz käme; – oder es ist nur so eine grundlose aus der Luft gegriffene Behauptung, aufgestellt um den Werth des homöopathischen Verfahrens in den Schatten zu stellen. Jenes wäre doch unverzeihliche Gewissenlosigkeit und Versündigung; dieses ganz unter der Würde des redlichen Mannes. Die Mehrzahl sagt dies ohne nachgedacht zu haben so hin, und es immer einer dem andern nach, geblendet durch das scheinbar Wunderbare, was wirklich in vielen der auf homöopathischem Wege bewirkten Heilungen dem zu liegen scheint, der mit den Grundsätzen der Homöopathie sich nicht gehörig bekannt gemacht hat.

Am sprechendsten und auffallendsten aber zeigt sich diese Inconsequenz in der *zweiten* Behauptung der Gegner. Hier geben sie die bewirkten Heilungen zwar zu, stellen sie aber als bloße lebensgefährliche Palliationen hin, auf welche später über kurz oder lang die bedenklichsten, unheilbarsten und lebensgefährlichsten Krankheiten und Leiden folgen sollen. –

Die erste Behauptung spricht den kleinen winzigen Dosen alle Wirkung rein ab, während die zweyte ihnen eine an die Wunder grenzende Kraft und Wirkung zuschreibt. Dies sind doch schwer zu lösende Widersprüche; – eins kann doch eigentlich nur wahr seyn – und hier ist Beides nicht wahr. Beide Behauptungen stehn demnach als erdachte feindselige Potenzen da, die ihren Urhebern keine Ehre machen.

Die *dritte* Behauptung hat bloß den Schein des Wahren für sich, aber bloß für den Laien, nicht für den Arzt. Völlig unwahr ist es nemlich, daß die von den homöopathischen Aerzten anzuwendenden Arzneien alle Gifte sind, indem sie alle diejenigen Arzneyen anwendet, die von allen Aerzten, sie mögen nach welcher Methode es auch sey heilen, und einem System, welches es auch sey huldigen, angewendet werden.

Wenn man den Begriff von Gift so weit ausdehnen will, daß man darunter jede Potenz versteht, die der Gesundheit nachtheilig und gefährlich werden kann, so sind alle Arzneimittel, ja am Ende alle Nahrungsmittel Gifte, wie sie denn dies auch wohl, unvorsichtig angewendet und genossen, wirklich werden können; – und dann könnte man mit vollem Rechte die bisherige Art, ganz heterogene unbekannte Arzneykörper in eine Flasche zu mischen und zu vereinigen, in so fern man sich bisher um die positiven Wirkungen derselben nicht bekümmerte, diese also auch gar nicht kannte, eine Giftmischerei nennen. Ein Urtheil, was die Gegner der Homöopathie durch ihre obige Behauptung sich selbst gesprochen haben. Im Allgemeinen bezeichnen wir durch den Namen *Gift* denjenigen dynamisch wirkenden Stoff, welcher sich durch schnelle, nachtheilige, tödtliche Wirkungen auf den thierischen Körper auszeichnet; aber die mehresten können, zweckmäßig, vorzüglich in Rücksicht ihrer Gabe, angewendet, die vorzüglichsten Heilmittel seyn und werden, und sind es. Da nun die vorzüglichsten dieser Stoffe ihre nachtheiligen und tödtlichen Wirkungen schon in sehr kleinen Gaben, im Vergleich zu den Gaben der übrigen Stoffe, die als Arzneimittel angewendet werden, äußern; und im Gegentheil in noch kleinern Gaben angewendet die herrlichsten Arzneykräfte äußern, so scheint es mir sehr richtig bezeichnend zu seyn, wenn man Gift durch conzentrirte Arzneykraft definirt; indem alle die Stoffe, die wir κατ᾿ ἐξοχήν Gifte nennen, ihre herrlichen Arzneykräfte, wie schon gesagt, in ganz kleinen Quantitäten angewendet, äußern, also conzentrirt enthalten.

Da nun aber diese Stoffe alle ohne Ausnahme von den auf allopathischem Wege heilenden Aerzten zu mehreren Granen und respective zu 1 und $^1/_2$, $^1/_4$, $^1/_8$, $^1/_{60}$, $^1/_{120}$ Gr. als Arzneyen angewendet worden sind und noch angewendet werden, während sie die auf homöopathischem Wege heilenden Aerzte zu 1 Million–1 Dezillionheilchen anwenden, wie kann jene wohl, ohne schaamroth zu werden, diesen noch jenen Vorwurf machen? Ist das nicht offenbar ein Splitter, den sie in ihres Nächsten Auge sahen, während sie den Balken, den sie in den eignen Augen haben, nicht bemerken? Ich kann versichern, daß schon auf die 6fache Verdünnung des Arseniks kein chemisches Reagens mehr wirkt, – und ich dennoch von der Dezillionfachen Verdünnung desselben die herrlichsten Wirkungen gesehen habe.

Worauf gründen sich also nun jene Behauptungen? – rein auf Nichts! – Sie sind aus der Luft gegriffen, und documentiren unläugbar sowohl die völlige Unbekanntschaft mit dem Gegenstande, über den sie sprechen und absprechen, als auch die feindseligen Gesinnungen, die sie gegen denselben ohne allen reellen Grund haben, und eine sehr strafbare Verläumdungssucht! – Indeß werden doch durch die Autorität mancher dieser Gegner viele irre geführt, und mancher stimmt in ihren Ton mit ein, ohne sich selbst bewußt zu seyn warum, oder hat höchstens die niedrige Absicht dabei, bey jenen sich anzuschmeicheln. Es ist unglaublich, und ohne tiefe Indignation gar nicht mit anzusehen, zu welchen ehrlosen, niedrigen und unwürdigen Mitteln mehrere Gegner der Homöopathie geschritten sind, um sie selbst nicht nur, sondern auch die Anhänger derselben, nach ihrer Meinung herabzuwürdigen; Erdichtungen, Schmähungen, Verunglimpfungen, Schimpfreden aller Art, Libelle etc. hört und liest man gar oft und mancherley, kurz überall bittere Feindseligkeiten.

So scheuet ein Ungenannter sich nicht in Rust's Magazin 10. Band. 3. H. N. XXI. S. 493, den Fürsten von Hohenlohe und Hahnemann, die promovirten und approbirten Pfuscher von Ruf, Schäfer und Scharfrichter, die als Quacksalber ihr Wesen treiben, zusammenzustellen.[2] Er giebt hier zu, daß alle die Genannten viele und oft schwierige Krankheiten glücklich und schnell geheilt haben, Krankheiten an denen, wie er sagt, die sogenannten rationellen Heilpläne gescheitert waren, und welche ohne die Dazwischenkunft dieser Afterärzte vielleicht gar nicht, wenigstens nicht so schnell gehoben seyn würden. Er sagt: „dieses Factum stehe fest – Arzneyen bewirken hier nicht die Heilung." Der Verfasser behauptet nehmlich, daß der Glaube der Kranken, das Vertrauen zum Arzt, die Fixirung der Aufmerksamkeit desselben auf den Gegenstand, der ihm Heilung bringen soll, das alleinige Moment sey, wodurch diese verrufene Classe von Aerzten die Heilung bewirkt habe.

Allein, obgleich niemand dem Verf. es streitig machen wird, daß das Vertrauen des Kranken zum Arzte einen sehr zu beachtenden Einfluß auf das Gelingen einer Heilung hat, so kann man ihm doch nicht den Werth und den Einfluß zugestehen, den er darauf legt. Es ist doch auch wohl nicht gut anzunehmen, daß bei allen den Kranken, an deren Heilung, wie er sagt, alle früher versuchten sogenannten rationellen Heilpläne gescheitert waren, und die endlich durch einen von den sogenannten Afterärzten schnell und glücklich geheilt wurden, daß, sage ich, von allen den früher zu Rathe gezogenen Aerzten kein Einziger die Eigenschaften gehabt habe, die der Verf. mit Recht vom Arzte verlangt, um die von ihm verlangte und die Heilung bedingende Fixirung und Spannung des Kranken hervorzubringen. Eher könnte man annehmen, daß alle früher versuchten Heilpläne zwar schulgerecht, aber nicht rationell waren, und daß der Grund, daß hinterher ein Afterarzt die Heilung bewirkte, darin lag, daß dieser die Mittel, ohne daß er selbst es wußte und wollte, homöopathisch richtig gewählt hatte; ich wenigstens kann mir jetzt mehrere solche mir bekannt gewordene Heilungen recht gut erklären, indem ich, da ich jetzt das

---

[2] Ueber Wunder-Curen. In: Magazin für die gesamte Heilkunde, mit besonderer Beziehung auf das Militair-Sanitäts-Wesen im königl. preußischen Staate. Hrsg. von *Johann Nepomuk Rust*. 10/3, XXI (1821) S. 493–505 (Anm. d. Hrsg.)

homöopathische Heilverfahren kenne, einsehe, daß die angewendeten Mittel zufällig homöopathisch richtig gewählt waren.

So stellt der Verf. manche bittere Behauptung hin, die bloß zeigt, daß er das homöopathische Heilverfahren verdammt, ohne es nur entfernt zu kennen; so sagt er z. E. S. 494: „Hahnemann giebt eine Mischung, die aus einem Tropfen mit 100 Oceanen Flüssigkeit verdünnt, besteht." – Das ist doch offenbarer Unsinn!

Ferner behauptet der Verf. S. 502: Weder HAHNEMANN habe mit seiner Homöopathie, noch der FÜRST VON HOHENLOHE durch den Glauben, noch irgend einer der Charlatane durch sein Verfahren je einen des Bewußtseyns ermangelnden acuten oder wahnsinnigen Kranken zu heilen versucht.

Was der FÜRST VON HOHENLOHE und Andere versucht und nicht versucht haben, lasse ich als nicht hierher gehörig unberührt; daß diese Behauptung aber von der homöopathischen Methode nicht gilt und gelten kann, wird jeder zugeben, der mit derselben, den bisher über ihre Anwendung am Krankenbette erschienenen Schriften und den in diesen mitgetheilten Heilungen bekannt ist. Der Verfaser urtheilt also hier wohl etwas zu voreilig, und verräth seine gänzliche Unbekanntschaft mit der Sache, über die er hier in einem sehr anmaßenden und unbescheidenen Tone abspricht. Gerade bey den genannten Krankheiten zeigt sich das homöopathische Verfahren von seiner glänzenden Seite. Denn so wie ich z. E. in Lungen- und Leberentzündungen, die schon fast bis zur größten Höhe gestiegen waren, von den homöopathischen Mitteln die herrlichsten Wirkungen gesehen, die Leiden in wenig Stunden gemildert und das ganze Uebelbefinden in wenig Tagen vollkommen geheilt habe, so habe ich auch einen Maniacus in wenig (6) Tagen durch ein homöopathisches Mittel vollkommen hergestellt, und die heftigsten Reizfieber bey Kindern in 6–8 Stunden ganz entfernt, so daß ich oft meinen Augen kaum trauete; und bey Kindern, Wahnsinnigen, bey Kranken aus der niederen Classe, die Alle um die herrschenden Kurmethoden sich nicht bekümmern, kann weder der Glaube noch das Vertrauen in Anspruch genommen, die Aufmerksamkeit wenigstens nicht so fixirt werden, daß sie einen bedeutenden Einfluß auf die Heilung haben könnte, kann die Spannung nicht so erhöhet werden, wie sie der Verf. als zur Heilung nothwendig verlangt. Und abgesehen hiervon, so ließen sich gewiß viele Gründe nachweisen, daß auf homöopathischem Wege eher und leichter Heilung wahnsinniger Kranken bewirkt werden könne, als wir bisher auf dem gewöhnlich eingeschlagnen Wege bewirkt haben; und endlich sprechen ja schon mehrere herrliche Erfahrungen dafür.

In jedem Fall bleibt es eine merkwürdige Erscheinung für unser Zeitalter, daß gerade diese neue Heilmethode so höchst feindselig aufgenommen worden ist, und daß sie nebst ihren Anhängern so hartnäckig feindselig und bitter fortbehandelt wird; während andere neue Heilmethoden bey ihrem Erscheinen zwar von mehreren Seiten einer strengen Critik unterworfen, mehrfach angegriffen und bestritten, aber doch nicht mit dieser bitteren anhaltenden Feindseligkeit, selbst auf ihre Anhänger ausgedehnt, behandelt wurden. Zum Theil mag dies wohl darin seinen Grund haben, daß der Urheber dieser neuen Heilmethode sich mitunter so hart, so schonungslos über das bisher befolgte Heilverfahren ausläßt – dies wird aber auch niemand billigen; indeß sollte man doch die Sache hier nicht mit der Person vermengen, und jener nicht entgelten lassen, was diese verschuldet hat, man koemmt sonst wohl auf die Vermuthung, es liege ein dunkles Gefühl, eine Ahndung der Richtigkeit der homöopathischen Ansichten und ihrer Anwendung – und wenn diese Bezeichnung zu vielsagend seyn sollte – eine Ahndung der Annäherung an den langgesuchten sichersten und richtigsten Weg zum *tuto, cito et jucunde curare* zum Grunde. Da aber dieser neue Weg so sehr von dem seit Jahrhunderten betretenen abweicht, daß er fast ihm *e centro* entgegengesetzt ist, so glauben viele und wohl nicht mit Unrecht, daß sie, betreten sie den neuen, zu erkennen geben, sie haben bisher auf einem falschen gewandelt, und diese Blöße will man sich nicht gerne geben.

Ist dies aber nicht ein höchst verderblicher Stolz? der tadelnswertheste Egoismus? – Ist es denn nicht besser, wenn man einsieht, man hat geirrt, es zu gestehen, und von seinem Irrthum zu lassen, als dies einsehen und aus Stolz in seinem Irrthume beharren?

Ich gebe gern zu, und fühle dies recht gut, daß die homöopathischen Ansichten noch mancher Läuterung und Sichtung bedürfen; aber das kann doch nur geschehen, wenn sie mehrfach praktisch geprüft werden. Ich selbst, früher und bisher die allgemein herrschenden Ansichten der Gegner theilend, und während einer 24jährigen sehr ausgebreiteten und glücklichen Praxis treu auf dem mir von meinen würdigen Lehrern, von denen ich nur einen LODER, HUFELAND, GRUNER etc. nennen will, vorgezeichneten, von den achtenswerthesten Männern der Vorzeit betretenen und verfolgten Wege fortwandelnd, konnte mich nur schwer entschließen ihn zu verlassen, um so weniger da er mich so oft glücklich zum Ziele geführt hatte. Und ob ich gleich auch oft auf demselben mein Ziel nicht erreichte, mich gar zuweilen in dichte Wildniß und Labyrinthe versetzt sahe, und dann wohl ahndete, fühlte, daß er noch nicht der ganz richtige und sicherste, wenigstens nicht der vollkommen geebnete seyn könne, daß dieser erst noch gesucht und geebnet werden müsse, so hätte ich ihn doch nimmermehr in der entgegengesetzten Richtung zu finden geglaubt. Nun kann man doch wohl nicht ganz unpassend behaupten, daß der neue Weg, den die Homöopathie vorzeichnet, die entgegengesetzte Richtung von dem alten habe; und deßhalb ließ ich ihn so lange unbeachtet, hielt ihn gar keiner Beachtung werth, bis mehrere gelungene Heilungen hartnäckiger von den berühmtesten Praktikern für unheilbar erklärter Krankheiten mir bekannt wurden, bis ich mehrere dieser Kranken später selbst sprach. Dies weckte mich zuerst aus meinem Wahn; und der Aufsatz im 1. Bde. S. 1 bis 36 des homöopathischen Archivs, von Dr. M. MÜLLER in Leipzig[3], einem Manne, den ich schon in Wittenberg, wo er seine literaerische Laufbahn begann, kannte, wo ich dessen reges, wissenschaftliches Streben täglich zu beobachten Gelegenheit hatte, brachte mich zum völligen Erwachen. Ich beschloß sofort die homöopathische Lehre zu studiren und am Krankenbette zu prüfen, und that dies, und daß ich mit strenger Gewissenhaftigkeit und Unpartheylichkeit dabey zu Werke ging, und wie umsichtig und vorsichtig ich dabey verfuhr, habe ich in einem Schrei-

---

[3] Vgl. oben S. 21–37. (Anm. d. Hrsg.)

ben an Dr. M. MÜLLER im homöopathischen Archiv Bd. 4 H. 1. ausführlich angegeben.[4] Das Resultat meiner Prüfungen übertraf meine Erwartungen um vieles; und dies spornte meinen Eifer und Fleiß nur um so mehr, fort zu studiren und mich durch die wirklich nicht geringen Schwierigkeiten, sich den Geist derselben vollkommen zueigenzumachen, die für einen alten 24jährigen Allopathen um so größer sind, nicht abschrecken zu lassen, sondern sie muthig zu überwinden. Die von mir nun gerade seit 18 Monaten hierauf verwendete Zeit und Mühe hat sich wirklich herrlich belohnt; ich habe auf homöopathischem Wege sehr viele acute und chronische Krankheiten oft in so viel Tagen geheilt, als ich sonst Wochen brauchte; ja ich habe viele von meinen an chronischen Uebeln leidenden Kranken, bey denen ich den Grund der Hartnäckigkeit ihrer Leiden, der häufigen Rückkehr derselben in organischen Fehlern suchte und nach allopathischen Ansichten suchen mußte, und sonach für unheilbar hielt; Kranke, die sich glücklich fühlten, wenn ich ihnen nur von Zeit zu Zeit Linderung verschaffen konnte, jetzt vollkommen geheilt, und manche von ihnen, die früher nur Tage, und höchstens einige Wochen zählten, wo sie sich erträglich wohl befanden, genießen jetzt schon seit Monaten, und einige fast seit einem Jahre ein vollkommenes Wohlbefinden. Ich habe mich hierbey vollkommen überzeugt, daß HAHNEMANN Recht hat, wenn er behauptet, daß viele Kranke durch die großen Quantitäten von Arzneyen, die die Allopathie vorschreibt, nicht nur krank erhalten, sondern eigentlich erst recht krank gemacht werden, und daß viele an China-, Chamillen-, Baldrian- und Eisen-Vergiftung leiden, und ihren Geist aufgeben.

Ganz vorzügliche Vortheile aber gewährt die homöopathische Methode bey der Heilung der Kinderkrankheiten, schon dadurch, daß die Kinder gar keinen Widerwillen zeigen, die fast ganz geschmacklosen Arzneyen zu nehmen, und daß sie so geringe und selten widerholte Dosen bekommen; wie manches Kind wird auf allopathischem Wege oft nicht geheilt, weil bey dem alle 1–2 Stunden wiederholten Eingeben der Arzneyen, gegen die die Kinder gewöhnlich sich sträuben, oft 2 bis 3 Helfershelfer nöthig sind, weil bey dieser Procedur und aller angewandten Mühe doch oft die Hälfte der Arzney verschüttet wird, das Kind dabey sich auf das heftigste anstrengt und beunruhigt, und es lange dauert ehe es wieder besänftigt wird; und weil auch in der Regel die Mütter es überdrüßig werden, und es ihr liebendes Gefühl nicht weiter gestattet, die armen Kinder noch ferner so martern zu lassen, wie sie es wohl nicht ganz mit Unrecht nennen. Ich habe namentlich bey Kinderkrankheiten die schnellsten und herrlichsten Wirkungen gesehen; und werde mehrere dieser Heilungen, so bald es meine Zeit gestattet, mittheilen. Hier glaube ich genug gesagt zu haben, um meine Herrn Collegen, die es mit ihrer Wissenschaft und der Menschheit gut meinen, darauf aufmerksam zu machen, daß sie großes Unrecht thun, die Homöopathie so ganz unbeachtet zu lassen, so schlechthin zu verwerfen, und daß sie vollends eine Sünde an der Menschheit begehen, wenn sie sie ferner, wie bisher viele dies gethan haben, den Laien als etwas Lächerliches oder gar Gefährliches hinstellen.

---

[4] Vgl. hierzu unten S. 189 m. Anm. 2 (Anm. d. Hrsg.)

Ich kann mir gar nicht denken, daß die so bitter feindselig sich zeigenden Gegner der Homöopathie sich selbst ganz klar bewußt sind, was sie eigentlich wollen, sie haben darüber selbst noch nicht gehörig nachgedacht, welchen Zweck sie dabey haben. Denn nach meiner Ansicht ist die Homöopathie entweder
1. etwas Lächerliches, Gleichgültiges oder
2. etwas Schädliches, Gefährliches oder endlich
3. etwas Gutes und Heilsames.

Gehört sie zu den Lächerlichkeiten, denen sie angereihet worden ist, so hätten sie sie ganz ruhig und unbeachtet sich selbst überlassen können und sollen, sie würde dann in sich selbst zerfallen seyn, nur ein ephemeres Seyn gehabt haben, und vielleicht jetzt längst vergessen seyn. Denn *opinionum commenta delet dies*. Sie hat sich aber nicht nur ge- und erhalten, sondern gewinnt fast täglich mehr Verehrer und Anhänger bey Priestern und Laien, fern und nahe, und viele verdanken ihr ihre Heilung, die die Allopathie für unheilbar erklärt hatte. Ich selbst habe mehrere solcher Kranken aufzuweisen, und viele bedeutend erleichtert, bey denen alle allopathischen Mittel ihre Dienste versagten, namentlich alte Leber-, Lungen- und Unterleibskranke, an Krämpfen und Verstimmung des Nervensystems Leidende etc.

Ist die Homöopathie schädlich und lebensgefährlich – wie man denn diesen Vorwurf ihr so gern und nachdrücklich aufbürdet, so sollten doch die Gegner dies beweisen, aber klar und deutlich, folgerecht, mit Gründen; und nicht verlangen, daß man ihnen dies blindhin glauben solle. Da aber so viele Thatsachen ihre großen Vorzüge vor dem bisherigen ärztlichen Verfahren so unwiderleglich darthun, und mithin jeder Beweis vom Gegentheil als nichtig da steht, so half sich bisher die Mehrzahl der Gegner mit Schmähungen, Verunglimpfungen und Schimpfreden. – Das sollte doch nicht so seyn!

Ist endlich die Homöopathie heilsam, wie denn dies durch das, was sie schon geleistet hat, und was ihr selbst die, welche ihre Grundsätze angefochten haben, zugestehen (wie z. E. der ungenannte Verfasser in Hufel. Journ. 1819, Xbr. Stück.[5]) sehr leicht und klar nachzuweisen ist; so ist es eine Sünde sie so feindselig zu behandeln, und sie unterdrücken zu wollen. So viel ist nach meiner Ansicht ausgemacht, ich wiederhole es noch einmal; in ihr liegt der Keim zu unendlich vielem Guten und Heilbringenden für die Wissenschaft und für die Menschheit; aber das neugeborne Kind bedarf noch der Pflege und Erziehung, es muß nicht mit dem Bade weggeschüttet werden; – also Hand ans Werk! der Practiker muß selbst prüfen, und diese Prüfungen müssen ruhig und unbefangen, und mit möglichst treuer und sorgfältiger Anwendung der Lehren und Vorschriften der Homöopathie, also mit vollkommen genauer Kenntniß des Gegenstandes in seinem ganzen Umfange angestellt werden, sonst kann das Resultat nicht günstig, aber eben so wenig beweisend seyn. Für jeden ältern Practiker aber ist gerade dies die größte Schwierigkeit; er hat, wie STAPF (s. Archiv für d. Homöopathie Bd. III. Heft 3. S. 113)[6] sehr wahr sagt, einen seltenen

---

[5] Gemeint ist *Friedrich August Benjamin Puchelt;* s. oben S. 10, Anm. 6. (Anm. d. Hrsg.)

[6] *Ernst Stapf:* Einige Bemerkungen zu dem in Hufelands Journal der praktischen Heilkunde

Kampf zwischen ältern, tief eingewurzelten Ansichten und der kaum errungenen Ueberzeugung von dem Wahren zu bestehen, und gelangt nur bey fortgesetzter Forschung und reiferer Erfahrung zur ruhigen Klarheit.

Möge die gutgemeinte Absicht, die ich beym Niederschreiben dieses Aufsatzes hatte, nicht verkannt werden und mögen meine Winke nicht ganz unbeachtet und unbenutzt bleiben; möge das Saamenkorn, was ich hier ausgestreut habe, auf ein gutes Land fallen und gute Früchte bringen.

(1823. Eilftes oder November-Stück) enthaltenen Aufsatze des K. baierischen Medizinalrathes, Herrn. D. Widnmann, „über Homöopathie". Arch. hom. Heilk. 3 (1824) 3, 84–114. (Anm. d. Hrsg.)

Achtzehn Thesen für Freunde und Feinde der Homöopathik, als Erläuterungen der Grundzüge dieser Heilmethode nach ihrem wahren Sinn und ihrer wissenschaftlichen Bedeutung

von

Paul Wolf

(Nebst einem Zusatz von Friedrich Jakob Rummel)

Vorwort

Läge es überhaupt nicht außer dem Bereiche einer theoretischen Kritik, einen Gegenstand so rein praktischer Natur, wie die Frage über absoluten und relativen Werth des homöopathischen Heilverfahrens ist, befriedigend zu lösen, so hätte sie mindestens anderer Art sein müssen, als die bisherige. Ich will die besonders unschöne Sprache, in welcher der Streit leider geführt wird, nur beiläufig und deshalb berühren, weil sie die Empfänglichkeit für Belehrung nicht steigert. Der weit üblere Umstand ist, daß die Kritik gegen die homöopathische Heillehre sich des Stoffs, den sie bekämpft, nicht hinlänglich bemächtigt hat.

Eine Widerlegung der Homöopathik muß ausschließlich gegen das Grundprincip *similia similibus* überhaupt, oder gegen dessen Anwendbarkeit auf bestimmte Krankheitsformen, welche nach der Meinung der homöopathischen Aerzte mittelst desselben heilbar sind, gegen die Vorzüge der Anwendung eines einzigen Mittels, gegen die Wirksamkeit der verhältnißmäßig kleinen Gaben und insbesondere der Verdünnungen und gegen die Prüfung der Arzneien an Gesunden gerichtet sein; denn diese Fundamentalsätze drücken das Wesentliche der Homöopathik in praktischer und theoretischer Beziehung vollständig aus. Sie sind das einzige Objekt des Streites, jedes andere ist scheinbar. Vergebens müht sich die Polemik mit Beweisen ab für die Unwissenschaftlichkeit und den praktischen Unwerth eines Verfahrens, welches ein Behandeln der Krankheiten nach bloßen Symptomen, im gewöhnlichen Sinne, und die Nichtberücksichtigung ihres innern und äußern Ursächlichen wolle, die gewöhnliche medizinische Bildung für entbehrlich achte und die Naturheilkraft läugne und ähnliches mehr; denn wir sind mit unsern Gegnern über alles dies durchaus gleicher Meinung.

Die große Mehrzahl der homöopathischen Aerzte hat von jeher schmerzlich bedauert, daß der ursprünglichen Darstellung der homöopathischen Lehre Ansichten, Behauptungen und Normen eingewebt worden sind, welche zu dem Glauben Anlaß geben konnten, der Stifter der Homöopathik bezwecke ein Heilverfahren mit so unwissenschaftlichen Ingredienzen und schon die ersten literarischen Produkte der homöopathischen Aerzte zeigten ihr Widerstreben gegen ein solches Amalgam. Anfänglich sprach sich dies in dem Versuche aus, durch Worterklärungen und Deutungen darzuthun, daß HAHNEMANN rücksichtlich der ihm zugeschriebenen Tendenz mißverstanden und falsch beurtheilt werde – und in Bezug mehrer ihm gemachten Beschuldigungen ist dies unstreitig der Fall –, in neuerer Zeit konnten über die Ansichten der homöopathischen Aerzte gar keine Zweifel mehr obwalten, denn man faßte die Sache im rein wissenschaftlichen Gesichtspunkte auf, ließ die Frage, ob HAHNEMANN ein solches Heilverfahren wirklich beabsichtige oder nicht, als eine bloß persönliche, lieber bei Seite und beschränkte sich auf die positive Erklärung, daß Niemand einen nothwendigen Zusammenhang zwischen den Fundamentalsätzen der Homöopathik und jenen angereihten, richtig oder falsch verstandenen, Sätzen HAHNEMANNS nachweisen könne; daß wir die ersten nach unserer Ueberzeugung und Erfahrung als eine große Entdeckung und als eine Vervollkommnung der Heilkunst ansehn, letztere aber um so weniger als einen Gegenstand unserer Vertheidigung, als sie, ungünstig gedeutet, in der That die Idee bestimmt aussprächen, die angeführten wesentlichen Grundsätze des homöopathischen Heilverfahrens mit fremdartigen Bestandtheilen zu einem Ganzen zu verschmelzen, dessen Annahme der Lehre jeden Anspruch auf Wissenschaftlichkeit und in der Ausführung meistens jede Aussicht auf Erfolg rauben müßte; im bessern Sinne genommen aber nichts ausdrückten, was der Homöopathik eigenthümlich wäre, sondern ganz allgemeine Wahrheiten, welche die Aerzte der ältern Schule so wenig bezweifeln als wir.

Wie wenig die Kritik diesem immer deutlicher ausgesprochenen Standpunkte der homöopathischen Literatur gefolgt ist, geht am deutlichsten daraus hervor, daß sie sich noch immer Objekte des Streites schafft, welche nie vorhanden waren. Man wiederholt in den neuesten Streitschriften eine Menge der früher vorgebrachten, seltsamsten Behauptungen, die man den Homöopathikern zuschreibt, ohngeachtet sie bereits hundertfältig zurückgewiesen worden und mitunter so ungereimt sind, daß unter vernünftigen Menschen gar keine Meinungsverschiedenheit darüber statt finden kann. Man schlägt zur Widerlegung der Homöopathik Versuche vor, von denen wir gerade dasselbe Resultat erwarten als unsere Gegner. Man ignorirt, daß manche Normen HAHNEMANNS, wie man in folgenden Blättern bestätigt finden wird, von den homöopathischen Aerzten einstimmig zurückgewiesen worden, daß ihm unter den Anhängern seiner Lehre noch bitterere Kritiker erwachsen sind, als unter den Gegnern, und daß Freunde und Feinde häufig in gleichen Vorwürfen übereinstimmen.

Daß unter solchen Verhältnissen der Streit auch nicht über den mindesten Punkt zur Verständigung führte, ist natürlich. Ob nun durch den Versuch, die Ansichten und Erläuterungen der homöopathischen Aerzte über die wesentlichsten Züge ihres Verfahrens und über wirkliche und vermeintliche Differenzen zwischen der neuern und der älteren Schule zusammen zu stellen, wenigstens soviel gewonnen werden könne, in die Diskussion Klarheit zu bringen, ist eine Frage, die wir, dem bisherigen Gange des Streites nach, uns nicht zu bejahen getrauen. Immer bleibt es unsererseits eine Pflicht gegen die Wissenschaft, den Standpunkt unseres Verfahrens so bestimmt darzulegen, daß denjenigen, welche sich berufen fühlen, dasselbe im Sinne einer ächten Kritik zu würdigen, die Möglichkeit gegeben ist, dies ohne alles Mißverständniß und in voller Kenntniß der Sache thun zu können. Sie mögen übrigens in der, den folgenden Sätzen von Seiten der Versammlung des Centralvereins der homöopathischen Aerzte ausdrücklich gegebenen Zustimmung den Beweis finden, daß alles hier vorläufig Angedeutete nicht die Ansicht eines Einzelnen, sondern die vorherrschende der Homöopathiker ist, die sich bestimmt dahin ausspricht, keinen Satz und keine Vorschrift als Bestandtheil des homöopathischen Heilverfahrens anzuerkennen, die das Gepräge des Willkührlichen oder Unwissenschaftlichen trügen und die Tendenz hätten, dasselbe in einen rohen Empirismus zu gestalten.

Einwürfe solcher Art, die begreiflicherweise Niemand drucken zu lassen wagt, z. B. daß die Homöopathik ausschließlich mit Giften operire und ähnliche, sind natürlich unberührt geblieben, da unser Zweck bloß die Beleuchtung scientifischer Gründe und Mißverständnisse ist. Die sorgfältige Berücksichtigung, welche die homöopathischen Aerzte allen Mißverständnissen schon gewidmet haben, macht den folgenden Blättern den Anspruch auf schriftstellerisches Verdienst unmöglich. Es bedurfte bloß der Zusammenstellung des Zerstreuten, jedem Freunde der Homöopathik Bekannten; nur einige Punkte versuche ich in noch bestimmteres Licht zu setzen.

WOLF

Mein Antheil an den Thesen beschränkt sich darauf, daß ich den Herrn Verfasser zur baldigen Ausarbeitung derselben ermunterte, daß ich mit seiner Einwilligung einige kleine Zusätze machte und daß ich sie der Versammlung des Centralvereins homöopathischer Aerzte vortrug und ihre Annahme als wünschenswerth empfahl. Sie wurden von den Vereinsgliedern als Ausdruck ihrer Ansichten durchaus gebilligt und der Druck derselben beschlossen. Wenn auch eine solche Sanktion keine Allgemeingültigkeit für alle Homöopathiker ertheilt, da der Verein weit davon entfernt ist, sich ein Supremat anzumaßen, so verleiht sie ihnen doch eine besondere Wichtigkeit als der Ausdruck dessen, was die homöopathischen Aerzte der verschiedensten Farben als allgemein gültig und mit dem jetzigen Standpunkte der Kunst übereinstimmend anerkannten.

Was sie sollen, sagen die Thesen selbst: – wenn es sein kann, Versöhnung unter den medizinischen Parteien; wenn dies nicht möglich, Feststellung der streitigen Punkte und dann Kampf mit ehrlichen Waffen zum Wohle der Wissenschaft.

RUMMEL

1. Die homöopathischen Aerzte erkennen das, zwar von mehrern Aerzten früherer Zeit geahnete, aber von HAHNEMANN zuerst in vollster Ueberzeugung aufgestellte und praktisch erprobte Prinzip:

daß Krankheiten durch kleine Gaben derjenigen Mittel geheilt werden können, die bei Gesunden, in großen Gaben, ähnliche Krankheiten zu erzeugen vermögen,

als ein Naturgesetz an, auf welches ein kräftiges, einfaches und minder unsicheres Heilverfahren gegründet werden konnte, und haben dessen praktische Anwendbarkeit in den verschiedenartigsten Krankheitsformen vielfach bewährt gefunden.

2. Die praktische Anwendung jenes Gesetzes bei Heilung concreter Krankheitsfälle ist jedoch nicht so leicht, als es den ohne Erfahrung Urtheilenden scheint, sondern im Gegentheil höchst schwierig. Nachdem dies von Aerzten, welche schon Jahre lang das homöopathische Heilverfahren ausgeübt haben, wiederholt erklärt worden ist, erscheint es diesem, doch wohl competenten Urtheile gegenüber, nur als ein übel begründeter Hohn, wenn man die Homöopathik durch die Behauptung herabzusetzen versucht, daß Jemand in wenigen Wochen oder Tagen ein homöopathischer Arzt werden könne. Der Versuch wird diejenigen, die dies ernstlich glaubten, eines Andern belehren.

3. Wir wollen nicht in Abrede stellen, daß die Fassung einzelner Sätze des *Organons* den Gedanken veranlassen konnte, als beabsichtige HAHNEMANN ein ärztliches Verfahren rein auf sinnliche Wahrnehmung, auf die bloße Vergleichung der Symptome, zu gründen. Es könnte sonach scheinen, als setze sich die Homöopathie bloß die Hebung der Symptome, als solcher, ohne Rücksicht auf ihre innere Bedingung, zum Ziel, als sei dabei jede Verstandesoperation überflüssig und der Besitz und Gebrauch ärztlicher Bildung, nach dem bisher geltenden Maßstabe, ganz entbehrlich. Doch hätten die strengen Kritiker unsrer Lehre auch so billig sein sollen, von dem, was hierüber von den homöopathischen Aerzten selbst verhandelt worden ist, Kenntniß zu nehmen, und sie hätten nicht, ohne dieß im mindesten zu beachten, auf jene Sätze hin nur immer wiederholen sollen, daß die Homöopathie, nach Mittel und Zweck, ein rein symptomatisches Verfahren sei. Sie thaten dieß aber, um es desto bequemer dem älteren als Karrikatur entgegenstellen zu können. Nicht neuerlich erst, sondern vor Jahren schon wurde von mehreren homöopathischen Aerzten die Ansicht laut, daß bei HAHNEMANN, wenn er jenen Gedanken hege, eine Selbsttäuschung stattfinden müsse. Andere widersprachen dem und behaupteten, man dürfe daraus, weil HAHNEMANN Vieles mit Stillschweigen übergangen, keinesweges folgern, daß er es deshalb verwerfe oder für entbehrlich achte. Wie dem auch sei, so beweist das Gesagte doch zur Genüge, daß wir nie daran dachten, einer Ansicht Beifall zu geben, welche die Unwissenschaftlichkeit als Grundlage und rohen Empirismus als Bedingung der Ausübung eines ärztlichen Heilverfahrens statuirte. Wir haben vielmehr, aus selbständiger Ueberzeugung, und nicht durch die Schriften der Gegner bestimmt, auf das Klarste an den Tag gelegt, daß wir die Idee, das homöopathische Heilprincip solle oder könne ohne Kenntniß und Benutzung des constatirt Nützlichen der ältern Medicin verwirklicht werden, in theoretischer Beziehung als monströs und in praktischer als evident unmöglich betrachten. Die homöopathischen Aerzte sind berechtigt, alle jene willkührlich aufgestellten Prämissen sammt und sonders, als der Theorie und Praxis des homöopathischen Heilverfahrens ganz fremd und als vollkommen unbegründet, wie bereits vielfach geschehen, zurückzuweisen.

4. Bei dem Satz HAHNEMANNS: die Gesammtheit der Symptome sei die einzige Indikation für das zu wählende Heilmittel, nehmen wir den Ausdruck „Gesammtheit der Symptome" im weitesten Sinne, und verstehen darunter nicht bloß die krankhaften Erscheinungen des Augenblicks, in dem sich ein Krankheitsfall uns darbietet,

sondern sämmtliche pathologische Momente, welche zwischen dem Endpunkte der Gesundheit und dem gegenwärtigen Zustande inneliegen, in ihrer Folge, Dauer und ihrer Uebergängen. Dann erkennen wir diesen oft angegriffenen Satz in dem Sinne für wahr an:

a) daß der homöopathische Heilkünstler sich nicht durch einzelne, sondern durch sämmtliche, mit größter Sorgfalt in allen ihren Nuancen und in allen den von HAHNEMANN zuerst als beachtenswerth erkannten Beziehungen (Aenderung des Gemüthszustandes, Einfluß der Tageszeit, Körperlage u. s. w.) ermittelten krankhaften Erscheinungen bestimmen lassen solle; und

b) daß die Pathologie und Therapie überhaupt nicht in übersinnlichen Vorstellungen, sondern nur in der sinnlich erkennbaren Manifestation der Krankheit ihre Basis suchen solle und könne.

5. Wir sind aber keinesweges gesonnen, uns die, unzählige Male vorgebrachte, Meinung aufdrängen zu lassen, als solle und könne der homöopathische Arzt bei der Wahl des homöopathischen Mittels sich des Denkens und der Beurtheilung der Krankheitsphänomene entschlagen; als bestehe dessen Procedur in Nichts als in der Vergleichung sämmtlicher Symptome irgend eines concreten Falles mit den Symptomen verschiedener Mittel in der reinen Arzneimittellehre; und als halte er ohne Weiteres diejenige Arznei für das in dem gegebenen Falle passendste homöopathische Heilmittel, dessen Symptome nominell und der Zahl nach am meisten mit denen des vorliegenden Falles übereinstimmen. Einem solchen rohen, gedankenlosen Empirismus, den man mit Recht das Grab der Wissenschaft nennen mußte, wollen wir nimmer das Wort reden. Nein, die Wahl des homöopathischen Heilmittels setzt Anderes und Mehreres voraus, als mechanisches Vergleichen von Krankheits- und Arzneisymptomen, durch welches der Idee des homöopathischen Grundprincips so wenig entsprochen wurde, daß wir sogar die erfolgreiche Behandlung von Krankheitsfällen, die auf diesem Wege erlangt wurde, für ziemlich unsicher halten mußten. Wenn sie vorkommen, so finden sie ihre Erklärung in der Erfahrung, daß der Charakter einer natürlichen Krankheit sowohl als einer arzneilichen sich oft in feinen Nuancen der Symptome abspiegelt, daß wir also, wenn wir die Nuancen genau betrachten, auch das dem Charakter der Krankheit entsprechende Mittel auf diese Art bisweilen finden werden.

Das homöopathische Grundprincip sagt nicht: „Arzneien vermögen an Kranken Symptome zu heilen, welche sie bei Gesunden hervorrufen können;" sondern: „Arzneien vermögen Krankheiten zu heilen, welche sie ähnlich bei Gesunden hervorrufen können."[1] Es postulirt somit absolut für das homöopathische Heilmittel nicht *Aehnlichkeit der Symptome*, sondern *Aehnlichkeit der Krankheit;* und die Aehnlichkeit der ersten ist nur das Hülfsmittel zur Erkennung der letztern. Nun müssen einerseits wohl sehr ähnliche Krankheiten sich in sehr ähnlichen Symptomen darstellen; aber anderseits können Symptomengruppen, die der bloßen Sinnenbeurtheilung nach

---

[1] Die Anmerkungen befinden sich auf den Seiten 70–74.

sehr ähnlich erscheinen, der Reflex der verschiedenartigsten Krankheiten sein. Es ist daher für den homöopathischen Arzt höchst wichtig und nothwendig, sich durch alle ihm bei dem Standpunkt des medicinischen Wissens zu Gebote stehenden Mittel, so weit es nur geschehen kann, zu vergewissern, daß zwischen den Symptomen der Krankheit und des zu wählenden Heilmittels nicht bloß eine *äußere,* scheinbare Aehnlichkeit vorhanden sei, sondern die wesentliche, von dem homöopathischen Heilprincip geforderte, *innere* Uebereinstimmung der natürlichen und Arzneikrankheiten in Bezug auf Sitz, Art und Charakter. Es ist daher das erste und vorzüglichste Geschäft des homöopathischen Arztes, die primitiven Erscheinungen der Krankheit von den consensuellen zu trennen, so weit eine erläuterte Pathologie es erlaubt, ohne unsicheren Hypothesen Einfluß zu gestatten. Daher bedarf es, außer der Diagnose der Krankheit, der Kenntniß des Charakters der einzelnen Heilmittel. Die Symptome lassen sich wohl in Registern nachschlagen, aber dieser Charakter dort nicht auffinden, weshalb es eben selbst den erfahrnen Praktikern der ältern Schule gar nicht leicht wird, wenn sie das homöopathische Verfahren versuchen.

6. Es ist ein unbegründeter Vorwurf, daß die Homöopathiker, ihrer Theorie nach, die Symptome für die Krankheit selbst halten. Keinesweges; HAHNEMANN selbst gab zu einer solchen Suggestion nicht Veranlassung.[2]) Es ist eben so unbegründet, daß der Homöopathiker in praktischer Beziehung so handle, als sehe er eine Krankheit für ein bloßes Symptomenaggregat an. Vielmehr erscheint es von größter Wichtigkeit für ihn und von dem größten Einflusse auf die Wahl des anzuwendenden Heilmittels, das verknüpfende Band zwischen den Symptomen und der ihnen zum Grunde liegenden Veränderung im Innern, soweit uns hierüber, unter Ausschluß von Hypothesen, die Berücksichtigung des äußern Ursächlichen, der Individualität des Kranken und der bewährten diagnostischen Kennzeichen Aufschluß geben kann, zu ermitteln.

Im *Organon* (5te Auflage §. 153) heißt es: „Bei Aufsuchung eines homöopathisch specifischen Heilmittels sind die auffallenden, sonderlichen, ungemeinen und eigenheitlichen (charakteristischen) Zeichen und Symptome des Krankheitsfalles vorzüglich und fast einzig fest in's Auge zu fassen; denn vorzüglich diesen müssen sehr ähnliche in der Symptomenreihe der gesuchten Arznei entsprechen, wenn sie die passendste zur Heilung sein soll."

Wenn diese Ausdrücke das Verhältniß der Homöopathik zur gewöhnlichen Diagnostik auch nicht in wünschenswerther Klarheit zeichnen, so beweisen sie doch genügend, daß der homöopathische Arzt die Bedeutung der einzelnen Symptome, ihre Dignität und ihren Causalnexus kennen muß, da er sonst nicht zu beurtheilen im Stande wäre, welche Symptome er ohne Nachtheil unberücksichtigt lassen könne und welche er für den eigenthümlichsten Ausdruck der Krankheit halten solle.

7. Wir haben unter der Veränderung im Innern, dem Ursächlichen des wahrnehmbaren Symptomencomplexes, dem Wesen der Krankheit, welches nach HAHNEMANN der Arzt weder wissen könne, noch zu wissen brauche, nie etwas anderes verstanden, als die rein dynamische Seite des Ursächlichen (die vitale, ideale, die *causa proxima* im strengsten Sinne), aber durchaus nicht die materielle (reale, das organi-

sche Substrat des wahrnehmbaren Symptomencomplexes). Letztere halten wir weder für absolut unerkennbar, noch zu kennen für überflüssig, möchten sie aber in vielen Fällen für nicht mehr als ein wesentliches, nach Außen nicht wahrnehmbares, nur durch Vergleichung vieler Fälle und durch Hülfe der pathologischen Anatomie eruirbares Symptom, aber bei weitem nicht immer für die Ursache der Krankheit halten; z. B. die größere Plasticität des Blutes bei Entzündungen, die leichte Zersetzbarkeit desselben bei Scorbut. Wir erkennen und benutzen vielmehr höchst dankbar, was die bisherige Medicin bei manchen Krankheitsformen in dieser Beziehung Constatirtes darbietet, und wir können nur zum größten Gewinn für beide Schulen wünschen, daß durch größere Fortschritte in der Kenntniß des gesunden und kranken Körpers noch bedeutendere Vollkommenheit erreicht werden möge. Denn es ist dem Homöopathiker bei seinem Verfahren nicht gleichgültig und zu wissen unnöthig, ob der Mensch einen Magen besitze oder nicht[3]); ob der Magen krank sei oder die Lungen; ob er eine Wasseransammlung vor sich habe oder eine *Tympanitis*, einen *Hydrocephalus* oder eine sogenannte Wurmkrankheit. Nur die größte Leidenschaftlichkeit läßt es erklären, wie man, trotz der triftigsten, (im Archive vielfach) hierüber gegebenen Erläuterungen sich solcher Behauptungen als eines Arguments gegen unsre wissenschaftliche Tendenz und gegen unser Verfahren bedienen mochte.

Der Vorwurf, den man dem HAHNEMANNschen System macht, daß es bloß eine Seite des Organismus, die dynamische, berücksichtige, ist nicht ganz ungegründet, indem chemische und mechanische Veränderungen zu wenig beachtet werden, aber der Einfluß auf die Praxis ist weniger nachtheilig, weil die dynamische Seite die prävalirende, die andern beherrschende, und in den meisten Fällen für unsere Kunsthülfe die zugänglichste ist.

8. Wenn man den Vorwurf: „der Homöopathiker stelle es sich nicht als letztes Ziel seines Handelns, die Krankheit selbst zu heben *(tollere causam)*, sondern nur den eben vorhandenen Symptomencomplex", auf den Satz HAHNEMANNS zu gründen versuchte:

„die Gesammtheit der Symptome sei das Einzige, was der Heilkünstler an jedem Krankheitsfalle zu erkennen und durch seine Kunst hinwegzunehmen habe, damit der Kranke geheilt werde"[4]),

so räumt man wohl dem Schein, den die oberflächliche Würdigung dieses Satzes und einiger ähnlicher, in ihrer Einzelnheit, ergeben kann, zu viel ein, da aus dem Zusammenhange deutlich hervorgeht, daß HAHNEMANN gerade zu deduciren beabsichtigte, daß er der That nach *causal* heile, indem die dauerhafte Hebung des gesammten Inbegriffs aller wahrnehmbaren Krankheitserscheinungen nur das Resultat der Hebung ihrer *Causa* sein könne.[5])

Man hat diesen Satz, dem von dem praktischen[6]) Standpunkte aus nichts entgegenzusetzen ist, wirklich gewaltsam zu einem Dissidenzpunkte machen wollen, was er gar nicht sein kann. Die Criterien HAHNEMANNS für die wiederhergestellte Gesundheit (dauerhaftes, vollständiges Verschwinden aller Krankheitserscheinungen) haben gar keine besondere Beziehung zum homöopathischen Heilverfahren; sie sind so anwendbar für Genesene, die von einem Arzte der ältern Schule, oder von einem homöopathischen, oder von gar keinem behandelt wurden. Wie hoch auch unsre Gegner ihre geistige Ueberlegenheit anschlagen mögen, so hätten sie den homöopathischen Aerzten doch so viel Menschenverstand zutrauen dürfen, daß sie die Leute nur für gesund halten, wenn die Krankheitserscheinungen *dauerhaft* verschwunden sind (also die Epileptischen und an Wechselfieber leidenden Kranken nicht außer der Zeit der Anfälle)[7], und daß sie dieselben auch nicht für gesund halten, wenn der vorhandene Symptomencomplex nach einem Heilmittel verschwunden ist, statt dessen aber andere Symptome zum Vorschein kommen; sondern nur, wenn gar kein Symptomencomplex mehr vorhanden ist, wenn Arzt und Kranker kein krankhaftes Zeichen mehr wahrnehmen können, und zwar dauerhaft.

9. Der Versuch, es zu einem Differenzpunkte der beiden ärztlichen Schulen zu machen, daß nur die ältere Causalkuren (die Tilgung der Krankheitserscheinungen mittelst Erforschung und Hebung ihres Ursächlichen) verrichte, die unsrige aber nicht, beruht in vieler Beziehung auf absichtlichem Mißverständnisse, in anderer auf Unkenntniß.

Es ist zuvörderst eine ganz grundlose Beschuldigung, daß die homöopathischen Aerzte bei noch fortwirkender Gelegenheitsursache eines Krankheitszustandes, ohne an deren Berücksichtigung oder Entfernung zu denken, bloß durch eine dem Symptomencomplex angepaßte Arznei die Heilung herbeiführen zu können wähnten und erwarteten.[8] HAHNEMANN selbst hat sich in dieser Beziehung so offen ausgesprochen, daß nicht einmal der Vorwand eines Mißverständnisses zulässig wäre.[9] Wir erklären indeß nochmals, daß jene, die größte Ignoranz voraussetzende, Behauptung falsch ist; daß wir in allen Fällen, wo die *causa remota* noch fortwirkt, wenn deren Entfernung durch Kunsthülfe möglich ist, solche durch die gewöhnlichen Hülfsmittel zu entfernen, eben so sehr für die erste Indication halten, als die Aerzte der ältern Schule.

Eine Causalkur, welche das *Wesen* einer Krankheit zum unmittelbaren Objekte ihres Handelns hätte, da das (im strengsten Sinne genommene) Wesen keiner einzigen Krankheitsform gekannt ist, findet weder bei unsern ärztlichen Gegnern, noch bei uns, eben so wenig bei dem ältern Heilverfahren, als bei dem unsrigen statt. Der Anspruch auf Causalkuren in diesem Sinne kann übrigens um so minder als allgemeiner Differenzpunkt zwischen den beiden Schulen gelten, als viele Anhänger der ältern offenbar derselben Ansicht sind[10], und bloße Hypothesen und Selbsttäuschungen wollen hier nichts sagen. An und für sich wäre zwischen dem Princip der Homöopathik und einer solchen Causalkur keine Inkompatibilität. Vermöchten wir das Wesen der Krankheiten (und der Arzneiwirkungen) zu erkennen, so würden wir noch sicherer homöopathisch heilen können. Nur aus der Ueberzeugung, daß die praktische Heilkunst, um ihrer Bestimmung zu entsprechen, einer objektiven Basis bedürfe, und aus der richtigen Auffassung der Grenze dessen, was wir wissen und wissen können, wenn wir uns keiner Selbsttäuschung hingeben wollen, entspringt der Grundsatz, uns lieber von einem Niederen, aber uns Erreichbaren leiten zu lassen, als von einem Höheren, aber über der menschlichen Einsicht Stehenden.[11] Nur die Gesetze der Erscheinungen, nie aber ihren innern Grund vermögen wir zu erforschen, und wo wir das Wesen erforscht zu haben glauben, finden wir bald bei ferneren Forschungen, daß wir ein Bild unserer Phantasie für Wirklichkeit hielten.

Wie aber die Kenntniß der innern Veränderung, in sofern darunter die reale Krankheitsseite zu verstehen ist, von den Homöopathikern gewürdigt und praktisch berücksichtigt wird, wollen wir unbefangenen Beurtheilern unseres Verfahrens kurz skizzirt darzulegen versuchen.

Wo das Substrat eines Symptomencomplexes erkennbar und von unbestreitbarer Realität ist, wie z. B. die Entzündung eines innern Organs oder dessen Entartung u. dergl. m., ist die Kenntniß desselben eben so wichtig für den Homöopathiker als für den Arzt der ältern Schule, und sie wird von ersterem so sehr als von letzterem benutzt, einzig mit der Verschiedenheit, welche in der Divergenz beider Methoden begründet ist. Die ältere stellt es sich zur höchsten Aufgabe (wir lassen dahin gestellt sein, wie weit dies factisch gelöst wird), die Symptome nur als ein *Mittel* zur Erkenntniß ihres Ursächlichen zu betrachten, und dieses Ursächliche nun zum alleinigen *Indicans* zu nehmen. Die Symptome erhalten hierdurch einen untergeordneten Werth; sie sollen auf die Wahl des Verfahrens keinen unmittelbaren Einfluß erhalten, damit die Kur eben eine causale sei. Anders ist es bei uns, für die jenes erkannte Ursächliche ebenfalls ein *Indicans* ist, das aber die gleichmäßige strengste Beachtung des Symptomencomplexes nicht ausschließt. Wir verlangen, daß dieser gleichfalls und direkt auf unsere Wahl influire. Die Kenntniß des Ursächlichen dient uns dazu, unsere Wahl nur auf solche Heilmittel zu fixiren, die nicht bloß anscheinend, sondern ihrem *Charakter* nach mit dem Krankheitsursächlichen in Aehnlichkeitsbeziehung stehen; für die fernere Bestimmung aber, welche einzelne unter jenen Arzneien zu wählen sei, halten wir uns streng an den Symptomencomplex und glauben hieran um so zweckmäßiger zu handeln, als es mancherlei feinere, nach unserer Kenntniß des menschlichen Organismus nicht auf ihren Grund zurückführbare Nuancen giebt[12]), welche bei dem Verfahren der ältern Schule als nicht wesentlich betrachtet werden, uns indessen in einem andern Lichte erscheinen müssen, weil wir erfahren haben, daß ein dem Hauptcharakter entsprechendes Mittel nur bei gewissen Nuancen gedachter Art hilft, aber bei andern erfolglos angewendet wird: ein Umstand, den unsere Gegner vielleicht deshalb minder würdigen, weil sie übersehen, daß sie mehr mit Methoden gegen die Krankheitsgattung anzukämpfen streben, wir aber mit einem Mittel gegen die Art. Es kann aber nicht streitig sein, daß überall, wo das Substrat eines Krankheitszustandes erkannt werden kann, diese Erkenntniß von wesentlichem Bezuge für das Handeln des Homöopathikers ist, und somit der Begriff einer Causalkur (von dem praktischen Resultate hier abgesehen) bei unserm Verfahren dann eben so real ist, als bei dem älteren.

In manchen Fällen ist das Substrat eines Symptomencomplexes in seiner Gesammtheit, für jetzt wenigstens, unerkennbar, und wir vermögen nur das Ursächliche der einzelnen getrennten Symptomengruppen mehr oder minder vollkommen zu deuten. Die eine beweist z. B. bedeutendes Ergriffensein des Nervensystems, die andere eine große Störung des vegetativen, die dritte das sich besonders aussprechende Leiden einzelner Parthieen des letzten; aber der wirkliche Standpunkt unseres Wissens bietet uns eben so wenig klare, nicht hypothetische, Motive (deren Gegentheil oft eben so plausibel ist), denselben ein bestimmtes Totalsubstrat zu unterlegen, als die eine oder die andere als den Ausdruck der primitiven Affektion zu betrachten. Wir halten uns alsdann an die partiellen Substrate, darüber nicht hinausgehend, und den Symptomencomplex zusammen.

Auch hierdurch wird keine wesentliche Differenz mit der ältern ärztlichen Schule *in Toto* bedingt, weil viele der angesehensten Praktiker von demselben Standpunkte ausgehen, welches weiter auszuführen wir für überflüssig halten.

Wollte man einem solchen Handeln den Namen einer Causalkur nicht gönnen, so könnte dies nur von Seiten solcher Praktiker geschehen, welche z. B. eine *Cholera asiatica stricte* von dem Gesichtspunkte einer Rückenmarksentzündung, einer *febris intermittens perniciosa,* einer primären Blutzersetzung oder irgend einer andern der unzähligen, als Gesammtsubstrat construirten, Meinungen über das Wesen der Cholera behandelten. Diese Aerzte würden ohne Zweifel allen andern, den homöopathischen so gut als denen der ältern Schule, den Vorwurf zu machen das Recht haben, nicht causal zu verfahren, wenn man sich darüber verständigt hätte, daß man auch dann auf die Ausführung einer Causalkur Anspruch habe, da wo nicht eine wahre Kenntniß der erwiesenen causa vorausgesetzt werden kann, sondern daß es hinreiche, eine Hypothese dafür zu halten und zur Basis des Heilverfahrens zu machen. Bis dies geschehen, bitten wir den Vorwurf, daß die Homöopathik nicht causal handle, für die gedachten und viele andere, in dieser Categorie fallenden, Krankheitsformen zu suspendiren.

Wo die Erscheinungen so sind, daß wir die innere Affektion gar nicht zu beurtheilen vermögen, halten wir uns allerdings einzig und streng an den Symptomencomplex. Wo das Substrat zweideutig ist, wo eben so viele Wahrscheinlichkeitsgründe für das eine, als für das andere sprechen, z. B. bei Fällen, wo der eine Praktiker *plethora venosa abdominalis,* der andere nervöses Leiden, der dritte anomale Gicht u. s. w. vor sich zu haben glaubt, halten wir uns ebenfalls vorherrschend an den Symptomencomplex, entsagen jedoch unter solchen Umständen der Speculation in sofern nicht ganz, als wir, wenn auf jenem Wege der Heilzweck nicht erreicht würde, auch die plausiblere Meinung über die Natur des Grundleidens als *Indicans* mit zu Hülfe nehmen.

Wo der Symptomencomplex primäre und secundäre Gruppen darbietet, ist die Aufgabe des homöopathischen Arztes, das Heilmittel zu finden, welches dem Charakter des sich in den ersten ausdrückenden Primärleidens am vollkommensten entspricht. Unter mehreren aber, die ihm gleichpassend scheinen, wählt er unstreitig dasjenige, welches außerdem die wichtigsten Symptome der secundären Gruppe (z. B. schmerzhafte Kopfempfindungen, Schwindel u. s. w. als consensuelle Phänomene einer gastrischen Affektion) deckt, in der Ueberzeugung, daß ein Heilmittel, welches neben dem Primärzustande auch dem consensuellen unmittelbar entspricht, am meisten geeignet sei, den Organismus zu wohlthätiger Reaction zu erregen. Wir können auch nicht glauben, daß dieser Ansicht halber der Vorwurf, nicht causal zu kuriren, auf uns anwendbar sei.

Denjenigen unserer Gegner, welchen es um ein unbefangenes Urtheil zu thun ist, wird es hoffentlich klar sein, daß wir die sinnlichen Wahrnehmungen der Krankheit an sich so wenig, wie sie, als der weiteren Bearbeitung nicht bedürfenden und die Anwendung von Vernunftschlüssen nicht verlangenden Stoff betrachten; daß wir die Entfernung der *causa remota* so gut für das Nothwendigste und Erste halten, als sie; daß wir das Licht, welches die anamnestischen Momente auf die Beurtheilung eines Krankheitszustandes werfen können, so wenig zurückweisen, als sie; daß wir primäre und secundäre Zustände eben so gut würdigen, als sie; daß wir den jetzigen Standpunkt des ärztlichen Wissens so sehr als sie benutzen, uns ein Bild des innern Ursächlichen zu verschaffen. Es muß ihnen dann klar werden, der Unterschied liege nur darin: daß wir uns der Selbsttäuschung nicht hingeben mögen, als reiche das dermalige Maaß unserer Erkenntniß hin, die krankhaften Erscheinungen überall und vollkommen auf ihre *causa* zu reduciren und hiernach zu behandeln; daß wir Vieles für bedeutsam und beachtungswerth halten, wovon wir den organischen Grund nicht kennen, daß wir jedoch nicht aus täglich wechselnden Hypothesen einen Bestimmungsgrund für die anzuwendende Methode entnehmen; daß wir deshalb unsere Ansicht des innern Ursächlichen, das *abstractum* der Symptome, nicht als einziges *Indicans* nehmen (wobei die Symptome nur als *caput mortuum* figuriren sollen), sondern jenes *abstractum* nebst dem Symptomencomplex das gemeinschaftliche *Indicans* ist. Verschiedenheiten, welche, wie bereits angedeutet, zunächst aus der Divergenz der beiden Schulen entspringen, deren eine mit Methoden, die andere mit specifischen, streng der Art angemessenen Mitteln zu heilen beabsichtigt. Die Verschiedenheiten sind aber gar nicht von der Beschaffenheit, um die Anhänger der ältern Schule zu berechtigen, die Erkenntniß und Berücksichtigung der Causalität als Differenzpunkt geltend zu machen, und solche als einen Vorzug ihres Thuns, dem der homöopathischen Aerzte gegenüber, zu vindiciren. – Wollen unsere Gegner aus dem Geständniß, daß wir in denjenigen Fällen, wo das Ursächliche des Symptomencomplexes unerkennbar ist, uns ausschließlich an den letzteren halten, den Schluß ziehen, daß sie mindestens in mehreren Fällen causal verführen, als wir; so möchten wir sie dagegen aufmerksam machen, daß zwischen causal verfahren wollen und factischem Causalhandeln ein großer Unterschied ist, welchen illusorische Erklärungen nicht aufheben; daß den sublimsten Deductionen oft Verordnungen folgen, welche die Einwirkung der Symptome weit deutlicher erblicken lassen, als der eben scharfsinnig durchgeführten Ansicht; daß demselben Heilverfahren, je nach den verschiedenen Ansichten der Heilkünstler, die verschiedenartigsten Gründe, warum es eben helfe, untergelegt werden; und daß der Wunsch, causal zu handeln, die Aerzte der ältern Schule nicht der Nothwendigkeit enthebt, gerade recht bedeutende Krankheitsformen mit Mitteln zu behandeln, die man deshalb empirische nennt, weil sich die Causalbeziehung nicht construiren lassen will, mit denen man jedoch nichts desto weniger recht gute (faktische) Causalkuren verrichtet. Man möchte ferner nicht unberücksichtigt lassen, welche streng causale Beziehung sich in dem Grundsatze der Homöopathik ausspricht, sogenannte örtliche Krankheiten nur durch allgemeine Mittel zu behandeln; krankhafte Sekretionen nur durch Regulirung der abnormen

Thätigkeit der respectiven Organe; und daß wir uns endlich überall wenigstens der einen Seite einer Causalkur, nämlich der Beziehung des Heilmittels zur Krankheit, deutlich bewußt sind.

10. Nichts ist der Wahrheit weniger entsprechend und ungegründeter, als das homöopathische Heilverfahren mit demjenigen in eine Linie stellen zu wollen, welches man im unedlen Sinne *symptomatisch* nennt, und womit man entweder die Bekämpfung eines einzelnen lästigen secundären Symptomes, oder aller durch ungeeignete, der Natur der Krankheit nicht gemäße, oder gar nachtheilige Mittel bezeichnet. Das Kämpfen gegen einzelne Symptome steht in dem offensten Widerspruche mit dem Fundamentalsatze: „die *Gesammtheit der Symptome* (also nicht einzelne) sollte die einzige Indication sein".[13]) Die Suppression der Symptome würde dem Homöopathiker bei den kleinen Gaben, die er anwendet, und deren Wirksamkeit nur in ihrer specifischen Beziehung zu dem Falle beruht, nicht so leicht werden, als dem Arzt der ältern Schule, welcher hierzu viel sicherere Hülfsmittel hat. Geschähe dies dennoch in einem einzelnen Falle (wir wollen dies offen nicht für ganz unmöglich erklären), so würde es nicht die Folge eines roh empirischen Angriffs auf die Symptome, einer absichtlichen Nichtberücksichtigung der Natur der Krankheit sein, sondern eines zufälligen Verkennens, oder unseres Unvermögens, sie zu ermitteln. Unsere ärztlichen Gegner werden wohl kaum der Ansicht sein, daß ihnen das Eine oder das Andere nicht auch begegnen könne. Wir würden indeß gar nichts dagegen einwenden, wenn man, des größern Werthes halber, den wir auf die Symptome *in praxi* legen, unser Verfahren symptomatisch nennte; nur können und dürfen wir nicht zugestehen, daß man einer solchen Qualification die eines causalen oder rationellen Handelns, als das Differenz-Verhältniß der beiden Schulen ausdrückend, entgegensetze.

11. Wir können unsern Kritikern nicht verwehren, zu glauben oder zu behaupten, einem homöopathischen Arzte sei der Schatz ihrer Kenntnisse etwas ganz Entbehrliches. Wir wollen dem Gesagten nur hinzufügen, daß die Wahl des homöopathischen Heilmittels kein bloßes Exempel, kein bloß Gedächtniß oder Register erforderndes, mechanisches Verfahren sei, sondern daß sie die umsichtigste Beurtheilung der Symptome verlangt und die Kenntniß sämmtlicher medicinischer Doctrinen voraussetzt: eine Kenntniß, welche dem Homöopathiker in mancherlei Fällen noch viel nöthiger erscheinen muß, als dem Arzt der ältern Schule. Wir weisen somit auf das Entschiedenste den grundlosen Vorwurf zurück, daß der homöopathische Arzt der Kenntniß der Anatomie, Physiologie, Aetiologie, Nosologie, pathologischen und vergleichenden Anatomie bei seinem Verfahren entbehren könne, und erklären vielmehr wiederholt, daß die Kenntiß des Constatirten in allen jenen Doctrinen für ihn ganz unentbehrlich sei. Der Streit der beiden Schulen liegt in der *Materia medica* und *Therapie* und gar nicht in einer differenzirenden Ansicht über den Werth der eben angeführten Doctrinen. Wir halten Männer, welche, ohne die ärztliche Bildung zu besitzen, homöopathisch zu heilen unternehmen, nicht für Aerzte, sondern für Dilettanten, wie sie das ältere Verfahren auch aufzuweisen hat, die wir nicht vertreten können, und wir würden Aerzte, welche an die Entbehrlichkeit jener Doctrinen

glaubten, für eine andere Schule als die unsrige bildend, betrachten. Wir können und wollen ihr Verdienst nicht theilen, aber die gegen sie gerichteten Anfechtungen auch nicht auf uns beziehen.

12. Man sollte bei der Beurtheilung des HAHNEMANNschen Werks über die *chronischen Krankheiten* nicht außer Acht lassen, daß das Grundmotiv derselben, die Behauptung, daß eine verhältnißmäßig nur zu große Anzahl chronischer Krankheiten der vollkommenen Heilung widerstehen, leider wahr ist. Es fehlt nicht an häufigen bedeutenden Besserungen der schlimmsten Formen; aber nicht minder häufig ist es, daß nicht eine oder die andere kleine Beschwerde zurückbliebe, oder wieder auftauche. Diese wird von dem Kranken zwar ertragen, muß aber den Arzt doch überzeugen, daß die frühere Gesundheit nicht gänzlich wiederhergestellt sei. Wie bekannt, gehen HAHNEMANNS Schlußfolgerungen, die ihn bis zur Theorie der *Psora* bringen, ursprünglich von der Beobachtung aus: daß einzelne, vollkommen beseitigte Uebel nach mehrjährigem trefflichen Befinden eines Individuums ohne besondere, oder doch nur auf geringfügige Veranlassung wiederkehren und sich alsdann weit hartnäckiger beweisen; und daß oft Kranke, von einer Leidensform befreit, nach einem größern oder geringern Zeitraum guten Befindens, successive von einer Reihe wechselnder Krankheitsformen befallen werden, welche bei genauer Beobachtung doch nur als Metaschematismen eines einzigen, anscheinend getilgt gewesenen Grundleidens angesehen werden können. – Diese Prämissen sind so erfahrungsgemäß, daß der Wunsch, solche Umstände, deren Bedeutsamkeit in pathologischer und therapeutischer Beziehung keinem Zweifel unterliegen kann, zu erhellen, keiner Rechtfertigung bedarf. Von diesem Gesichtspunkt aus betrachtet, sollte das Streben HAHNEMANNS, wenn auch die von ihm versuchte Lösung als nicht geglückt betrachtet werden dürfte, weniger Spott und mehr Anerkennung finden. Viele Erfahrungen sprechen übrigens für die Richtigkeit der (schon früher von AUTENRIETH ausgesprochenen) Behauptung, daß *Scabies* in der That nicht so selten der übersehene Grund vieler spätern bedeutenden Uebel sei. Indeß kann es keinem, nur einigermaaßen mit der homöopathischen Literatur Vertrauten unbekannt sein, daß die Idee HAHNEMANNS, die ungeheure Mehrzahl aller chronischen Krankheiten aus wirklich überstandener Krätze abzuleiten, von den homöopathischen Aerzten selbst die größte Anfechtung erlitten hat, und daß wir eben so wenig mit seiner Eintheilung der chronischen Krankheiten in uneigentliche und eigentliche (als welche HAHNEMANN ausschließlich die aus *Scabies, Syphilis* und *Sycosis* entstandenen ansehen will) und der Arzneimittel in antipsorische und nichtantipsorische einverstanden sind. Wenn die Psoratheorie zu keinem eigentlichen Schisma führte, so ist der Grund hiervon, weil sie auf die Praxis fast ohne Einfluß war. Ein anderes wäre es gewesen, wenn HAHNEMANN seine Meinung so weit getrieben hätte, die verschiedenartigsten Uebel, die er für psorische Formen hält, ohne Rücksicht ihrer Verschiedenheit, durch Ein oder wenige Arzneimittel, die eine allgemeine Heilkraft gegen die Psora besäßen, in welcher Gestalt sie auch auftrete, heilen zu wollen. Da er jedoch eine große Zahl sogenannter antipsorischer Heilmittel statuirt, deren besondere Wahl streng durch die Eigenthümlichkeit des Falls und nach dem Grundsatze: *similia similibus* bestimmt

werden soll, so daß z. B. andere *Antipsorica* für Gicht als für *Phthisis* oder für Blutungen paßten, wurde es in praktischer Beziehung ohne alle Consequenz, ob man die erwähnten Krankheiten, wie HAHNEMANN, für Formen von Psora hielt, oder nicht.

13. Unsere Gegner würden ferner mit der homöopathischen Literatur sehr unbekannt sein, wenn sie glaubten, daß die homöopathischen Aerzte für die Unvollkommenheiten der bisherigen Resultate von *Arzneiprüfungen an Gesunden,* der reinen Arzneimittellehre HAHNEMANNS und aller ähnlicher Symptomenverzeichnisse geprüfter Arzneien blind sind. Wir wissen sehr wohl, daß Irrthümer hier mit unterlaufen können und müssen, und sind darum weit entfernt, jedes Symptom unbedingt der Arznei zuzuschreiben, welche eben geprüft worden ist. Wir übersehen nicht, daß man sich über die Gesundheit der Versuchsperson getäuscht haben kann, daß das Symptom leicht einem zufälligen Einflusse, einem Unwohlsein aus andern Ursachen, der besondern Individualität, auch der Einbildungskraft des Prüfenden seinen Ursprung verdanken kann. Deßhalb nehmen wir auch die pathologischen Erscheinungen, welche sich nach einer Arzneiprüfung geäußert haben, nur als Andeutungen, diese Arznei bei ähnlichen spontanen Krankheitserscheinungen zu versuchen, und nur wenn die Tilgung dieser das gleichmäßige Resultat wiederholter Versuche ist, treten jene Andeutungen in den Rang von Anzeigen für den ferneren *usus in morbis.*

Wir verkennen übrigens die Mängel der von HAHNEMANN gewählten Anordnung der Symptome auch nicht. Das Durcheinanderreihen der Symptome aller Versuchspersonen ohne alle Angabe, welche Dosen angewendet worden, welche Symptome sich zuerst geäußert, in welcher Gruppirung und Folge sie bei dem Einen oder Andern zum Vorschein gekommen sind, und die geringe Beachtung der objectiven Symptome läßt weder das zuerst afficirte Organ, noch die genetische Beziehung vieler einzelner Symptome, noch, was das Wichtigste ist, den Character, die Totalwirkung des Mittels anschaulich werden, so daß es als ein Glücksfund betrachtet werden muß, wenn ein lediglich auf diese Symptomenverzeichnisse Verwiesener zufällig das richtige Mittel träfe[14]). Darum können uns jedoch die theoretischen Gründe mancher unserer Gegner nicht bestimmen, die Nützlichkeit der Prüfungen an Gesunden überhaupt und die bisher erlangten Ergebnisse insbesondere zu bezweifeln. Wir wollen die Homöopathik ihres Bodens nicht berauben; der Tadel, der die bisherigen Prüfungen trifft, ist für uns nur ein Grund, bei ferneren die erkannten und zugegebenen Mängel möglichst zu vermeiden. In unserer Erfahrung, wie viel des praktisch Brauchbaren schon in dem bisher Geleisteten, wie unvollkommen es auch sei, liegt, und wie viel wir damit ausrichten können, finden wir das stärkste Motiv, auf dem eingeschlagenen Wege zu beharren und die Ansicht festzuhalten, daß man durch zahlreiche Prüfungen an Personen jeden Alters und Geschlechts, und das controlirende Experiment an Kranken allmälig bis zu einer sich der Gewißheit sehr annähernden Kenntniß des Richtigen und Constanten jedes einzelnen Symptomes werde gelangen können. Das Streben der Homöopathiker, die Symptomenverzeichnisse von irrigen, unwesentlichen Symptomen zu reinigen, und zu einem Codex der reinen, unzweifelhaften, praktisch brauchbaren Wirkungen der einzelnen Arzneimittel, der eigentlichen homöopathischen *materia medica* (zu welcher die ungesichteten

Symptomenverzeichnisse nur in dem Verhältniß des Materials stehen) zu erheben, ist, wie wir unsere Gegner versichern können, gar nicht erfolglos geblieben, wiewohl wir uns gern bescheiden, daß es immer nur Anfänge sind. Aber unsere Kritiker haben die Maxime, an Alles, was der Homöopathik anheim fällt, und so auch an unsere Arzneimittellehre, einen idealen Maaßstab anzulegen. Von ihrer Seite wäre es aber billiger und gerechter, deren Werth durch Vergleichung mit dem, was die Arzneimittellehre der ältern Schule an Gewissem und Vorausgesetztem giebt, zu bestimmen, und diesen Maaßstab scheuen wir ganz und gar nicht.

14. Wir stellen keinesweges in Abrede, daß man in sehr vielen Fällen auch mittelst der usuellen Präparate der ältern Schule und nicht ganz kleiner Dosen homöopathisch heilen könne, da HAHNEMANN selbst ursprünglich mit solchen glücklich agirte, und eben dadurch weiter geführt wurde, und wir die ältere Schule oft mit demselben Mittel heilen sehen, dessen auch wir uns in demselben Falle mit gleichem Erfolg in kleinen Gaben bedienen[15]). Aber bei heftigen, schnell verlaufenden, lebensgefährlichen Zuständen würde das homöopathische Heilprincip ohne sehr verkleinerte Gaben gar nicht anwendbar sein. Größere könnten eine positive Steigerung der Krankheit, selbst den Tod zur Folge haben, und im günstigsten Falle müßte man gefaßt sein, der Besserung eine nicht kurze, stürmische, den Heilzweck auf keine Weise fördernde und dem Kranken sehr peinliche Aufregung vorhergehen zu sehen. HAHNEMANN ersann, weil er dies erfuhr, in den *Verdünnungen* ein so einfaches als zweckmäßiges Mittel, dem praktischen Bedürfnisse größerer Verkleinerung abzuhelfen, und gerieth hierbei auf die Entdeckung des merkwürdigen Facti, daß selbst weit getriebene Verdünnungen eine Wirksamkeit zeigten, die man nicht hatte ahnen können, und wir müssen erklären, daß die homöopathischen Aerzte ohne Ausnahme die Richtigkeit seiner Beobachtung anerkennen. Unsere tägliche Erfahrung spricht mächtiger für uns, als der Spott und die theoretischen Zweifel gegen eine Sache, deren Unwahrscheinlichkeit wir gar nicht leugnen, die sie aber mit manchen Erscheinungen gemein hat, die dennoch von Niemand bezweifelt werden. Es war natürlich, daß HAHNEMANN nicht bei der Thatsache stehen blieb, und den Grund derselben zu finden und zu erklären versuchte, was wesentlich in folgender Art geschah:

1. Daß Krankheit allemal die natürliche Empfänglichkeit des äußern Organismus für die äußeren Reize abändere, so daß er für Agentien, welche dem Krankheitsreize analog wirken, viel empfänglicher wird, für heterogene dagegen unempfindlicher. Vernunftgründe und unsere Beobachtungen sprechen für diesen Satz, den wir als vollkommen wahr erkennen.

2. Daß der Effect einer Arzneigabe überhaupt nicht in dem Verhältniß stärker sei, als sie eine andere an materieller Größe übertrifft (8 Tropfen eines Arzneistoffs wirkten nicht viermal so viel als 2 Tropfen), und daß höhere Verdünnungen nicht im Verhältniß der arithmetischen Progression schwächer wirken, als niedere.

3. Daß bei sehr hohen Verdünnungen nur noch in den am meisten ergriffenen Theilen Empfindlichkeit für dieselben vorhanden sei, gerade deshalb aber, weil andere Theile nicht durch sie afficirt würden, eine solche Gabe keine die Wirkung des Mittels zerstreuende Thätigkeit hervorrufe, und die Lebenskraft dieselbe um so

ruhiger auf sich wirken lassen müsse – eine Erklärung, die wir nicht als Glaubenssatz betrachten, welche aber Manches für sich hat. Wenn HAHNEMANN hierbei von „Vergeistigung" des Arzneistoffs sprach – zugleich um ihre rein dynamische Wirkung als Gegensatz der chemischen, von der bei so hoher Verdünnung nicht die Rede sein konnte, zu bezeichnen –, so ist dieser Ausdruck gewiß nicht passend, doch sollte man berücksichtigen, daß es nicht leicht ist, eine treffende Bezeichnung für eine Sache zu finden, für die man bisher gar kein Analogon wußte.

Evident ist es, daß HAHNEMANN in den Verdünnungen ursprünglich bloß Verkleinerungen der Arzneikraft sah, daß er ihnen nur eine bedingte, von der vorhandenen Krankheit und dem analog pathischen Wirkungsvermögen des in der Verdünnung enthaltenen Arzneistoffs abhängige Kraft, den Organismus zu afficiren, zuschrieb, und daher nach Maaßgabe des Falles eine höhere oder niedere Verdünnung oder auch den Urstoff selbst anzuwenden lehrte. Diese Ansicht war die von allen Homöopathikern angenommene. Wenn sie aber in späterer Zeit bei HAHNEMANN selbst einer andern weichen mußte, welche die Arzneiverdünnungen als absolute Krafterhöhung[16]) betrachtet wissen wollte, und ihnen ein unbedingtes Vermögen zutraute, den gesunden wie den Kranken Organismus zu afficiren, so können wir diesen Ideen auf keine Weise beistimmen, und erklären uns um so bestimmter dagegen, als man aus ihnen praktische Regeln abzuleiten versuchte, die wir für ganz verwerflich halten. Als solche haben wir zu bezeichnen:

1. Die Behauptung, „daß die 30ste Verdünnung die in allen Fällen passendste und genügende Gabe sei." – Wir erklären dagegen, daß die Lehre einer überall passenden Normalgabe mit Theorie und Erfahrung unverträglich sei, daß die 30ste Verdünnung oft viel zu schwach ist, daß bloß der (unendlich verschiedene) Zustand der Receptivität des einzelnen Kranken den Arzt leiten könne und solle, die 30ste oder eine andere Verdünnung oder die unverdünnte Arznei selbst anzuwenden.

2. Die Lehre, „die Prüfung an Gesunden mit hohen Verdünnungen vorzunehmen." Ohne gerade bestreiten zu wollen, daß nicht einzelne Individuen von besonders großer Reizbarkeit, auch ohne krank zu sein, von solchen afficirt worden seien und werden, können wir doch eine solche vereinzelte Beobachtung nur als seltene Ausnahme betrachten, keinesweges aber als die Regel, so wenig als wir von einer Rose allgemein die Erregung einer Ohnmacht erwarten würden, weil sie dies bei einzelnen Menschen thut. Wir erkennen daher nur solchen Prüfungen einen bestimmten Werth zu, welche mit größeren Gaben, so wie es ursprünglich geschehen ist, vorgenommen werden. Zu Prüfungen an Gesunden mit hohen Verdünnungen haben wir kein Vertrauen, und halten die etwa zum Vorschein kommenden Symptome für wenig zuverlässig. Deshalb verwahren wir uns gegen alle Folgerungen auf Unwirksamkeit der homöopathisch angewendeten Verdünnungen oder die Unzuverlässigkeit unserer Arzneimittellehre, welche auf die Resultate solcher Versuche gegründet werden sollen.

Manche Homöopathiker glauben, die bekannte Erfahrung, daß Arzneistoffe in feiner Vertheilung viel kräftiger wirken, sei – nebst den oben angeführten Momenten – hinreichend zum Begreifen der Wirksamkeit der Verdünnungen. Andere finden diesen Grund allein nicht genügend, um die Wirkung so hoher Verdünnungen zu erklären, und haben die Idee, daß die arzneiliche Kraft der bis in ihre Atome zertheilten Arzneistoffe mittelst des Schüttelns gleichsam wie durch Infection auf indifferente Vehikel, jedoch in successiv abnehmender Stärke, übertragen werden könne.

Wir bekennen gern, daß, trotz allem diesem und dem früher Gesagten, eine vollkommene Erklärung des Verdünnungsprozesses und der Wirksamkeit weit getriebener Verdünnungen ein Desiderat ist, welches uns noch lange Zeit beschäftigen kann, ehe wir einzelne Kritiker zufrieden zu stellen vermögen, welche überzeugendere theoretische Gründe verlangen, um an die Wirksamkeit der Verdünnungen glauben zu können. Diese Herren mögen erwägen, daß die Sache auf faktischem Wege viel leichter lösbar sei, und daß unsere Erklärungen der Entdeckung der Wirksamkeit der Verdünnungen und ihrer Einführung in die homöopathische Praxis nicht vorausgingen, sondern nachfolgten; daß sie nur die nothwendige Consequenz des Geistesbedürfnisses waren, den Grund eines außerordentlichen Phänomens zu enträthseln, oder wenigstens durch Anknüpfung an schon gekannte Erscheinungen näher zu rücken. Vielleicht würden wir der Anforderung so strenger Kritiker leichter genügen können, wenn sie uns mit dem Beispiel vorausgehen und uns beweisen wollten, daß 5 Grane *tartarus emeticus* Erbrechen erregen müssen.

Wir müssen übrigens bedauern, daß diese Herren sich nicht begnügen, *unsere* Ansichten zum Gegenstand ihrer Prüfung und Widerlegung zu machen, sondern daß sie, namentlich in Beziehung auf die Verdünnungen, den Homöopathikern die ungegründetsten und absurdesten Meinungen zuschreiben, welche allerdings eben so leicht zu erfinden, als bequem zu widerlegen sind.

So machen wir sie wiederholt darauf aufmerksam, daß sie den Begriff eines homöopathischen Mittels so oft falsch nehmen, indem sie denselben ausschließlich auf die homöopathischen Verdünnungen, oder wenigstens auf ungewöhnlich kleine Gaben übertragen. Dieser Begriff ist aber irrig, denn die Bestimmung, ob ein Heilmittel homöopathisch sei, ist weder von der Gabe, noch von der Form, sondern *einzig von dessen Verhältniß zur Krankheit* herzunehmen. Jedes Heilmittel ist homöopathisch, sobald es in der von dem Grundprincip der Homöopathik ausgesprochenen Aehnlichkeitsbeziehung zu der Krankheit steht, gegen welche es als Hülfsmittel dienen soll, es werde nun in der 30sten Verdünnung oder gar nicht verdünnt zu Granen, Skrupeln und mehr angewandt, und in welcher Form es auch immer geschehe. Eine größere Dosis wäre nur gegen den Technicismus HAHNEMANNS, aber auf das Princip hat dies keinen Einfluß. Dies ist zu constant, als daß darüber zu streiten wäre, und es bleibt ja unsern Gegnern immer das Recht, diejenigen ihrer Heilungen, welche wir für homöopathisch halten, auf andere Weise zu erklären, und das homöopathische Verhältniß des Heilmittels in den fraglichen Fällen zu negiren.

Wir müssen ferner rügen, daß unsere Kritiker die Beschränkung unserer Annahme von Wirksamkeit der Verdünnungen auf Zustände, bei denen zwischen der Krankheit und der Wirkung des Mittels die homöopathische Aehnlichkeitsbeziehung Statt findet, häufig entweder nicht fassen oder absichtlich nicht beachten; und wir wollen deshalb unsere Ansicht nochmals darstellen.

Das entzündete Auge wird von dem gewohnten Tageslicht unangenehm berührt und verschlimmert, das entzündete Ohr von mäßigem Geräusche; aber der Knall eines Gewehrs afficirt das entzündete Auge nicht, und das blendendste Licht macht an sich auf das entzündete Ohr keine Wirkung. Uebertragen wir diese Ansicht nun auf Medicamente, so glauben wir z. B. wohl, daß die 2te, 3te Verdünnung von *Ipecacuanha* bei einem mit Brechübelkeit Kämpfenden wirksam sei, auch wohl Brechen hervorrufen könne, aber nur deshalb, weil durch das hier vorhandene Leiden die Empfänglichkeit für die Wirksamkeit der *Ipecacuanha* gesteigert wird. Es fällt uns aber nicht ein, diese 2te oder 3te Verdünnung von *Ipecacuanha* für wirksam bei Jedermann zu halten, und wo eine solche durch die Krankheit erhöhte Receptivität für die Wirkung der *Ipecacuanha* nicht vorhanden wäre.[17]) Deshalb können wir auch keinen Werth auf den Beweis gegen die Wirksamkeit der homöopathischen Verdünnungen legen, welchen die Gegner in dem Vorhandensein von Arzneipartikeln in der Atmosphäre, in Speisen und Getränken zu finden glaubten, weil, um von solchen *Minimis* afficirt zu werden, der Organismus sich in einer speciell für sie gesteigerten Empfindlichkeit befinden muß. Wenn manche Kritiker uns gar die Thorheit zuschreiben, als hätten wir die Idee, mittelst unserer Verdünnungen die Methode des älteren Heilverfahrens auszuführen, z. B. statt eines Brechmittels die 3te Verdünnung von *Tartarus stibiatus* zu geben, oder mit der 3ten Verdünnung von *Jalappa* zu purgiren, so ist dies nicht zu entschuldigende Unkenntniß oder absichtliche Verdrehung, denn der Homöopathiker wendet die Verdünnungen dieser Mittel natürlich nur an, um die für dieselben geeignete Uebelkeit oder Diarrhöe zu heben, nicht aber, um sie zu erregen, wozu natürlich eine andere Form und Gabe erfordert wird.

15. An und für sich ist der Grundsatz, ein Mittel, so lange die Heilung merklich fortschreitet, ganz ungestört zu lassen, verständig und zweckmäßig; der Versuch aber, die Zahl der Tage voraus zu bestimmen, verstößt zu sehr gegen die tägliche Erfahrung, die uns zeigt, wie die Wirkungsdauer eines Mittels von dessen Natur, der Größe der Gabe, der vorhandenen Krankheit und der Individualität des Kranken abhängt, als daß HAHNEMANN dies nicht selbst hätte anerkennen müssen, wie er denn auch seine frühere Meinung, daß die Wiederholung desselben meist nachtheilig sei, zurückgenommen hat. Wie sehr übrigens auch der Gedanke einer vieltägigen Wirkungsdauer einer kleinen Gabe unseren gewohnten theoretischen Vorstellungen widerstrebt, und wie lächerlich es unsern Gegnern auch erscheint, so läßt sich der Sache doch ein anderer Gesichtspunkt abgewinnen, wenn man sich unter der Action eines Medicaments nicht allemal ein stetiges, fortdauerndes Wirken desselben denkt, sondern nur das längere Beharren der Lebensthätigkeit in dem ihr durch das Mittel gegebenen Impulse zur Wiederherstellung der Gesundheit, als dessen Effect betrachtet – eine Vorstellungsart, die auch HAHNEMANN in der That vor längerer Zeit angenommen hat.

16. Wir können ein gänzlich herabwürdigendes Urtheil über jedes andere Verfahren, was nicht das unsrige ist, nicht als Consequenz der Anhänglichkeit an das letztere betrachten, noch theilen. Alle Heilkunst ist so weit von der Vollkommenheit entfernt, daß keine Schule das Recht hat, sehr wegwerfend auf die andere zu sehen.

Wir erkennen das ältere Verfahren als Kunststufe an, wenn auch unserer Ueberzeugung nach, als eine noch unvollkommnere, als die unsrige, übrigens nicht glaubend, einzelne Hülfsmittel des älteren Verfahrens ganz entbehren zu können. Wir wollen namentlich in Bezug auf *Blutentleerungen* nicht behaupten, daß dieselben unter *allen* Umständen zu umgehen seien. Sie können nöthig werden bei Fällen enormer Blutüberfüllung der Centralorgane, wo Zerreißung, Gangrän oder Paralyse schnell eintreten könnte, und zu fürchten wäre, daß ein inneres Mittel im Verhältniß der dringenden Gefahr nicht schnell genug wirken oder auch wohl bei der großen Hemmung der Thätigkeit eines Centralorgans unwirksam bleiben möchte. Wir werden indeß nicht zugeben, daß man es als einen Widerspruch der Homöopathik mit sich selbst beurtheile, wenn sie unter extremen Umständen jenes Hülfsmittel nicht zurückweist, welches sie, trotz des großen Nutzens, den es hier zeigt, doch nur als Palliativ betrachten kann, da es nicht den Krankheitsgrund beseitigt, sondern nur momentan eine gefahrdrohende Wirkung desselben[18]). Auch bemerken wir zur Vermeidung von Mißverständnissen, daß wir die Unentbehrlichkeit von Blutentziehungen in einem concreten Falle, welcher nach dem älteren Verfahren behandelt wird, auf keine Weise als Maaßstab für gleiche Unentbehrlichkeit derselben, wenn dieser Fall homöopathisch behandelt wird, erkennen, da wir aus Erfahrung wissen, wie weit die Wirksamkeit der specifischen Mittel auch gegen Entzündungsformen geht.

17. HAHNEMANN läugnet zwar die *Naturheilkraft* nicht, aber er schildert ihr Wirken als überall nicht nachahmungswerth und selten ausreichend. Diese Meinung HAHNEMANNS ist, wie Jeder wissen muß, von den meisten Homöopathikern nie getheilt worden. Unsere Gegner wollen, um zu beweisen, daß sie die Naturheilkraft höher achteten, als wir, als ihnen eigenthümliche Meinung geltend machen: es sei immer die Natur, welche heile, aber nicht das Mittel; allein ganz dasselbe glauben auch wir. Der Streit hat in der That kein wirkliches Objekt. Hielten die Aerzte der älteren Schule die Naturheilkraft für ausreichend, so würden sie eine Heilkunst nicht für nöthig halten, und wie sie mit der angeblich höheren Schätzung der Naturheilkraft die Beschuldigung vereinigen wollen, daß die Homöopathik durch Unterlassungssünden den Tod herbeiführen könne, müssen wir ihnen überlassen.

18. Wir protestiren gegen die Beweiskraft etwaiger Behauptungen, daß zwischen den hier aufgestellten Sätzen und den von HAHNEMANN im *Organon* und den chronischen Krankheiten vorgetragenen Lehren eine Differenz Statt finde. Es kann gar nicht in Betracht kommen, ob diese Differenz bloß auf Mißverständnissen beruhe, oder in der That existire. Jeder hat das Recht, die Würdigung der Lehre, welche er vertheidigt, nach ihrem gegenwärtigen Standpunkte zu verlangen. Was würden unsere Gegner sagen, wenn wir bei einer Beurtheilung des älteren ärztlichen Verfahrens thun wollten, als behandelten sämmtliche Aerzte nach BROWN'schen Grundsätzen? Wer sich mit der Literatur der Homöopathik näher vertraut machen will, wird zugeben müssen, daß die Schriften HAHNEMANNS dermalen nicht mehr als Ausdruck des Standpunktes der Homöopathik gelten können, weder in theoretischer noch praktischer Beziehung. Wie groß auch unsere Verehrung für sein Genie und für das Wesentliche des von ihm erfundenen Heilverfahrens ist, so sind wir unserer Ueber-

zeugung doch eben so wenig vor der Autorität des Stifters der Homöopathik, als vor den theoretischen Zweifeln und dem Spotte der Gegner zu beugen gesonnen. Unser eifrigstes Bestreben geht vielmehr dahin, das Grundprincip: *similia similibus,* von dessen Wahrhaftigkeit wir überzeugt sind, so wie die ächt wissenschaftlichen Elemente der Homöopathik, den Grundsatz der Anwendung eines einzigen Mittels, welche allein zu einer wahren Kenntniß von dessen Nutzen und Sphäre führen kann; das Princip, die Kenntniß der arzneilichen Hülfsmittel mittelst der Prüfung an Gesunden, statt des Zufalls, zu bereichern und ihr eine rationelle Basis zu geben, und einige andere, durch Erfahrung bewährte praktische Regeln, von Allem zu sondern, was bloß zur Begründung gewisser Theorien und Annahmen, die mit jenen Fundamenten der Homöopathik in gar keiner nothwendigen Verbindung stehen, beigegeben worden ist und welches auf die Homöopathik einen Schein der Unwissenschaftlichkeit fallen ließ, der nicht in ihrem Wesen liegt, und bei welcher sie weder die Achtung der Aerzte erlangen, noch praktisches Gedeihen haben könnte.

Dieser Standpunkt spricht sich in der Richtung, welche die homöopathische Literatur verfolgt, zu deutlich aus, als daß dessen Nichtbeachtung von Seiten eines Kritikers von uns nicht als der deutlichste Beweis von Unkunde des Gegenstandes, den man beurtheilen will, oder von übeln Willen betrachtet werden müßte. Es ist eben traurig, daß nach Jahre langem Streiten die Discussion noch nicht einmal so weit vorgerückt ist, daß man sich nur verständigt hätte, worüber eigentlich zu streiten ist. Manche Kritiker beachteten, wie bereits angedeutet worden, unbilligerweise nicht, daß viele übertreibende und exclusive Urtheile des *Organons* von vielen Homöopathikern nicht gebilligt, sondern von ihnen selbst berichtet worden sind. Noch schlimmer aber war es, daß eine so große Zahl von Kritikern sich erlaubte, den homöopathischen Aerzten die unsinnigsten und lächerlichsten, allem Menschenverstand widersprechenden Ansichten, Behauptungen und praktischen Grundsätze unterzulegen, und, wie oft auch diese absurden Ideen auf das Bestimmteste zurückgewiesen und widerlegt worden sind, nichts destoweniger hartnäckig darauf beharrten, sie immer wieder vorzubringen, wovon wir oben einige Proben gaben. Besonders dieser letzte Umstand hat den Kämpfen beider Schulen eine sehr unglückliche Richtung gegeben, eine Gehässigkeit des Ausdrucks, eine Leidenschaftlichkeit der Urtheile, ein Einmischen von Persönlichkeiten, kurz einen Ton in die Diskussion für und wider gebracht, welcher der Wahrheit nicht förderlich sein und das Ansehn der Aerzte und der Heilkunst unter den Laien nur herabsetzen konnte. Gegenwärtige Sätze haben den Zweck, mit unbefangenen Gegnern über die wirklichen und wesentlichen Differenzpunkte[19]) zwischen den beiden ärztlichen Schulen in's Klare zu kommen, damit man endlich einmal über das und nur darüber streite, was in der That Objekt des Streites ist. Sie sollen zugleich unsererseits ein Versuch sein, ob es möglich sei, dem Kampfe hierdurch einen würdigern Charakter zu verschaffen.

Wir wollen übrigens unsere Ueberzeugung nicht verbergen, daß wir von allem theoretischen Streiten für und wider kein besonderes Resultat erwarten. Unsere Gegner werden uns nicht *a priori* beweisen können, daß man durch das homöopathische Heilprincip nicht heilen könne, wenigstens nicht diese oder jene Krankheit, und das Gegentheil können wir ihnen nicht *a priori* erweisen. Ueber das Nützliche der Arzneiprüfungen und unseres Grundsatzes, nur Ein Mittel zu geben, möchte bis zu einem gewissen Grade eine Verständigung möglich sein, aber der praktische Gehalt der Sache wird durch theoretische Gründe nicht ermittelt werden können. Ferner wird sich als der wichtigste und zuvörderst zu erledigende Hauptpunkt des Streites die Frage voranstellen: sind die Verdünnungen wirksam oder nicht? eine Frage, welche ebenfalls die Theorie nicht lösen kann, die Praxis aber wegen äußerer Umstände nicht leicht lösen wird.

Es giebt äußerst wenige Krankheitsformen, von denen sich mit Bestimmtheit sagen ließe, daß zu ihrer Heilung die Hülfe der Kunst unumgänglich erforderlich sei. Hieraus folgt, daß unser Urtheil über die Nützlichkeit eines Heilverfahrens größtentheils einen subjectiven Charakter haben muß und der Antheil, den wir dem Handeln des Arztes an dem glücklichen Ausgange einer Krankheit zuschreiben, beruht meist auf der Ansicht, daß diese Krankheit nach unserem Eingreifen einen mildern oder kürzern Verlauf gemacht habe, als sie nach unserer Kenntniß, sich selbst überlassen, gemacht haben würde. Daß wir jenen, unserer Meinung nach günstig abgeänderten Gang der Krankheit schon oft als Folge desselben Verfahrens, welches wir anwandten, beobachtet haben und daß wir bei unserer Hülfe eine größere Zahl der bedeutender Erkrankten genesen sahen, als unserer Erfahrung nach die Natur heilt. Dies sind die Criterien, auf welche jede ärztliche Schule die Ueberzeugung von dem Werthe und Nutzen ihrer Heilmittel gründen muß, und auf sie gründen auch wir die Ueberzeugung von der Wirksamkeit unserer Arzneiformen und wir würden sie dem Apparat des ältern Verfahrens nicht vorziehn, hätte unsere Erfahrung uns nicht gesagt, daß sie ein relativ günstigeres Resultat gäben als diese. Wir halten unsere Verdünnungen nicht für indifferent, weil es sonst gleichgiltig sein würde, ob wir dieses oder jenes Mittel in Verdünnung anwendeten, und ob der Homöopathiker Erfahrung habe oder nicht. Hiervon finden wir aber gerade das Gegentheil und werden daher nie die Folgerungsweise anerkennen, welche von der größern Dosis oder der etwa durch sie bewirkten palpabeln Aufregung oder Excretionen das Urtheil abhängig machen will[20]), ob das Mittel zur Heilung beigetragen habe oder nicht. Die Heilungen, die wir bewirkten und mittheilten, überzeugen unsere Gegner nicht. Sie schreiben sie der Naturheilkraft, der Diät, der Macht der Phantasie und Nachwirkung der früheren Mittel oder ihrem Aussetzen zu, und schien der Fall wirklich etwas zu schlimm, um ohne Kunsthülfe heilbar zu sein, so ist man bei einem Homöopathiker auch mit der Behauptung einer irrigen Diagnose nichts weniger als schwierig. Wie leicht kann er nicht eine einfache Congestion mit einer Entzündung verwechselt haben! Hiernach schiene die Lösung der Streitfrage viel näher zu liegen, wenn Aerzte der ältern Schule sich entschließen könnten, die Wirksamkeit der Verdünnungen selbst am Krankenbette zu prüfen. Aber gegen die Folgerungen aus solchen Prüfungen müssen wir uns verwahren. Die Wirksamkeit einer Verdünnung hängt zunächst schlechterdings davon ab, daß das gewählte Mittel für den concreten Fall das homöopathisch passendste sei, und diese Wahl setzt eine Kenntniß der Mittel voraus, welche nur das Resultat eines besondern Studiums sein kann. Außerdem können nur Erfahrung und längere Uebung des homöopathischen Heilverfahrens jenen praktischen Takt geben, der erforderlich ist, um die Größe der Gabe, die Zeit ihrer Wiederholung oder der Verordnung eines andern Mittels zu bestimmen.

Bei diesem Stande der Dinge kann denn auch alles Streiten über die Wirksamkeit oder Unwirksamkeit der Verdünnungen zu nichts führen, als Jeden bei seiner Ansicht zu lassen. Eine endliche Lösung wäre nur möglich, wenn geübte Aerzte beider Schulen sich zum gemeinschaftlichen Experimentiren verständigten. Dies würde indeß einen collegialern Sinn, einen anständigern Ton der Discussion, und den Wunsch und Vorsatz, bloß im Interesse der Wissenschaft und Wahrheit zu untersuchen und das als irrthümlich erkannte Urtheil gern zurückzunehmen, von welcher Seite dies auch geschehen müßte, voraussetzen. Dies dürfen wir aber in der nahe liegenden Zeit kaum erwarten.

Anmerkungen

(1) V. Organon der Heilkunst. 5. Aufl. Einleitung, pag. 62: „Wähle, um sanft, schnell, gewiß und dauerhaft zu heilen, in jedem Krankheitsfalle eine Arznei, welche ein ähnliches Leiden (ὅμοιον πάθος) für sich erregen kann, als sie heilen soll!"

(2) Organon der Heilkunst. 3. Aufl. § 6: „Bloß die Gesammtheit der Symptome ist die dem Heilkünstler zugekehrte Seite der Krankheit."
– 5. Aufl. § 7: „Die Gesammtheit dieser ihrer Symptome, dieses nach Außen reflectirende Bild des innern Wesens der Krankheit."

(3) V. *Johann Stieglitz*, Ueber die Homöopathie. Hahn, Hannover 1835, S. 29: „Ein homöopathischer Arzt braucht z. B. nicht zu wissen, daß es einen Magen, eine Leber giebt, wo sie liegen, wie sie beschaffen sind und was sie zu verrichten haben."

(4) V. Organon der Heilkunst. 5. Aufl. § 7.

(5) V. Organon der Heilkunst. 5. Aufl. § 8, Note 2: „Wer dergestalt von seiner Krankheit durch einen wahren Heilkünstler hergestellt worden, daß kein Zeichen von Krankheit, kein Krankheitssymptom mehr übrig, und alle Zeichen von Gesundheit dauernd wiedergekehrt sind; kann man bei einem Solchen die ganze leibhafte Krankheit doch noch im Innern wohnend voraussetzen?"

(6) Wir sagen absichtlich „vom *praktischen* Standpunkte aus". Denn wir wissen recht gut, daß es an Belegen nicht fehlt, daß höchst bedeutende Krankheiten, Zerstörungen der wichtigsten Organe, nicht nur ohne die sie in der Regel begleitenden Symptome, sondern sogar ohne alle krankhaften Erscheinungen, die das Dasein einer Krankheit überhaupt hätten ahnen lassen, vorgekommen sind. In letztem Falle würde nun allerdings ein Kranker für gesund gehalten, was er nicht ist. Ein Heilobjekt ist da, aber nicht für den Arzt, welcher, bei Abwesenheit pathologischer Zeichen, es nicht ahnen kann, er sei, welcher Schule er wolle, angehörig. Etwas Anderes ist es, wenn solche verborgene Zustände sich nur in wenigen, unbedeutenden, der Wichtigkeit der Grundursache und der allgemeinen Regel nicht entsprechenden Symptomen äußern. Für gesund werden wir nicht ansehen, bei welchem krankhafte Erscheinungen zugegen sind, wenn deren Grund auch nicht erkennbar wäre. Es ist uns, beiläufig gesagt, auch nicht unbekannt, daß Aerzte von besonderm Scharfsinne, auch bei so dunkeln Umständen, bisweilen aus der Besonderheit und Hartnäckigkeit der Symptome, der Kenntniß der Individualität des Kranken, seiner Anlage, den vorausgegangenen Krankheiten u. s. w. den verborgenen Feind erriethen und mit

Glück bekämpften. Aber der Scharfsinn ist eine individuelle Eigenschaft und nicht die einer Schule.
(7) V. *St. A. Mükisch,* Die Homöopathie in ihrer Würde als Wissenschaft und Kunst. Heubner, Wien 1826, S. 47.
(8) V. *Johann Christian August Heinroth,* Anti-Organon oder das Irrige der Hahnemannischen Lehre im Organon der Heilkunst. Hartmann, Leipzig 1825, S. 35.
(9) V. Organon der Heilkunst. 5. Aufl. § 7, Note 1: „Daß jeder verständige Arzt diese (die *causa occasionalis*) zuerst hinwegräumen wird, versteht sich von selbst; dann läßt das Uebelbefinden gewöhnlich von selbst nach. Er wird die, Ohnmacht und hysterische Zustände erregenden, stark duftenden Blumen aus dem Zimmer entfernen, den die Augenentzündung erregenden Splitter aus der Hornhaut ziehen, den Brand drohenden, allzufesten Verband eines verwundeten Glieds lösen und passender anlegen, die Ohnmacht herbeiführende, verletzte Arterie bloßlegen und unterbinden, verschluckte Belladonna-Beeren u. s. w. durch Erbrechen fortzuschaffen suchen, die in Oeffnungen des Körpers gerathenen fremden Substanzen ausziehen, den Blasenstein zermalmen, den verwachsenen After des neugebornen Kindes öffnen u. s. w."
(10) So äußert sich Herr Prof. *Choulant* (Neue Zeitschrift für Natur- und Heilkunde. Bd. 1 (1829) Heft 2: Grundzüge für die selbständige Bearbeitung der Medicin): „Die Unsicherheit der praktischen Medicin ist die Folge einer Selbstüberschätzung unsrer geistigen Kräfte, indem wir uns nicht anmaßen, das Unerkennbare, die innern Vorgänge bei Krankheiten erkennen zu wollen, sondern sogar dieses Unerforschliche selbst zur Grundlage unsrer medicinischen Theorien machen. Wir sind mit Bildern und Scheinerklärungen von jenem innern Grunde der Krankheit zufrieden, und bauen auf sie unsre pathologisch-therapeutischen Systeme; während doch jeder Hautausschlag, jede Nervenkrankheit, jedes Fieber uns lehren muß, daß wir eher alles Andre einzusehen vermögen, als jene innern Vorgänge, welche den Verlauf der Krankheiten bedingen.
Erkennbar an den Krankheiten ist aber nur ihre entfernte Ursache und die Gesammtheit ihrer Symptome; das Mittelglied, welches beide verbindet, die nächste Ursache der Krankheit, ist uns nicht erkennbar. Es kann von der Wissenschaft nur geahnt werden, ist das Ziel, nach dem wir streben, die Blüthe, die sie treibt, nicht aber der Boden, von welchem sie ausgehen kann.
Der innere Grund der Krankheit ist uns so wenig erkennbar, als der Grund des Lebens selbst, und wie eine gesunde Physiologie sich mit Auffassung der Gesetze des gesunden Lebens begnügt, dieses selbst als Gegebenes postulirend; so bedarf auch die wahrhaft praktische Medicin nicht einer Erkenntniß des innern Grundes zu ihrem großen Zwecke."
Man wird zugestehen, daß diese Ansichten wesentlich dieselben sind, welche *Hahnemann* aufgestellt hat. Es wird keinem Kritiker einfallen, deßhalb Herrn Prof. *Choulant* zu beschuldigen, er wolle die Medicin in rohen Empirismus auflösen; aber in Bezug auf *Hahnemann* und die Homöopathiker findet die Kritik dafür den vollkommensten Beweis, und giebt dadurch Stoff zu sehr unerfreulichen Betrachtungen, was sie ist und was sie sein sollte, und wie Noth es thäte, das Maaß der Billigkeit nicht ganz zu vergessen.
(11) Ob das Forschen nach dem Wesen der Krankheiten, wie *Hahnemann* will, ganz zu unterlassen sei, ist kein Glaubenssatz der Homöopathiker. Ein inneres Bedürfnis drängt den menschlichen Geist, auch das unerforschlich Scheinende zur Aufgabe seines Strebens zu machen. Warum sollte er demselben nicht folgen? Bevor wir jedoch so glücklich sind, an dem gewünschten Ziele zu stehen, haben wir keine Neigung, Bilder und Analogieen, deren Realität selbst noch sehr zweifelhaft ist, als Surrogate anzunehmen, und noch weniger, sie als Fundament der praktischen Heilkunst und als leitende Bestimmungen am Krankenbette zu erkennen. Alle diese Forschungen gehören den Naturwissenschaften an, die sich selbst Zweck sind, nicht aber einer angewandten Wissenschaft, wie die prakti-

sche Medicin ist, deren Zweck, Heilen der Krankheiten, alles Hypothetische ausschließt und nur Constatirtes in sich aufnehmen soll.

(12) Dergleichen sind z. B. bei einem rheumatischen Schmerze die Art desselben, seine Vermehrung oder Verminderung durch Ruhe oder Bewegung, die verschiedene Tageszeit. Wir wissen von dem Substrate eines stechenden, bohrenden, wühlenden Schmerzes, eines durch Bewegung oder Ruhe gelinderten, nicht das Geringste; das Causale derselben kann daher nicht unser *Indicans* sein. Wir müssen jedoch eine bestimmte, gar nicht bedeutungslose Modifikation des Ursächlichen als Grund annehmen, weil wir unter den verschiedenen, gegen rheumatische Schmerzen dienlichen homöopathischen Heilmitteln einen wesentlichen Unterschied in Beziehung ihrer Heilkraft bei den verschiedenen obgedachten Modifikationen wahrzunehmen vielfache Gelegenheit gehabt haben. So erscheinen uns ferner z. B. bei nervösen Fiebern auffallende pathologische Gemüthsaffektionen oder eine bestimmte Richtung der Phantasie (Eifersucht, Todesfurcht u. s. w.), soweit sie in der Krankheit begründet sind, als ein eigenthümlicher und wesentlicher Ausdruck eines besondern Ergriffenseins, von dessen Natur wir jedoch nicht die dunkelste Kenntniß besitzen, dessen praktische Berücksichtigung daher nur auf dem Wege der Entgegensetzung der Symptome möglich ist, weßhalb wir unter den, dem Charakter der Krankheit entsprechenden Mitteln dasjenige wählen, welches das Symptom Eifersucht, Todesfurcht u. s. w. hat.

(13) Die Herren Gegner scheinen den Ausdruck: „*Gesammtheit der Symptome*" durchaus nicht beachten und in dem Sinne auffassen zu wollen, welchen er doch vollkommen klar ausdrückt. Zur Probe nur Ein Beispiel aus der 1836 erschienenen Schrift des Herrn Dr. *Eisenmann* (die Prüfung der Homöopathie, in gemeinverständlicher Sprache vorgetragen. Erlangen.) Der Herr Verfasser führt zwei Fälle aus seiner Praxis an. Der eine (pag. 31 seq.) betraf einen zum Skelett abgezehrten Schuhmacher, der mit einziger Ausnahme des schwarzen Rettigs, Alles, was er genoß, wegbrach. Von der Ansicht ausgehend, „daß bei diesem Kranken durch Arzneien nichts auszurichten sei, da bisher jede rationelle, mit Umsicht versuchte Methode fruchtlos geblieben war, die Erscheinungen nur auf Stokkungen in den Unterleibsorganen, wozu die Beschäftigung disponirte, aber nicht auf einen organischen Fehler des Magens deuteten, und Bewegung und kaltes Wasser bei vielen chronischen Unterleibskranken sehr wohlthätig wirkten", schickte der Herr Verfasser den Kranken täglich nach einer, eine Stunde entfernten Quelle, mit der Weisung, dort so viel Wasser zu trinken, als ihm schmecke und er vertragen könne, befreite ihn hierdurch von seinem Leiden und sandte ihn darauf, um seine Gesundheit dauerhaft zu befestigen, nach Kissingen.

Der zweite Fall betraf eine Forstmeisterin (pag. 61 seq.). „Diese gute Frau stand in dem Wahne, sie leide an Krämpfen, allein die Krämpfe kamen mir sehr verdächtig vor, und nach einigen gemachten Besuchen mußte ich ihrem Manne die traurige Eröffnung machen, daß die Kranke an Magenverhärtung leide, und nach allem menschlichen Vorhersehn verloren sei." Diagnose und Prognose bestätigten der Tod und die Sektion.

Von den Betrachtungen, welche der Verfasser hieran knüpft, in denen die Homöopathiker ganz vollendet absurd und unwissender, als der einfältigste Bader geschildert werden, gehören für unsern Zweck nur die pag. 65 hierher: „der Homöopath würde z. B. in dem oben erwähnten Falle sich folgendermaßen haben vernehmen lassen: Diese Frau leidet an Erbrechen und Abmagerung, wir müssen ihr also Mittel geben, welche Erbrechen und Abmagerung veranlassen, sie wird geheilt. Ob das Erbrechen seinen Grund in einer Entzündung des Magens, oder in einer Entzündung der Gedärme, oder in einer Entzündung des Rückenmarks, oder in einer Krankheit der Nieren, oder in einer Krankheit der Gebärmutter, oder in einer Unverdaulichkeit, oder in einem Ekel, oder in einer großen Reizbarkeit des Magens, oder in zufällig oder absichtlich genommenem Gift, oder in einer Verhärtung des Magens habe; (denn dieß und noch viele andere Zustände und Ursachen können Erbrechen veranlassen) darum kümmert sich der Homöopath nichts, ihm ist der oben erzählte Fall des Schuhmachers und der der Frau Forstmeisterin ganz gleichbedeutend, denn beide leiden an Erbrechen, beide sind abgemagert, er giebt daher auch beiden dieselben Mittel und verspricht bei beiden Heilung."

Weniger hart über unsere Gegner urtheilend als Herr Dr. *Eisenmann,* erkennen wir das Verdienstliche der Heilung in dem ersten Falle und der richtigen Diagnose in dem zweiten gern an und wundern uns nur, wie einem so scharfsinnigen Autor entgehen konnte, daß ein Arzt, der so verführe, wie er darstellt (selbst abgesehen von dem oben Gezeigten, daß das homöopathische Heilprincip Aehnlichkeit des Leidens, also eine Uebereinstimmung in der Natur der Symptome der Krankheit und des Heilmittels postulirt, es also mit bloß nomineller Deckung der Symptome: Brechen, Abmagerung gar nicht abgethan wäre), gegen den Grundsatz, nach der Gesammtheit der Symptome zu handeln, stark verstoßen würde. (*Hahnemann,* Organon der Heilkunst. 5. Aufl. § 8, Note 1: „Ein einzelnes der gegenwärtigen Symptome ist so wenig die Krankheit selbst, als ein einzelner Fuß der Mensch selbst ist.") Wäre in einem Falle durchaus keine andere krankhafte Erscheinung weiter zugegen, als Erbrechen, so würde Herr Dr. *Eisenmann,* so wenig als ein Homöopath, die Entzündung des Magens, der Gedärme, des Rückenmarks, oder eine Krankheit der Nieren, des Uterus u. s. w. zu diagnosticiren im Stande sein. Er vermag dieß doch nur mittelst der bekannten diagnostischen Merkmale, welche die Oertlichkeit und die Natur der gedachten Leiden speciell andeuten, also durch Erscheinungen, die noch außer dem Brechen vorhanden sind, und nur mit diesen zusammen die Gesammtheit der Krankheitserscheinungen constituiren. Sind denn Schmerz, dessen Ort, Sitz, Stetigkeit oder Intermission, Vermehrung oder Linderung durch äußere Berührung und Druck, Beschaffenheit der Sekretionen und Exkretionen, Durst, Uebelkeit, Hauttemperatur, Puls, Intensität und Dauer der Beschwerden, periodische Steigerung u. s. w. etwas Anderes als Erscheinungen? Sind sie nur für den Arzt der ältern Schule vorhanden? Der nicht näher bezeichnete Grund, warum dem Herrn Dr. *Eisenmann* die Krämpfe so sehr verdächtig vorkamen, daß er Magenverhärtung diagnosticirte, kann denn doch wohl nichts Anderes sein, als eine oder die andere krankhafte Erscheinung, die außer dem Erbrechen (von dem nicht einmal die Farbe, Zeit und Häufigkeit des Erfolgens angegeben ist) und der Abmagerung zugegen war.

Wir geben in dieser Darstellung den Typus unzähliger ähnlicher Nichtberücksichtigung dessen, was durch *Gesammtheit aller krankhaften Erscheinungen* doch nicht undeutlich bezeichnet wird, und der sehr bequem gemachten Versuche, das Verfahren des tiefer schauenden Arztes derselben Schule mit dem oberflächlichen, solchen Scharfsinns und Wissens nicht bedürfenden Handeln des Homöopathikers zu parallelisiren, mit welchem auch die gewisse Voraussetzung, daß ein homöopathischer Arzt in beiden Fällen die Heilung versprochen haben wird, auf das schönste harmonirt.

(14) Praktisch gestaltet sich die Sache dadurch besser, daß die Homöopathiker durch langjähriges Experimentiren mit den so dargestellten Mitteln, am Krankenbette, nach und nach mit dem Charakter derselben, ihrer Totalwirkung und ihren vorzüglichsten Richtungen bekannt geworden sind. Die auf diese Weise gewonnenen Resultate haben einige homöopathische Schriftsteller zu sammeln versucht und bekannt gemacht. Diese Anfänge, wiewohl sie der Sichtung bedürfen, und nicht als das Resultat der Erfahrungen sämmtlicher Homöopathiker angesehen werden dürfen, erleichtern auch dem in der Homöopathik noch Unerfahrenen die Kenntniß der Arzneimittel, und ersparen ihm den uns nothwendig gewordenen Umweg.

(15) Diese Thatsache ist bei den Homöopathikern der Gegenstand vielen Nachdenkens geworden, und mußte sie nothwendig um so mehr beschäftigen, als sie einerseits wohl nicht ohne Einfluß auf *Hahnemanns* neuere Ansicht war, in den Verdünnungen absolute Krafterhöhungen zu sehen, und andererseits die Zweifel unserer Gegner an der Wirk-

samkeit der homöopathischen Arzneiformen mit begründete, und die Fragen hervorrief, warum große Gaben nicht schadeten, wenn kleine so wirksam seien? und wie kleinere Gaben eines Mittels überhaupt da wirken können, wo größere die Heilung schnell und ohne alle stürmische Aufregung herbeigeführt hätten? Bei der ersten dieser Fragen kommt gewiß in Betracht, daß größere oft sehr vermehrte Sekretionen und Exkretionen hervorrufen, und hierdurch ihr tieferes Einwirken auf den Organismus hindern (wie wir z. B. aus dem Effekt großer Gaben von *Calomel* sehen). Bei der zweiten ist die Antwort schwieriger, und wir können nur die Ansicht der Homöopathiker mittheilen, daß manche Krankheitsformen von ihrem specifischen Heilmittel so unbedingt angesprochen werden, daß der Einfluß des *quale* über den des *quantum* so prädominirt, daß eine sehr große (doch freilich nicht ganz grenzenlose) Differenz der Gabe auf die Heilung und ihren Gang fast ohne Einfluß bleibt. Ob diese Ansicht die Aerzte der älteren Schule anspricht, können wir nicht wissen; es ist auch nur der Erklärungsversuch eines *Facti,* welches darum nicht zu existiren aufhört, wenn wir es nicht erklären können oder ignoriren wollen.

(16) Eine absolute Krafterhöhung können wir nur bei manchen Stoffen zugeben, die in ihrem natürlichen Zustande sehr geringe Arzneikraft zeigen (wie z. B. kohlensaurer Kalk, Kieselerde, Lycopodium), bedeutendere Kräfte aber, wenn ihr Aggregatzustand geändert wird. Aber auch bei solchen können wir ein wirkliches Potenziren nur bis zu dem Punkte der möglichst aufgehobenen Cohäsion zugeben; darüber hinaus aber keine weitere Krafterhöhung annehmen. Da es indeß wahr ist, daß die Wirksamkeit der höheren Verdünnungen nicht in gleichem Verhältnisse mit der Zahl abnimmt, so könnte man die Verdünnung als relative Krafterhöhung ansehen, und in diesem Sinne ließe sich der Ausdruck „Potenzirungen" allenfalls vertheidigen.

(17) Vergl. z. B. *Gottlieb Ludwig Rau,* Ideen zur wissenschaftlichen Begründung des Systems der homöopathischen Heilkunst. Heyer, Gießen 1834. § 63: „Gegnern der Homöopathik, welche die Unwirksamkeit hoch potenzirter Arzneimittel mit dem Argumente darzulegen suchen, daß ein gesunder Mensch den Inhalt einer ganzen Taschenapotheke aufessen könne, ohne im Mindesten davon alterirt zu werden, kann man erwiedern, daß das Eigenthümliche dieser Mittel eben darin zu suchen ist, nicht auf Gesunde zu wirken, sondern nur auf Individuen, deren krankhafte dynamische Verstimmung in polarischer Beziehung und Affinität zu denselben steht."

(18) Es ist ja gerade das Charakteristische der *indicatio vitalis,* daß sie, um über einen kritischen Moment hinwegzukommen, oft etwas zu thun gebietet, was man in anderm Betrachte nicht für gut hält.

(19) Einige minder wichtige, untergeordnete, können wo nöthig in einer neuen Reihe folgen.

(20) Solche Erscheinungen, die nicht von dem natürlichen Gange einer Krankheit abzuhängen scheinen, sehen auch wir übrigens nicht gar selten auch nach unsern Gaben.

2.
Homöopathie – Allopathie

Ueber das wahre Verhältniß der Homöopathie zur Allopathie

von

Karl Gottlob Caspari

Zu den merkwürdigsten aber auch traurigsten Erscheinungen in der Geschichte der Medizin gehört unstreitig die Aufnahme, welche die Homöopathie in der Reihe von Systemen gefunden hat, die um Ursprunge der Medizin an bis auf die neuesten Epochen derselben aufgestellt worden sind. Alle diese Systeme wurden, obgleich viele derselben nichts weniger als brauchbar waren, angenommen, geprüft, eine Zeitlang befolgt, und, wenn man sich von ihrer Nichtigkeit überzeugt hat, der Vergessenheit übergeben, d. h. a posteriori verworfen; der Homöopathie aber, welche auf keine Spekulazionen, auf keine Hypothesen, sondern auf reine Erfahrung gegründet ist, und täglich die überzeugendsten Proben ihrer unendlichen Kraft, die sprechendsten Beweise ihres hohen Werthes giebt, läßt man diese Gerechtigkeit nicht wiederfahren, man will sie gar nicht kennen lernen, man predigt gegen sie, hält die jungen sich bildenden Aerzte von dem wahren Wege zu ihrer Vervollkommnung ab, und verwirft sie also a priori.

Wenn kein Mensch gemachte und feststehende Erfahrungen läugnen und ungeprüft für nichtig erklären darf, so ist dies am allermeisten beim Arzte der Fall, denn aus Erfahrungen entsprang seine Wissenschaft, aneinandergereihete und vereinigte Erfahrungen setzten ihn in den Stand, Schlüsse auf das zu machen, was er noch nicht erfahren hatte, und boten ihm den Grundstein dar, auf welchem er seine Theorien erbauen konnte; verwirft er also diese erste Stütze, so muß sein Gebäude schwankend bleiben und bald zusammenfallen. Und so ist es ja bisher immer mit der allopathischen Medizin gewesen. Sind nicht alle die erdachten Systeme gefallen, sobald ein neues entstand und man ihre Nichtigkeit erkannte, und hat sich nicht immer das Hippokratische, das Erfahrungssystem am längsten erhalten, obgleich so vieles fremdartige hineingetragen wurde, welches seinen Werth schmälerte? Und so wird, so muß es gehen, bis die Wahrheit siegt, und ihren Segen über Gute und Böse verbreitet.

Dieses hartnäckige gegen die Verbreitung des Guten und Wahren gerichtete Widerstreben hängt theils von der gänzlichen Unbekanntschaft mit der neuen Lehre, theils aber auch von der daraus hervorgehenden falschen Meinung ab, es gehe die Tendenz der Homöopathie auf unbedingte Zerstörung alles dessen, was früher für die Medizin gethan und in ihr gewirkt worden ist, hinaus. Dies erbittert die alten Theoretiker und Praktiker so sehr, weil sie, unbekannt mit den großen Vortheilen der Homöopathie in ihr nur die Feindin ihrer eigenen Ansichten und des alten Schlendrians sehen, und von der Anerkennung dieser großen Wahrheit den Sturz der kleineren in der alten Lehre wirklich enthaltenen fürchten. Es muß daher das ernste Bestreben, der aufrichtige Wunsch aller Freunde der Homöopathie seyn, die damit nicht Vertrauten von dem Ungrunde ihrer Ansichten zu überzeugen, und diese Lehre in einem Verhältnisse zu den anderen Methoden darzustellen, welches keine abstoßende, keine unfreundliche Seite blicken läßt.

Dahin gehört nun wohl vorzüglich, daß man ihnen zeige, wie die Homöopathie keinesweges der Medizin ihre wissenschaftliche Form entziehen, noch auch das Gute, welches wirklich in derselben enthalten ist, umstoßen will, sondern, wie sie sich vielmehr bemüht, den einzigen, sicher und schnell zum Ziele führenden Weg zu zeigen, den der Arzt bei Behandlung der Krankheiten gehen muß. Die Homöopathie greift reformirend in die *Therapie* und *materia medica* ein, zwei Lehren, in welchen, zumal in der letzteren, noch am wenigsten Positives zu finden war, sie thut die Unbeständigkeit und Unbrauchbarkeit so mancher Schlüsse dar, welche aus der Physiologie und Pathologie für die Therapie gezogen wurden, sie will das Spekulative aus der Therapie verdrängen, und eine unschätzbare Sicherheit und Untrüglichkeit an ihre Stelle setzen. Interessant und wichtig findet es auch der Homöopath, der vorurtheilsfreie, ruhige Beobachter der Natur, den Krankheitsursachen, der Entstehung und Fortbildung einer Affekzion durch ihre verschiedenen Stufen, und ihrem Ausgange, ihren Verhältnissen zum Organismus und zu andern Krankheiten nachzuspüren, und so der Natur in ihre innersten Tiefen zu folgen, und es freut ihn, wenn die therapeutischen Erfahrungen mit denen der Pathologie übereinkommen und sie bestätigen; aber unzweckmäßig, ja schädlich muß er es nennen, wenn man willkürliche und unsichere Schlüsse von der Pathologie auf die Therapie macht, wenn man die Natur in das Joch eines Systemes zwängt, und diesem zu Gunsten Erfahrungen verdreht und wegläugnet, welche als ein unverletzliches Heiligthum betrachtet werden sollten.

Wir wollen daher die Pathologie als ein Archiv betrachten, in welches alles, was uns Physiologie und Anatomie Passendes a priori, die Therapie aber a posteriori darbieten, niedergelegt, und zu rechter Zeit und am rechten Orte benutzt werden kann. Dagegen kann die materia medica unmöglich in der gewohnten Form bestehen, wie ein jeder, der die reine Arzneimittellehre nur eines Blickes würdigte, nur eine einzige Erfahrung in derselben machte, gern zugeben wird. Bisher war die materia medica eine Sammlung einzelner, weniger und unreiner Wirkungen der Arzneimittel auf den *kranken* Organismus, und deshalb immer dürftig, unzureichend und trügerisch; jetzt soll sie eine reichhaltige Sammlung aller möglichen Wirkungen und Kräfte der Arzneien auf den *gesunden* Organismus werden, und zugleich gewissermaßen die Semiotik nicht nur aller Krankheiten, sondern aller einzelnen Krankheitsfälle abgeben. Auf diese Weise wird sie den Aerzten freilich nicht mehr gestatten, von dem Nutzen eines Mittels bei der einen Krankheit auf denselben bei einer anderen ähnlichen zu schließen, sie wird ihnen an Statt einer oberflächlichen Kenntniß der Arzneikräfte eine äußerst genaue und deshalb freilich schwer zu erwerbende zur Pflicht machen, sie wird ihnen aber auch anderer Seits unendlich schneller und sicherer hülfreich erscheinen, und für jeden einzelnen Fall das Spezifikum darbieten.

Erwägen wir die allopathische Therapie genau, so können wir nicht umhin zu gestehen, daß sie höchst mangelhaft war, und durch den so unsicheren, so ungleichmäßigen Erfolg ihrer Anwendung die sogenannten razionellen Ansichten nur zu oft zu Schanden macht. Wie oft läßt sie nicht Heilungen von Krankheiten durch Mittel geschehen, welche den gewöhnlichen Ansichten nach ganz entgegengesetzte Wirkungen hervorbringen und in dem gegebenen Falle hätten schaden sollen, wie oft läßt sie die Ansichten von Reitzbarkeit, Krampf, Plethora, Schwäche, u. s. w. zu Schanden werden und stößt eine Reihe von Schlüssen mit einem Male um, welche das Werk langer Spekulazionen waren! Wie ganz anders ist's dagegen in der Homöopathie! Was diese einmal erfahrungsmäßig für gewiß und wahr anerkannt hat, das bleibt fest auf ewig und kann durch nichts umgestoßen werden, und daher rührt die große Sicherheit der Heilungen, daher das unbedingte Zutrauen, welches der Arzt ihren Wahrheiten schenken darf.

Der alte erfahrungsmäßige Satz bei Behandlung der Krankheiten nach der allopathischen Methode: *tolle causam,* ist ein andrer Stein des Anstoßes, welcher die Mehrzahl der Aerzte von der Prüfung und Annahme der Homöopathie zurückhält. Dieser Grundsatz enthält freilich so viel einfache und evidente Wahrheit, daß es unmöglich scheint, ihn fahren zu lassen, daß sich gar kein vernünftiger und zweckmäßigerer denken läßt, ja daß eine Beeinträchtigung desselben von der Homöopathie gar nicht zu erwarten steht, welche gleichwohl von dem der Sache Unkundigen vermuthet wird, weshalb sie denn lieber das Kind mit dem Bade ausschütten. Will denn aber HAHNEMANNS Lehre wirklich auch diesen zweckmäßigen und oft bewährten Grundsatz umstoßen? Nein, Nein! das will sie nicht; das alles, was das Gepräge der Wahrheit und Gründlichkeit trägt, ist ihr Eigenthum und ihr willkommen; aber einen besseren, sichereren, kürzeren Weg will sie uns zeigen, um zur Hebung der Krankheitsursache und so zur Heilung der Krankheit zu gelangen, und das kann nur sie einzig und allein. Das Folgende soll dies deutlicher erklären.

Daß die Krankheit als die Wirkung weichen müsse, wenn die Ursache derselben entfernt wird, ist gewiß, allein sie ist bei den dynamischen Krankheiten meistens doppelter Art, eine äußere und eine innere, welche letztere von den Lehrbüchern der Pathologie die nächste genannt wird, im Grunde aber die meistens nicht wahrnehmbare Krankheit selbst oder die innere Verstimmung des Organismus durch die äußere Krankheitsursache ist, welche nun die wahrnehmbaren Krankheitssymptome ursächlich erregt. Die äußere Krankheitsursache wirkt in den meisten Fällen vorübergehend, und ist daher nur selten ein Gegenstand der ärztlichen Einwirkung; weit öfter ist dies mit der nächsten oder innern Ursache der Krankheitssymptome der Fall, und wenn diese von dem passenden Arzneimittel getroffen wird, so kehrt der Organismus in seinen gesunden Zustand zurück, und die Spuren seines Leidens verschwinden wie durch ein Wunder. Nun ist es freilich schlimm, daß die Lehrbücher der Pathologie bei weitem nicht immer die Veränderung, welche der ganze Organismus oder eines seiner Systeme durch irgend einen Einfluß erlitten hat, richtig angeben, noch seltner aber sichere Zeichen nachweisen, welche uns davon unterrichten könnten. Daraus folgt, daß der Arzt nicht immer im Stande ist, das passende

Heilmittel für die im Organismus vorgegangene Veränderung zu bestimmen, und mithin erst durch lange Umschweife und Versuche, oder nur vermöge der Hülfe der Natur, oder wohl auch gar nicht zu seinem Zwecke gelangt, wovon uns die Praxis täglich Beweise liefert.

Wir kannten also schon lange das Ziel, welches wir erreichen müssen, um glücklich zu heilen, aber der wahre untrügliche Weg dazu war uns unbekannt, deshalb lebten wir im Finstern, gelangten nur selten und durch Zufall dahin, wo wir wünschten, und konnten sehr oft die Erfahrung mit der Theorie nicht vereinigen. Die Homöopathie zeigt uns aber diesen längst ersehnten Weg in der Auffindung des spezifischen Heilmittels für jeden einzelnen Krankheitsfall, sie lehrt uns dadurch gerade den kranken Punkt im Körper treffen, der den Heerd des ganzen Uebels ausmacht, und von dem die Heilung unmittelbar ausgeht, wenn die Kunst zweckmäßige Hülfe leistet. Meiner Ansicht nach ist hierbei der Vorgang im Organismus folgender. So wie die natürliche Krankheitsursache den Organismus auf eine gewisse Art verstimmt, und ihn dadurch zur Hervorbringung gewisser pathologischer Zufälle und Symptome disponirt, in welchen sich gleichsam sein inneres Krankseyn abspiegelt, so bringen auch die künstlichen Krankheitsreize, die Arzneipotenzen, eine ähnliche Veränderung entweder im ganzen Organismus oder in seinen einzelnen Theilen hervor, vermöge welcher dieser krankhafte Gefühle und Proceße verschiedener Art, die Symptome, erregt. Da nur bei jeder homöopathischen Heilung dasjenige Arzeneimittel gewählt werden muß, welches den schon vorhandenen ganz ähnliche Symptome hervorbringen kann, so wird dieses auch eine der vorhandenen höchstähnliche Krankheitsursache oder Verstimmung des Körpers herbeiführen, deren Folge auch ähnliche Symptome sind, es wird mithin die Verstimmung des Organismus, oder seine innere Krankheitsursache, das Wesen des ganzen pathologischen Zustandes und somit dessen Folgen, die Symptome, heben.

Ist dies nun nicht der razionelle, sichere Weg zur Behandlung und Heilung der Krankheiten? Wer sieht hierin etwas von roher Empirie und symptomatischer Behandlung? Der Homöopath heilt nicht die Symptome der Krankheit, wie viele glauben und dieser Lehre zum Vorwurf machen, nein, er benutzt die Symptome der Krankheit sowohl als die, welche ihm von den Arzneimitteln bekannt sind, nur zu einer sichern Diagnose des ihm unbekannten und nicht wahrnehmbaren Wesens der jedesmaligen Krankheit, und stützt darauf die Wahl seines Heilmittels. Was jetzt noch nicht möglich ist, wird uns künftig bei weiterer Ausbildung der neuen Lehre, bei einer genauen Zusammenhaltung ihrer Wirkungen mit den Lehren und Erfahrungen einer vernünftigen Pathologie gelingen, wir werden durch die Homöopathie die Veränderungen, welche der menschliche Körper durch Einwirkungen von Krankheitsursachen erleidet, kennen und einsehen lernen, und uns allmählig dem ersehnten Ziele nahen. Und wir wollten so undankbar, so kurzsichtig seyn, diese herrliche Lehre, die uns so große Hoffnungen erblicken läßt, und uns die innersten Geheimnisse der Natur zu eröffnen verspricht, von uns zu stoßen, und nicht vielmehr alles mögliche zu ihrer täglichen Vervollkommnung beitragen? Sie will ja nur reine, lautere Wahrheit, unverfälscht aus den Händen der Natur, und tritt keiner schon bestehenden zu nahe, sondern nimmt sie mit Freuden in die Kette derer auf, welche sie selbst ausgesprochen hat.

Beschränkend, fürchten viele, trete die Homöopathie der Allopathie gegenüber; nur in manchen Fällen, meinen die nicht ganz Unterrichteten, sei sie anwendbar, und schließe die wichtigsten und hartnäckigsten Krankheiten von ihrer Hülfe aus. Kein Vorwurf trifft diese Lehre mit weniger Recht, als dieser, keiner fast ist so leicht zu widerlegen, wenn man die tägliche reine Erfahrung zu Hülfe nimmt. Sobald es gewiß ist, was auch die allopathischen Aerzte einstimmig zugeben, daß die Homöopathie sich über das Feld der dynamischen Krankheiten erstreckt, wenn ihre Arzeneien nicht chemisch, sondern blos rein dynamisch wirken, so ist damit auch schon eingeräumt, daß sie sich auch über die organischen Leiden verbreitet und blos die mechanischen ausschließt, welche der Chirurgie anheim fallen. Den Beweis dafür gebe folgendes.

Jede organische Krankheit, als eine solche, die sich durch dem Gesicht und Gefühl wahrnehmbare Veränderung der Substanz zu erkennen giebt, erfordert in ihrer Bildung eine dynamische Veränderung im Organismus und namentlich in der reproduktiven Sphäre desselben, woraus erst als Produkt ein organisches Leiden hervorgeht. Die dynamische Verstimmung aber dauert so lange fort, als die organische sich weiter bildet und in ihrem Wachsthum nicht stille steht, also wohl meistens zeitlebens. Wenn nun die organische Affekzion als Produkt, als Wirkung einer dynamischen still stehen oder ganz verschwinden muß, sobald ihre Ursache gehoben ist, so ist ja ganz klar, daß die Homöopathie sie heilen kann und wird, indem sie die dynamische Krankheit zum Schweigen bringt. Während ihrer Ausbildung inhärirt aber eine organische Krankheit dem leidenden Theile noch nicht so fest, daß sie nicht durch Beseitigung ihrer Faktoren zurückgebildet und wirklich geheilt werden könnte; daher kann nur in dem Falle, wo die Krankheitsursache nach und nach von selbst zu wirken aufgehört hat, oder in einem Produkte erloschen ist, welches mehr organisch-mechanischer Natur ist, wie bei krankhafter Knochenbildung, Steinerzeugung u. s. w. die Frage sein, ob die Homöopathie auch heilend eingreifen könne. Für jetzt ist wenigstens so viel gewiß, daß es auch in den letztern Fällen kein besseres Palliativ der davon abhängigen dynamischen Leiden geben kann, als die Homöopathie uns darbietet.

Zu den organischen Krankheiten gehören aber auch manche, welche bisher nicht eigentlich dazu gerechnet wurden, bei denen die dynamische Seite mit eben so wahrnehmbaren Symptomen hervortritt als die organische, und die der letztern gar überwiegt. Ich erinnere hier nur an die verschiedenen Schwindsuchten, oder Vereiterungen wichtiger Organe, an manche Verbildungen der Haut durch Exantheme, wobei die Homöopathie sich so sehr hülfreich zeigt, und wo doch ein wirklicher Verlust an Substanz nicht geläugnet werden kann.

Wenn nun aber auch die Homöopathie wirklich manche Krankheiten noch nicht zu heilen im Stande wäre, so dürfte dies niemand als einen Beweis von Ohnmacht betrachten, und deshalb an ihrer ausgebreiteten Anwendbarkeit zweifeln, denn, da bei ihr alles von der möglichst genauen und umfassenden Kenntniß aller Kräfte der gesammten Arzneikörper abhängt, so ist leicht einzusehen, daß bei der geringen Anzahl geprüfter Arzneien, welche wir bis jetzt besitzen, es eben kein Wunder ist, wenn sich darinnen manche Krankheiten unvollständig, manche gar nicht finden. Das raubt aber der Homöopathie nichts von ihrer Allmacht, deren Vervollständigung nur von der fortgesetzten Prüfung der Medikamente abhängt.

Aber auf die Chirurgie, sagen alle, erstreckt sich doch die Homöopathie nicht, in dieser kann sie nicht wirksam seyn, da ihre Krankheiten örtliche, äußerliche sind! O ja, diene ihnen zur Antwort, sie erstreckt sich nicht nur darauf, sondern wird ihr künftig eine ganz andere Gestalt geben, sie wird den größten Theil der sogenannten chirurgischen Krankheiten ihr entziehen und der allgemeinen Therapie einverleiben, sie wird eine Menge gefährlicher und schmerzhafter Operationen und Behandlungen entbehrlich machen und der Chirurgie nur das Gebiet manueller Hülfe, nur die Heilung des rein mechanisch Verletzten überlassen, wozu sie auch, wie ihr Name zeigt, vom Anfange an, bestimmt war. Und das ist meines Erachtens nicht schwer einzusehen. Wenn wir unbefangen und vorurtheilsfrei die chirurgischen, vermeintlich-äußerlichen Krankheiten, welche nicht von mechanischen, die organische Substanz verletzenden Einflüssen entstanden sind, untersuchen, so finden wir, daß sie nichts anders sind, als eines Theils örtliche Produkte allgemeiner Krankheiten, sekundäre, organische, topische Affekzionen, in denen sich eine im ganzen Organismus haftende Krankheit abspiegelt, andern Theils aber primäre örtliche Leiden, durch örtlich wirkende Einflüsse erzeugt. Ferner weiß jeder einigermaßen gebildete Wundarzt, daß auch nach der allopathischen Methode viele chirurgische Krankheiten durch innere Mittel ohne gleichzeitige Applikazion äußerer geheilt werden können, ja daß es in mehreren Fällen ungleich zweckmäßiger ist, sie nach der genannten Weise zu heben, als mit äußern Mitteln zu behandeln, weil nicht selten üble Folgen daraus entspringen; wir wissen, daß die Natur bisweilen absichtlich eine topische Krankheit hervorbringt, um einen edlen, zum Leben nöthigen Theil davon zu befreien, und daß hier die einseitige Heilung des örtlichen Uebels durchaus nicht zulässig ist, oft auch gar nicht gelingt, dagegen leicht und ohne äußere Beihülfe vollbracht wird, wenn das innere Leiden gehoben ist.

Beobachten wir nun ferner auch die Wirkungsart der Arzneimittel auf den gesunden menschlichen Körper, so finden wir, daß sie nicht nur immer Krankheiten zu erzeugen im Stande sind, sondern, wenn sie lange genug ihren Einfluß ausüben können, auch topisch wirken und örtliche Leiden an den kleinsten Stellen des Körpers hervorzurufen vermögen. Sie agiren in diesem Fall eben so spezifisch als im entgegengesetzten, und bringen immer nur an dem bestimmten Theile und an der genau begränzten Stelle desselben die lokale Affektion hervor, wie sich ein jeder selbst leicht überzeugen kann.

Wenn nun die chirurgischen Krankheiten meistentheils dynamische, aber lokale sind, die homöopathischen Arzneimittel aber auch ähnliche lokale Leiden erzeugen können, so ist erwiesen, daß dieselbe auch chirurgische Krankheiten dynamischer Art heilen könne, wie es denn auch die Erfahrung genugsam bewährt. Sogar auf die hartnäckigsten topischen Uebel, welche der allopathischen Hülfe stets widerstanden, wie zum Beispiel der graue und schwarze Staar, Knochenfraß, gewisse Arten von Ueberbeinen oder Knochenauftreibungen, Warzen und dergleichen mehr wirken sie bewundernswürdig schnell und kräftig ein. Wie viele Leiden werden wir also künftig unsern Kranken ersparen, wie viel schneller sie von den einmal vorhandenen befreien, und sicherer, ohne die beständige Furcht einer frühern oder spätern Rückkehr derselben, heilen können, als bisher! Beschränken wird also die Homöopathie die Medizin auf keinen Fall, wohl aber unendlich erweitern das Gebiet der dynamischen Heilkunde, dagegen bedeutend verengern das der mechanischen, gewiß zum großen Gewinn für die Menschheit. Ich sehe die Zeit im Geiste, wo die meisten chirurgischen Lehrbücher nur dem Namen nach gekannt, wo die Menge der oft fürchterlichen Operationen auf wenige reduzirt, wo die bis jetzt größtentheils unheilbaren Leiden dieser Art sanft und schnell gehoben werden, und wo Medizin und Chirurgie, welche bisher immer getrennt geblieben sind, Hand in Hand gehen und wirken werden.

Wollen wir denn übersehen, welche schöne, langersehnte Aussichten uns die Homöopathie in Rücksicht der Vereinigung der innern Heilkunde und Chirurgie und der Ausbildung eines jeden Arztes darbietet? Macht sie es nicht möglich, sich bei ausharrendem Fleiße und vorurtheilsfreiem, ruhig beobachtendem Geiste zum Arzte im ganzen Umfange des Wortes auszubilden, und innere Heilkunde, dynamische Chirurgie und Geburtshülfe und Augenheilkunde in sich zu vereinen, und zwar auf eine viel leichtere und einfachere Art und Weise, als es bisher der Fall war? Läßt sie nicht auf einmal und auf die natürlichste Weise von der Welt die Scheidewand fallen, welche bisher Chirurgie und innere Medizin eben so unzweckmäßig und nachtheilig als gezwungen und eigensinnig von einander schied, läutert sie nicht unsere Ansichten von so manchen Krankheiten der einen und der andern Classe auf dem sichern Wege der Erfahrung und füllt sie uns nicht die Lücken aus, welche wir, geschlagen mit allopathischer Blindheit, bis jetzt lassen mußten? Ihre Schuld ist's nicht, wenn nicht bald der Tag anbricht, wo die Medizin nur ein großes Ganzes bildet, wo es nur eine Heilmethode, nur eine Theorie giebt, und wo vielfache Ansichten von dem Wesen der Krankheiten ihre Heilung nicht mehr stören, und kein Kranker mehr als Opfer dieser vielfach verschiedenen Hypothesen fällt.

Ein neuer Punkt, welcher den allopathischen Aerzten die Homöopathie in einem ungünstigen Licht erscheinen ließ, und sie von der Prüfung derselben abhielt, war HAHNEMANNS Ausspruch: *Similia similibus curentur!* im Gegensatze mit dem alten *Contraria contrariis*. Die allopathischen Aerzte verstanden dies falsch, nahmen diesen Satz in einem andern Sinne als der Urheber, oder wendeten ihn wenigstens unrichtig an. Wenn man freilich das *Similia similibus* an Statt des *Contraria contrariis* in die allopathische Therapie einschieben und in Verbindung mit den übrigen Grundsätzen der alten Lehre anwenden wollte, so würde daraus ein ganz unbrauchbares und unsinniges Gemisch hervorgehen, welches allerdings den Nachtheil haben würde, welchen man davon befürchtete. Die ungegründete Ansicht nun, als ob HAHNEMANN dies beabsichtige, verbunden mit dem Bewußtseyn, daß sie nicht immer nach dem Satz *Contraria contrariis* bei ihren Heilungen verführen, sondern öfterer, und wo es sich nur thun ließe, das *Tolle causam* in Anwendung brächten, stimmte die Aerzte so ungünstig für die Homöopathie.

Das ist aber HAHNEMANNS Wille keinesweges. Im Gegentheil, streng getrennt soll dieser, so wie seine übrigen Lehrsätze dastehen und der Allopathie gegenüber treten. Vereinigung der Grundsätze beider Methoden wäre Zerstörung des Wesens der einen wie der andern, und darf gar nicht beabsichtigt werden; nur die Mißverständnisse müssen wir zu heben und Licht und Klarheit über alles zu verbreiten suchen. Hätten die Aerzte sich genauer mit der Homöopathie bekannt gemacht, so würden sie gefunden haben, daß durch die Befolgung des *Similia similibus* keineswegs eine Krankheit, wie es bei einer oberflächlichen Ansicht scheint, verschlimmert, sondern im Gegentheil schnell und sicher gehoben wird, ja, noch mehr, sie würden bemerkt haben, daß bei manchen Arzneimitteln eine Uebereinstimmung zwischen der homöopathischen und allopathischen Anwendung Statt findet, woraus sich schließen läßt, daß das Wesentliche bei beiden nicht verschieden sey, sondern die ganze Abweichung nur in der Art und Weise, die Wirkung zu erklären, liege. So hatte man von jeher die China gegen Krankheiten, die entweder in wirklicher Schwäche, Mangel an Kräften, bestanden oder daraus entsprangen, mit entschiedenem Nutzen gebraucht, und sie deshalb als ein stärkendes, Kräfte gebendes Mittel betrachtet, eben so hatte man dieselbe zur Hebung der Wechselfieber mit dem besten Erfolge angewendet und daher ein febrifugum genannt. Dieselben Heilwirkungen entfaltet sie auch bei ihrer homöopathischen Anwendung, aber, wie uns HAHNEMANN lehrt, nicht, weil sie a priori stärkt und das Fieber verscheucht, sondern weil sie selbst ganz ähnliche Zustände im Körper hervorzubringen vermag. Und so verhält sichs mit mehrern andern Mitteln. Wir sehen in beiden Fällen ihres Gebrauchs Heilung, aber verschiedene Erklärungsarten, und daß von diesen die HAHNEMANNische die beste sey, beweist die Erfahrung, denn die Ansicht, welche die Allopathie von der Wirkungsart der Medikamente giebt, schwankt oft, enthält Widersprüche in Menge, und wird sehr häufig durch den von dem erwarteten ganz verschiedenen Erfolg ihres Gebrauches widerlegt, die HAHNEMANNische Ansicht aber bewährt sich in allen Fällen einer homöopathisch zweckmäßigen Arzneibenutzung als richtig.

Daß sich nur diese Uebereinkunft nicht überall findet, daß die Homöopathie sehr viele Mittel in ganz andern Krankheitsfällen anwendet, als sonst geschehen ist, kömmt daher, daß wir den größten Theil der Arzneiwirkungen gar nicht kannten, auch nicht erfuhren, wenn uns nicht der Zufall darauf leitete, daß wir sie in Ermangelung des obersten Naturheilgesetzes nicht naturgemäß anzuwenden verstanden, und daß wir mehrere Arzneisubstanzen, welche die genannte Methode mit dem größten Nutzen gebraucht, gar nicht in unsern Offizinen besassen, weil wir keine Heilkräfte in ihnen vermutheten, ferner daher, daß die Homöopathie mit Erstwirkungen, die Allopathie mit Nach- und Gegenwirkungen heilt, woraus natürlich eine große Verschiedenheit hervorgehen muß. Vielleicht werden wir künftig bei fernerer Ausbildung der Homöopathie noch oft davon überzeugt werden, daß sie eben so wohl als die Allopathie das Wesen der Krankheiten hebt, vielleicht werden wir noch manche interessante Punkte der Uebereinkunft beider Arten die Medikamente zu benutzen, entdecken, wenn unsere Pathologie besser kultivirt und wohl auch das Wie mancher Arzneiwirkung ausgemittelt seyn wird.

Aber wir würden doch nicht so viele Kranke seit Jahrhunderten geheilt und dauerhaft geheilt haben, wenn wir sie nach einer falschen Methode behandelt hätten, und die Homöopathie der einzig richtige Weg dazu wäre, wenden hier die allopathischen Aerzte ein. Sie pochen gegen HAHNEMANN auf ihre Erfahrung, welche freilich auch gar nicht wegdemonstrirt werden kann. Es ist freilich nicht zu läugnen, daß wir auch nach der alten Heilmethode gar viele Kranke auf eine sichere, oft sogar schnelle Art hergestellt haben, allein wir wollen hören, wie dies zuging. In vielen Fällen wissen wir ganz bestimmt, daß die Allopathie Mittel anwendete, welche ihr unbewußt homöopathisch und nur der übermäßigen Gaben wegen mit Erregung vieler Beschwerden und langsam wirkten, da aber, wo sie in verringerter Gabe gereicht wurden, oft auch recht schnell heilten, wie sich von der China, der Ipekakuanha, dem Quecksilber, dem Schwefel und andern Medikamenten leicht erweisen läßt. Wo dies aber nicht der Fall war und dennoch die Gesundheit allmählig herbeigeführt wurde, da leistete theils die Naturhülfe große Dienste, theils ward aber auch der Organismus so lange genöthigt, einen seinem kranken und der Primärwirkung des gereichten Arzneimittels entgegengesetzten Zustand hervorzubringen und sich darin zu erhalten, bis die Krankheit entweder dadurch unterdrückt, oder ihrer Natur nach von selbst abgelaufen war. Natürlich mußte diese gewaltsame Abnöthigung eines dem vorhandenen entgegengesetzten Zustandes dem Organismus sehr empfindlich und oft nachtheilig werden, wie auch die nicht selten unglücklichen allopathischen Kuren zur Gnüge beweisen.

Wenn man sich mit der Homöopathie bekannt gemacht hat, so sieht man oft mit Verwunderung ein, warum in diesem oder jenem allopathisch behandelten Falle das angewandte Mittel nicht half, warum dagegen ein andres so ungemein gute und schnelle Dienste leistete; man erkennt, warum oft ein Mittel gegen einen bloßen Krankheitsnamen als Spezifikum gepriesen, von vielen andern Aerzten aber in demselben Falle ganz unwirksam gefunden wurde; es wird deutlich, wie die Arzneikörper bisweilen verschiedene, einander entgegengesetzte Wirkungen zeigen konnten, je nachdem sie in größerer oder kleinerer Gabe angewandt wurden, wie z. B. Ipekakuanha Brechen erregen und Magenkrampf stillen, wie sie die Katamenien befördern und Mutterkrämpfe heben, wie Rhabarber in kleiner Gabe magenstärkend, Durchfall beseitigend wirken, in großen purgiren, wie Opium betäubend, Schlaf machend, und doch auch reizend, das Gefäßsystem in beschleunigte Thätigkeit versetzend wirken, wie Moschus reizen, stärken und doch auch Krämpfe stillen konnte. Alle diese unerklärbaren Widersprüche beruheten nur darauf, daß bei den kleinern Arzneigaben die Erstwirkungen derselben hervortraten, bei großen aber sogleich dem Organismus eine Nachwirkung abgezwungen wurde, wenn sie nicht etwa zufällig genau homöopathisch paßten und dann, ohne Nebenwirkungen zu erzeugen, sogleich die Krankheit heilten.

Geblendet und gefangen von den Grundsätzen und Wirkungen der allopathischen Schule wähnen viele, die kleinen und einfachen Arzneigaben könnten unmöglich wirksam seyn, weil es ihnen an Macht dazu gebreche, und sie doch unmöglich ausrichten könnten, was die ungeheuren Gaben, welche die alte Lehre vorschreibt, oft nicht zu bewerkstelligen im Stande wären. Diese irrigen Ansichten gingen lediglich aus den materiellen Begriffen der Aerzte von der Wirkungskraft der Arzneimittel hervor, deren Kraft blos in ihrer Quantität liegen und mit dieser wachsen und fallen sollte. Da sie sahen, daß, wenn der Organismus eine Zeitlang eine bestimmte Gabe dieses oder jenes Mittels erhalten hatte, größere nöthig wurden, um künftig gleiche Wirkungen zu äußern, da sie bei Brech- und Purgir-, Schweiß- und Harntreibenden und andern Mitteln mehr, von größern Quantitäten auch größere Effekte sahen, da sie größtentheils von der Idee ausgingen, als werde ein Arzneimittel wie ein Nahrungsmittel verdauet und gehe in die allgemeine Säftemasse über, so war es kein Wunder, daß die rein dynamische Seite der Arzneimittel von ihnen übersehen und so sehr zurückgesetzt wurde. Dazu kam noch, daß sie glaubten, HAHNEMANNS Lehre von der Wirkung der kleinen homöopathischen Gaben gehe dahin, daß sie in dieser imponderablen Menge dieselben Effekte hervorbringen sollten, als in ungleich größern Quantitäten, weil sie sich aus der reinen Arzneimittellehre eines Bessern nicht belehrt hatten. Der einfachste Versuch an sich selbst mit irgend einem Arzneikörper würde sie auf das Sicherste von der Wahrheit des HAHNEMANNischen Satzes überführt haben, aber es ist auch gar nicht schwer einzusehen, daß ein Stoff, je mehr er verkleinert, vertheilt, verflüchtigt ist, auch um so viel kräftiger und eindringlicher wirken müsse. Gehört es nicht unter die ersten Grundsätze der Chemie, daß ein Körper nur bei hinreichender Verkleinerung und Auflösung seine geistigen Kräfte entfalten könne? Und wird nicht ein Arzneistoff, da, wo er für die gegebene Krankheit spezifisch ist, selbst in der *kleinsten* Menge heilkräftig wirken, indeß im entgegengesetzten Falle selbst *größere* Gaben wenig oder nichts, am wenigsten Gesundheit bewirken? Und überall das Passendste, Spezifische zu wählen und anzuwenden, lehrt und strebt ja die Homöopathie. Die eigene Erfahrung ist hier die beste Lehrmeisterin; man überzeuge sich selbst durch Versuche an Gesunden und Kranken von der Richtigkeit dieses Satzes, und glaube nach dem Schauen, wenn das Umgekehrte zu schwer wird.

Bisweilen hört man auch wohl, daß die von HAHNEMANN selbst so sehr gepriesene Leichtigkeit, mit welcher die Homöopathie zu erlernen sey, dieser zum Vorwurf gemacht und als unverträglich mit Razionalität und Wissenschaftlichkeit betrachtet werde. Diese Aeußerung schmeckt aber nur gar zu sehr nach Unbekanntschaft mit der getadelten Sache. Man fange nur an, nach mehrjähriger allopathischer Praxis die Homöopathie zu ergreifen, und man wird bald sehen, wie viele Schwierigkeiten sich entgegenstellen und wie viele Festigkeit dazu gehört, um sich nicht irre machen zu lassen. Die im Verhältnisse zu den allopathischen Lehrbüchern wenigen Grundsätze des *Organon* sind freilich bald begriffen, bald ins Gedächtniß gefaßt, aber die Arzneimittellehre ist es, welche hier die meisten, wie in der allopathischen Praxis die wenigsten Hindernisse in den Weg legt. Bei dieser Methode lernt man fühlen, was man früher fast nur dem Namen nach kannte, daß Individualisiren die größte, die wichtigste Kunst des Arztes sey, daß ohne diese kein Arzneimittel richtig gewählt und mit Erfolg gegeben werden könne, und eben diese Fertigkeit, das Krankheitsbild mit den dazu passenden Arzneisymptomen zusammenzuhalten, erfordert so viel Uebung, welche nur in der Praxis erworben werden kann, daß eine Pathologie und Therapie der allopathischen Schule in weit kürzerer Zeit zum Geisteseigenthume gemacht werden kann.

Man glaube aber auch ja nicht, daß der Homöopath der Pathologie, der Physiologie und Diagnostik gar nicht bedürfe. Im Gegentheil, nur der, welcher sich diese Grundlehren zu eigen gemacht hat und im Stande ist, die beiden jetzt mit einander streitenden Heilmethoden gehörig zu vergleichen und gegen einander abzuwägen, kann ein glücklicher Arzt seyn.

Wer nicht wirklich Medizin studirt hat, den Werth der einzelnen Organe des Körpers, das Verhältniß der einzelnen Krankheiten zu den letzteren, die verschiedenen Zeiträume der Krankheiten, die größre oder geringere Gefahr, welche diese mit sich bringen, und so manche andre hierher gehörige Momente zu würdigen gelernt hat, der wird zwar mit Dreistigkeit ans Krankenbette treten, aber nie im Stande seyn, zu bestimmen, ob der Kranke geheilt werden kann oder nicht, und daher manchen unerwartet verlieren. Und interessant muß es doch wohl für einen jeden, der die Medizin nicht als bloße Brodwissenschaft betrachtet, seyn, zu wissen, welche Veränderungen des Organismus eine Krankheit ihm darbietet, wie weit sich die Macht seiner Kunst erstreckt, höchst wichtig kann ja auch der Besitz dieser Kenntniß für die größere Ausbildung unserer Ansichten von dem Wesen der Krankheiten werden, welche jetzt noch so schwankend und oft unrichtig sind. Hat die Homöopathie nicht schon einen Anfang mit der Verbesserung der Pathologie dadurch gemacht, daß sie uns vermöge der rein dynamischen Wirkungsart der Arzneimittel von der Nichtigkeit der Humoralpathologie überführt und dagegen die Solidarpathologie bestätigt hat?

Endlich gehört auch das nicht zu den kleinsten Verdiensten, welche sich HAHNEMANN um die Medizin und noch mehr um die Kranken erworben hat, daß er uns zeigte, wie nöthig es sey, dem eigenen Gefühle des Körpers eines Pazienten gehörige Aufmerksamkeit zu schenken und die Winke zu benutzen, welche er dem Arzte bisweilen in Rücksicht der Wahl eines Arzneimittels gibt. So gut der menschliche Körper im zoo-magnetischen Schlafe im Stande ist, seinen geistigen Antheil zu einer exaltirten Thätigkeit zu bestimmen, so kann auch in manchen Konstitutionen eine jede Krankheit diesen Effekt, wenn auch in einem ganz niederen Grade haben. Der Mensch wird alsdann, ohne sich deutlich des damit verbundenen Heilzweckes bewußt zu seyn, durch ungewöhnliche und sehr starke Neigung zu diesem oder jenem Genusse gereizt, und heilt sich oft dadurch ohne es zu wollen, wovon ich mehrere Beispiele aus meiner eigenen Erfahrung aufführen könnte. So entgegengesetzt nun bisweilen die Wünsche eines solchen Kranken den Ansichten seines Arztes seyn mögen, so ist es doch, wenn sie nicht offenbar aus Laune und Eigensinn entspringen, der Klugheit gemäß, ihnen mit Vorsicht Gnüge zu leisten, da der Erfolg oft sehr günstig seyn wird.

Mögen die geehrten Leser dieser Blätter meinen darin ausgesprochenen Willen anerkennen und versichert seyn, daß Verbreitung des Wahren und Guten sein Zweck ist.

Ist eine Amalgamirung der Allopathie mit der Homöopathie ihrem beiderseitigen Wesen nach möglich und für letztere wünschenswerth?

von

Gustav Wilhelm Groß

Schon oft ist von allopathischen Aerzten die Idee einer Verschmelzung der allopathischen und homöopathischen Heilkunst in Anregung gebracht worden, – ja selbst von den wahren Freunden der letzteren haben einige diesen Gedanken weiter ausgesponnen und die Möglichkeit seiner Ausführung theoretisch zu erweisen versucht. Theils mochte man an dem Uebelstande einer öffentlichen Spaltung zwischen den allopathischen und homöopathischen Aerzten ein Aergerniß nehmen, theils – aus Mangel an vollkommener Vertrautheit mit dem Wesen der homöopathischen Heilkunst – mit einigen ihrer Grundsätze nicht ganz einverstanden seyn und darum es wünschenswerth und rathsam finden, in der Sichtung und Annäherung derselben an die Principien der allopathischen Heilkunst die Rolle eines Eklektikers durchzuführen. Eine solche Annäherung und Anreihung des Neuen an das längst Bekannte – der homöopathischen Heilkunst an die allopathische – schien keine erheblichen Schwierigkeiten darzubieten, und so glaubte man den ersten Bekennern der homöopathischen Lehre ihr steifes, unverrücktes Halten an dem Ganzen derselben, ihre strenge Isolirung, so wie die entschiedene Abneigung gegen jede Beeinträchtigung der ursprünglichen Reinheit ihrer Prinzipien um so mehr für unzeitige Hartnäckigkeit – das Resultat einer eigensinnigen Laune – auslegen zu müssen, je bereitwilliger man von allopathischer Seite sich hier und da zeigte, von den bisher befolgten Grundsätzen manches aufzuopfern, und einen Schritt zur friedlichen Vereinigung der getrennten medizinischen Systeme zu thun. Allein man war im Irrthume, und beschuldigte die Homöopathen mit Unrecht. Nicht böser Wille von ihrer Seite verhinderte die gegenseitige Annäherung der beiden Heilmethoden, sondern die Natur und das Wesen derselben widerspricht an sich jeder Amalgamirung. Wenn es bisher den Aerzten, welche diesem Gegenstande ihre besondere Aufmerksamkeit schenkten, als etwas sehr Leichtes erschien, zu einem erwünschten Resultate zu gelangen, so kann uns darüber nur der Umstand einen befriedigenden Aufschluß geben, daß sie in ihre Materie nicht tief genug eingedrungen sind und das eigentliche Verhältniß der beiden Heilmethoden zu einander eben nur theoretisch und ohne genaue Kenntniß des Gegenstandes untersucht, nicht auch praktisch nach allen Seiten hin geprüft, mindestens die homöopathische Heilkunst fast nur a priori und nach dem Maßstabe der Allopathie abgeschätzt; so den wahren Gesichtspunkt aus den Augen verloren und aus irrigen Voraussetzungen einen trüglichen Schluß gezogen haben.

Wir wollen die Beziehung, in welcher die beiden Heilmethoden ihrem Wesen nach zu einander stehen, zugleich theoretisch und praktisch genau erwägen, und das Resultat, welches wir auf diese Weise gewinnen werden, muß uns belehren, was von allen bisherigen Bemühungen um ihre Vereinigung zu halten und welcher Nutzen von dieser zu erwarten sey.

Von jeher war die allopathische Heilkunst bemüht, in das regellos gestaltete Heer der menschlichen Krankheiten Einheit und Ordnung zu bringen. Bald versuchte man sie nach ihren entfernten Ursachen, bald nach dem verschiedenen Typus einzutheilen; einige gedachten sie sogar nach den verschiedenen Curmethoden[1], andere nach ihren Symptomen zu classifiziren. Allein jeder Eintheilungsgrund dieser Art erschien am Ende als unstatthaft und vermochte nicht, einer Unzahl von Widersprüchen und Sprachverwirrungen vorzubeugen. So gelangte man zuletzt dahin, die nächste Ursache (das innere Wesen) der Krankheiten als ihren logischen Eintheilungsgrund anzunehmen.[2])

Unstreitig war es ein großer, kühner Gedanke, das innere Wesen der im menschlichen Organismus vorkommenden pathologischen Zustände erforschen und dadurch aus dem verworrenen Haufen derselben gewisse vestständige Krankheitsformen – einzelne scharf markirte Geschlechter – aufstellen zu wollen, auch würde man vielleicht mit der Kenntniß des innern Wesens der Krankheiten am ersten Licht und Harmonie in das Chaos der pathologischen Erscheinungen gebracht haben, wenn es dem sterblichen Auge nur vergönnt wäre, in die innere Dynamik des lebenden Organismus zu dringen. Allein, das ist bis heute noch Keinem gelungen und das beste Resultat der scharfsinnigsten Forschungen war immer nur ein gewisser Grad von Wahrscheinlichkeit, wie alle Erfahrungen bewiesen haben. Dessenungeachtet wird man nicht müde den mühsamen Pfad zu verfolgen; jeder schmeichelt sich, wenn auch nicht das Ziel zu erreichen, doch zu seiner endlichen Erreichung etwas beizutragen.

Man ist bei dieser Art der Forschung einzig auf die sinnlich wahrnehmbaren Krankheitszeichen (Symptomen) beschränkt; von ihnen muß man erst auf das Wesen des innern pathologischen Zustandes, wodurch sie wirklich werden, zurückschließen. Da nun auch hier so wenig veste Regeln der Beurtheilung statt finden, vielmehr fast alles der eigenen Willkühr überlassen bleiben muß, so eröffnet sich dem Forscher das weite Feld der Speculation. Man sichtet die Gruppe der Symptomen und hebt einige als wesentlich und nothwendig hervor, während man andere als zufällig und unwesentlich bei Seite setzt. So entsteht allerdings ein System von Krankheiten, das aber nach der Verschiedenheit der Begriffe und Ansichten bei jedem Pathologen verschieden ausfällt. Auch ist für die unberechenbare Menge von pathologischen Zuständen, welche die ewig reiche Natur in unendlicher Verschiedenheit hervorbringt, das abgefaßte System immer bei weitem zu eingeschränkt. Was sich nur in gewissen Beziehungen ähnlich ist, wird unbedingt unter einem Namen und Begriff zusammengefaßt – kurz, diese Systemsucht verführt zum Generalisiren.

---

[1] Die Anmerkungen befinden sich auf den Seiten 109–112.

Wo Speculation und Willkühr nicht durch Beobachtung und Gesetzmäßigkeit in Schranken gehalten werden, da pflegt die Mode bald ihr Scepter auszustrecken. So sah man zu allen Zeiten gewisse Lieblingskrankheiten gleichsam an der Tagesordnung, wie eben heute fast alles auf den Begriff von Entzündung zurückgeführt wird.[3])

Wo die Mode ihres Reiches Gränzen absteckt, da ist bei vielen ein übereiltes, leichtfertiges Wesen die natürlichste Folge. Man beobachte die Art und Weise so manchen Krankenexamens und läugne noch, daß Seichtigkeit und Oberflächlichkeit darin das Wort führen![4]) Zu solchem Schlendrian verleitet die Schule den gemeinen Haufen; der bessere Arzt, welcher sich ernstlich bemüht, die ihn umgebende Dunkelheit aufzuhellen, gesteht am Ende den Mangel an Aufschluß und die Unvollkommenheit der Wissenschaft offenherzig ein und gelangt dahin, an der Erreichung des vorgestreckten Zieles, an der Ergiebigkeit seiner Forschungen und an der Sicherheit des ärztlichen Wirkens ganz zu verzweifeln.

Das Ziel, welches die Allopathie bisher so unablässig verfolgte, machte die Homöopathie, eben weil sie es als unerreichbar erkannte, nie zum Gegenstande ihrer Bemühungen. Unbekümmert um das unerforschliche innere Wesen der Krankheiten und in der vestgegründeten Ueberzeugung, daß die Heilung der verschiedenartigen Siechthume des menschlichen Organismus entweder noch auf einem anderen Wege, oder überhaupt gar nicht zu erzielen sey, hielt sie sich seit ihrem ersten Ursprunge allein an das *Sinnlicherkennbare* – die Symptome, als den äußeren Ausdruck der (unerkennbaren) innern krankhaften Verstimmung, welchen sie mit Recht als den einzigen untrüglichen Fingerzeig der sorgsamen Natur zur künstlichen Heilung durch angemessene Arzneipotenzen ansah. Die Krankheiten haben keine andere Stimme, ihre Eigenthümlichkeiten deutlich gegen uns auszusprechen, als ihre Symptomengruppe; durch diese erfahren wir nicht allein, daß eine Krankheit vorhanden, sondern auch, wie sie geartet sey.[5]) Es hat für den Homöopathen kein Interesse, die vorkommenden pathologischen Zustände in einzelne Geschlechter abzutheilen, da er aus dieser Veranstaltung keinen practischen Nutzen zu ziehen vermag und jeden, welcher ihm begegnet, als einen eigenartigen für sich bestehenden und fremden behandelt; ja er hält sogar jede Klassifikazion der menschlichen Gebrechen, insofern sie Einfluß auf das practische Handeln gewinnt, für verderblich, weil dadurch Irrthum und Täuschung veranlaßt und die scharfe Trennung sich beim ersten Anblick ähnlich scheinender und dennoch wesentlich verschiedener Krankheiten zum Nachtheile für die Behandlung vermieden wird.

Da der homöopathische Arzt, aller Hypothesen bildenden Speculation abhold, nur um die vollständige Erforschung aller sinnlich wahrnehmbaren Krankheitserscheinungen bemüht ist, deren Inbegriff er für das reine Bild – den äußeren Ausdruck – der im Innern des Organismus existirenden krankhaften Veränderung ansieht, so erscheint ihm auch kein Symptom als unwesentlich und überflüssig, wenn er gleich die mehr charakteristischen, seltenen und besonders gearteten als vorzüglich beachtenswerth markirt, vielmehr fürchtet er durch Uebersehen eines einzigen von dem vollkommenen Krankheitsbilde einen Theil zu verlieren und zu einer unvollkommenen Diagnose verleitet zu werden.⁶) Er studirt demnach recht eigentlich die Natur und geht Schritt vor Schritt den Pfad ruhiger Beobachtung. So überzeugt er sich täglich mehr, daß im Grunde nie zwei Krankheiten vorkommen, von denen man sagen könnte, sie wären sich durchaus vollkommen gleich, und es wird ihm unverbrüchliches Gesetz, bei der diagnostischen Ausmittelung von pathologischen Zuständen streng zu *individualisiren*.

An der reinen Sprache der Natur – hier den Symptomen der Krankheit – sucht er nicht zu deuten und zu modeln; überall erscheint ihm Nothwendigkeit, die alle Willkühr ausschließt, und so erlangt die Mode auf sein Urtheil keinen Einfluß.

Er hascht nicht nach Beziehungen, in denen sich die vorkommenden Krankheitsfälle ähnlich sind, vielmehr sucht er mit sorgsamer Genauigkeit ihre spezifischen Differenzen und Eigenthümlichkeiten auf und vermeidet gewissenhaft den Vorwurf der Oberflächlichkeit im Beobachten. Daher ist sein Krankenexamen in hohem Grade umständlich und mühsam. Er erreicht sein Ziel – die treue Auffassung der sinnlich wahrnehmbaren Krankheitserscheinungen – sicher und vollständig.

Stellen wir nun zwischen den beiden Heilmethoden hinsichtlich des eben Gesagten eine genaue Vergleichung an, so wird es uns klar, daß sie schon in dieser Beziehung zu sehr von einander abweichen, um sich gegenseitig annähern zu können. Während die eine sich etwas Unerreichbares – die Erforschung des Krankheitswesens – zum Ziele setzt, also den Weg der Spekulation geht, begnügt sich die andere damit, nur das äußerlich wahrnehmbare Krankheitsbild wahr und treu aufzufassen; während jene in Irrthümer und Trugschlüsse verfällt, und zur Systemsucht und einer tadelnswerthen Oberflächlichkeit verleitet wird, verfolgt diese den ebenen Weg ruhiger Beobachtung, verfehlt so nie ihres Zweckes und erlangt in ihrem Geschäfte mehr und mehr Genauigkeit, Stärke und Umsicht. Jede von beiden Heilmethoden müßte, wenn ihre Vereinigung zu Stande kommen sollte, von ihren Principien einen wesentlichen Theil aufopfern, das aber kann mindestens die Homöopathie nicht, ohne ihren Charakter zu verlieren und sich in ein Nichts aufzulösen. Denn wie sehr sie Ursache hat, die arge Klippe des Generalisirens zu vermeiden und jeden Krankheitsfall als einen eigenartigen und fremden zu betrachten, wie sehr sie sich bemühen muß, die zartesten Eigenthümlichkeiten eines jeden genau kennen zu lernen, davon werden wir uns besonders dann überzeugen, wenn wir später Gelegenheit haben werden, ihre therapeutischen Grundsätze näher zu beleuchten.

Den Werth oder Unwerth eines medizinischen Lehrgebäudes beurtheilt man unstreitig am richtigsten nach den *therapeutischen* Ansichten, die ihm zur Basis dienen, und nach denen sich die übrigen Theile desselben mit Consequenz ordnen und gestalten müssen. Die Beziehung nun, in welcher Krankheit und Heilmittel zu einander stehen, kann eine mehrfache seyn. Die allopathische Heilkunst nimmt zwei davon als statthaft und brauchbar an, und bedient sich derselben seit den ältesten Zeiten zu ihren Heilungen. Nach der ersten, der *antipathischen* Heilbeziehung, wählt sie solche Heilmittel, welche eine den Symptomen der fraglichen Krankheit entgegengesetzte Wirkung haben; nach der zweiten Heilbeziehung – der *allopathischen* –

verordnet sie Medicamente, welche mit den äußeren Krankheitserscheinungen in gar keinem näheren Verhältnisse stehen und eine den vorhandenen Symptomen völlig unähnliche Wirkung äußern. Die antipathische Curmethode ist nie zu einem ausgedehnten Wirkungskreise gelangt, weil es nur sehr selten der Fall seyn kann, daß die Wirkung eines Arzneistoffes den Symptomen einer Krankheit nach allen Richtungen hin genau entgegengesetzt ist. Die wahre antipathische Heilverwandtschaft bezieht sich gewöhnlich nur auf ein einzelnes (hervorstechendes) Symptom, und wie weit der Kranke nach der Beschwichtigung eines solchen noch von wahrer Genesung entfernt bleibt, leuchtet jedem Verständigen ein. Nur in einzelnen seltnen Fällen konnte man durch den arzneilichen Gegensatz die ganze Krankheit vertilgen, wie dieß vielleicht am häufigsten bei schmerzhaften Affexionen aller Art durch die betäubende gefühlabstumpfende – also hier antipathische – Kraft des Mohnsaftes geschehen ist, und noch heute geschieht. Den allermeisten Ruf hat die streng allopathische Heilart erlangt. Ihre Wirksamkeit beruht auf einem organischen Gesetze, vermöge dessen der Organismus nicht von zwei pathologischen Zuständen zugleich affizirt werden kann, sondern der eine schwächere suspendirt wird, sobald ein andersartiger stärkerer hinzutritt. Beide Curmethoden werden gemeinhin unter der Benennung der allopathischen begriffen, wiewohl im engern Sinne nur die letztere darunter verstanden werden kann; auch gehen sie Hand in Hand und ersetzen sich wechselseitig.

Es ist ein ewiges Naturgesetz, daß der lebende Organismus gegen feindselige Eindrücke von außen her reagirt: es beruht darauf einzig seine Existenz. Wir sehen nämlich, daß er widrige, seine Existenz nur einigermaßen bedrohende, äußere Einflüsse nicht leidend und unthätig aufnimmt, sondern seine eigenthümliche Kraft aufbietet, um ihnen entgegenzuwirken. Diese seine Gegenwirkung steht stets mit dem feindlichen Angriffe in genauem Verhältnisse; sie ist stark und heftig, wenn der letztere kräftig – weit geringer, wenn dieser nur schwach erscheint. Einen sehr starken, äußeren Eindruck strebt der Organismus mittelst jener ihm angebornen Kraft gern augenblicklich zu vertilgen; denn die stürmische Einwirkung einer pathogenetischen Potenz regt sogleich das organische Reaktionsvermögen in seinem ganzen Umfange auf, und wird daher von demselben fast augenblicklich durch irgend eine revoluzionäre Bewegung, wie Ausleerung durch Stuhl, Harn, Erbrechen, Schweiß, Schnupfen u. s. w. abgeleitet. Dagegen wird eine sanfter eingreifende wirksame Potenz, welche das organische Reaktionsvermögen nur in dem Grade aufregt, daß es, ohne sie durch stürmische Bewegung ausscheiden zu können, nur dazu beiträgt, ihre eigenthümlichen Wirkungen hervorzurufen, – dasselbe eben dadurch leicht in einen Zustand der Ueberwältigung versetzen und so ungehindert das normale organische Befinden pathologisch umstimmen können; läßt dann aber ihre erste natürliche Einwirkung allmählig nach, oder hört sie ganz auf, so ermannt sich der Organismus sogleich und seine bisher mehr passiv gewesene Reaktionsthätigkeit bringt nun den directen Gegensatz von der eben erlittenen Einwirkung und um so kräftiger und dauerhafter hervor, je eingreifender und anhaltender diese war.[7]) Die ganz geringe, relativ zu schwache Einwirkung einer pathogenetischen Potenz, welche das organische Reakzionsvermögen gar nicht aufregt, bringt eben darum auch keinen bemerkbaren Effect im Organismus hervor.

Will nun der Arzt auf *antipathische* Weise ein Leiden bekämpfen, so darf er nicht in ganz schwachen Gaben die entsprechende Arznei anwenden; vielmehr müssen sie verhältnißmäßig stark und um so stärker seyn, da nicht bloß das eigenthümliche organische Reakzionsvermögen, sondern auch die bereits vorhandene pathologische Verstimmung überwältiget und der directe Gegensatz von ihr im organischen Befinden, wenigstens für einige Zeit, hervorgerufen werden soll. War die primäre, natürliche Krankheit noch nicht zu tief im Organismus vestgewurzelt, vielmehr erst vor Kurzem entstanden, so gelingt es dem Heilkünstler in der Regel, durch eine einzige starke Gabe der antipathisch wirkenden Arzneipotenz das natürliche, gesunde Befinden bald wieder hervorzurufen – die durch das jüngst entstandene Leiden noch nicht zu sehr erschöpfte Lebenskraft des Organismus stellt, gleichsam oszillirend zwischen zwei schnell aufeinander folgenden und sich direct entgegengesetzten pathologischen Affekzionen, nachdem die letzte künstlich durch die Arzneipotenz herbeigeführte entwichen ist, von selbst das normale Befinden wieder her und erhält nun die Harmonie der gesammten organischen Thätigkeiten; kurz, der Arzt erreicht bald seinen Zweck. Schrieb sich dagegen die ursprüngliche Krankheit von längerer Zeit her und hatte sie bereits im organischen Bau vesten Fuß gefaßt, so wird es dem Heilkünstler nicht leicht werden, sie daraus zu verdrängen. Das organische Reakzionsvermögen, seiner Natur nach geneigt, von jeder dem Körper aufgenöthigten pathologischen Verstimmung zuletzt das Gegentheil zu bewirken, wird auch von dem antipathischen Arzneieffect, der der stark gewordenen Krankheit wegen auch vorzüglich gesteigert werden mußte, den directen Gegensatz hervorbringen, mithin das ursprüngliche Leiden durch ähnlichen Zusatz vergrößern. Der Arzt wird also die Anwendung des antipathischen Arzneistoffes, noch ehe die Wirkung der ersten Gabe vorüber ist, wiederholen, ja er wird auch die erste Gabe desselben, weil das zu bekämpfende Uebel jetzt durch den ersten mißglückten Heilversuch verstärkt ist, um etwas vergrößern und so – im eigentlichen Kampfe mit der Krankheit und einem, seinem Verfahren ungünstigen Naturgesetze – fortfahren müssen, bis sein Wille die Natur, oder diese jenen beugt. – Demnach sind in der Regel nicht bloß große, sondern selbst gesteigerte (nicht selten verdoppelte) und oft und öfter wiederholte Arzneigaben bei der antipathischen Heilart unumgänglich nothwendig.

Bei der *allopathischen* Curmethode wird durch den andersartigen, zu der vorhandenen Krankheit in keiner wesentlichen Heilbeziehung stehenden, Arzneieffect jene nicht eigentlich verdrängt, sondern nur zum Schweigen gebracht (suspendirt), und weil zur Erreichung dieses Zweckes es nothwendiges Erforderniß wird, daß die künstliche (durch die Arznei bewirkte) Affekzion der ersteren natürlichen an Stärke überlegen sey, so muß auch hier der Arzt stets auf große Arzneidosen Bedacht nehmen. War nun die ursprüngliche Krankheit nur von gelinder Art und ihre natürliche Verlaufszeit so kurz, daß sie von der weit länger anhaltenden Wirkung des allopathischen Arzneistoffes überdauert werden mußte, so wird in der Regel die Genesung, wenn gleich durch einen Umweg etwas langsam (in vielen Fällen nicht eher und nur auf eine andere Weise, als sie von selbst erfolgt wäre) zu Stande kommen. Kann sich im Gegentheile die Wirkungsdauer der allopathischen Arzneipotenz mit der natürlichen Verlaufszeit der Krankheit nicht messen, oder hat sich diese gar vielleicht für immer festgesetzt, so tritt nach dem Aufhören der ersteren das nur suspendirte Uebel wieder hervor, ja es tritt um so stärker hervor, da die im Kampfe mit dem künstlichen Leiden unterdessen mehr und mehr erschöpfte organische Kraft[8]) dem natürlichen Siechthume nicht mehr den vorigen Widerstand zu leisten vermag. Sonach werden auch hier große, gesteigerte und wiederholte Arzneigaben nothwendig.

In Folge des eben Gesagten geht des Allopathen ganzes Bemühen dahin, den (allopathischen) Arzneireitz so viel als möglich zu verstärken, und sehr selten wird man finden, daß er einem einzigen Medicamente die ganze Heilung einer Krankheit anvertraut; er ist um so schwerer dazu zu bewegen, je beschränkter ihm der Würkungskreis der Arzneipotenzen erscheint, welchen er (einige wenige ausgenommen, die er unter dem Namen der specifischen begreift, wie Quecksilber, Schwefel, China, Wohlverleih u. e. a.) nur eine Allgemeinwürkung, z. B. eine urin-, blut-, schweißtreibende, abführende, Auswurf befördernde, Erbrechen erregende, stärkende, reitzende, die Sensibilität, Irritabilität, Reproduction erhöhende oder herabstimmende u. s. w. Eigenschaft zutraut[9]), und je öfter es ihm, zur schnelleren Erreichung seines Zweckes, wünschenswerth dünkt, auf mehrere organische Sphären zugleich arzneilich einzuwürken und selbst antipathische Heilmittel mit allopathischen zu verbinden. So ist es in der allopathischen Schule zur Observanz geworden, statt eines einfachen Arzneistoffes ein *Gemisch von mehrern und vielen* anzuwenden.

Der allopathische Arzt nimmt, wie wir im Obigen gesehen haben, auf die feineren Schattirungen eines Krankheitsbildes in der Regel wenig Rücksicht; ihm ist es nicht darum zu thun, die Gesammtgruppe von Krankheitserscheinungen, welche ihm nur dazu dienen, sich über die innere nächste Ursache Licht zu verschaffen, genau und treu aufzufassen, – mithin bleibt er nur sich selbst consequent, wenn er eben so wenig die feineren Eigenthümlichkeiten einer Arzneiwürkung beachtet und vielmehr ernstlich darum bemüht ist, im Organismus einen arzneilichen (allopathischen) Tumult zu erregen, der stark genug ist, den vorhandenen Krankheitssturm zu übertäuben und zum Schweigen zu bringen. Wenn er deshalb gern, wie wir oben sahen, mehrere Arzneistoffe zusammen auf den Organismus einwirken läßt, so finden wir ihn in der Regel nicht weniger tolerant[10]) gegen tausenderlei Quacksalbereien, welche so häufig mißbräuchlich neben seiner ärztlichen Behandlung von den Laien getrieben werden. Er pflegt auf die Unzahl von Arzneireizen, welche in der Gestalt und unter dem Namen von Speisen, Wasch- und Riechwassern, Schönheits- und Stärkungsmitteln, kurz unter den mannigfaltigsten Titeln, wie in den verschiedensten Vehikeln, durch alle fünf Sinne mit dem leidenden Organismus in Berührung kommen, gemeiniglich kein großes Gewicht zu legen, ja er läßt selbst dergleichen zu, oder verordnet auch wohl noch einige Nebenarzneien, z. B. Bähungen, Theeaufgüsse, Umschläge, Kräuterkissen, Bäder, Lavements u. s. w., wiewohl er sie nicht unumgänglich nöthig findet, doch zu mehrerer Unterstützung der Kur. Sonach hat er auch keine Ursache, es mit der Diät allzu genau zu nehmen. Einige nützliche Regeln in Rücksicht solcher Fehler der Lebensordnung, welche als unterhaltende Krankheitsursachen mit anzusehen sind, abgerechnet, erstrecken sich seine diätetischen Vorschriften meist nicht über eine Auswahl von Speisen und Getränken hinaus; daß man aber auch auf diese keinen zu hohen Werth legt, scheint daraus hervorzugehen, daß hierbei bisweilen gerade die pathogenetischen Stoffe den rein indifferenten vorgezogen werden.

Der *homöopathische* Heilkünstler, aus Erfahrung vertraut mit den Mängeln, welche eine Kurart nach anti- und allopathischen Heilbeziehungen darbietet und auf welche wir noch später ausführlicher zu sprechen kommen werden, nimmt nur das eine Verhältniß als vorzüglich brauchbar an, nach welchem die arzneiliche Wirkung des Heilmittels der Symptomengruppe der fraglichen Krankheit möglichst ähnlich erscheint; und wahrlich, es ist keine nähere Heilverwandtschaft denkbar. Die homöopathische Heilkunst beruht auf demselben Gesetze des organischen Reactionsvermögens, durch welches wir die Stärke und Wiederholung der antipathischen Arzneigaben motivirt fanden; wenn dasselbe dem antipathischen Heilverfahren ungünstig erschien, so zeigt es sich dem homöopathischen im Gegentheile förderlich. Da nämlich der Organismus sich jedem feindseligen Eindrucke von außen her kräftig widersetzt und nach dem Verschwinden desselben das Gegentheil von dem durch ihn wirklich gewordenen pathologischen Zustande hervorzubringen strebt, da wir auf solche Weise nach jeder hinlänglich starken, ersten arzneilichen Einwirkung auf das organische Befinden den directen Gegensatz davon entstehen sehen, den wir – wiewohl eben die organische Kraft an seiner Existenz mehr Antheil hat – mit dem Namen der arzneilichen Nachwirkung bezeichnen: so wählt der dieß Verhältniß möglichst für seinen Zweck benutzende Arzt immer nur denjenigen Arzneistoff zum Heilmittel, dessen primäre Wirkung mit der vorhandenen Krankheitszeichengruppe die meiste Aehnlichkeit nach allen Richtungen hin zeigt. Ist nun die auf die Anwendung eines so gewählten Medicamentes erscheinende erste Einwirkung vergangen, so erfolgt durch die organische Reaction die Nachwirkung – das Gegentheil nicht nur von der arzneilichen Erstwirkung, sondern, vermöge der obwaltenden nahen Verwandtschaft durch Aehnlichkeit, auch von dem zu heilenden pathologischen Zustande. So benutzt der Homöopath ein unabänderliches Naturgesetz klüglich zur Erreichung seiner Heilabsicht; er disponirt den Organismus durch die natürlichste und zweckmäßigste Anregung dahin, seine bisher zu unthätige und gleichsam gefesselte Kraft siegreich gegen das ihn beherrschende Siechthum zu richten und sich selbst zu helfen, und der Act der arzneilichen Erstwirkung, welche, als sehr ähnlicher Zusatz zu dem vorhandenen Primärleiden, unter der Gestalt einer wahren Krankheitserhöhung, die man deshalb auch *homöopathische Verschlimmerung* genannt hat, auftritt, kann füglich als eine *heilsame Krisis* betrachtet werden, welcher die Genesung unausbleiblich nachfolgt.

Wiewohl nun in der homöopathischen Handlungsweise die Tendenz liegt, durch künstliche Anregung des organischen Reactionsvermögens einen der zu heilenden Krankheit entgegengesetzten Zustand hervorzubringen, so vermeidet es der Arzt dennoch, diesen Gegensatz in der Wirklichkeit erscheinen zu lassen – er würde sonst den Kranken nicht heilen, sondern nur das anfängliche Leiden mit dem gegentheiligen vertauschen lassen. Er sucht daher den Grad der arzneilichen Einwirkung so abzumessen, daß die demselben entsprechende organische Reaction nicht mächtig genug wird, um den entgegengesetzten Zustand (arzneiliche Nachwirkung) wirklich hervor zu rufen, sondern eben nur hinreicht, eine vollständige Normalität des organischen Befindens – Genesung – zu bewirken. Zieht man nun zugleich in Erwägung, wie höchst empfänglich der leidende Organismus für jeden Arzneireiz seyn müsse, der mit der vorhandenen pathologischen Affection die auffallendste Aehnlichkeit hat, und wie diese letztere von dem allergeringsten Zusatze sehr ähnlichen Leidens keinesweges ohne merkliche Erhöhung bleiben könne (nicht unähnlich einem Schiffe mit voller Ladung, das wir durch den Zusatz eines einzigen Lothes zum Sinken gebracht sehen); so wird es vollkommen einleuchtend, daß der homöopathische Arzt um seinen Heilzweck zu erreichen und nicht durch Erregung eines bedeutenden, ja gefährlichen Sturmes im Innern des Organismus dem Kranken statt der Genesung Verderben zu bereiten, *sehr kleine, ja die allerkleinsten Arzneigaben* zu wählen und anzuwenden habe. Da nun der Organismus selbst, wie wir eben sahen, vermöge der ihm inwohnenden Kraft der Reaction dem homöopathischen Verfahren günstig ist und den Bemühungen des Arztes zu Hülfe kommt, so hat dieser auch nur in höchst seltenen Fällen nöthig, die erste Arzneigabe zu wiederholen; denn gewöhnlich erfolgt schon nach einer einzigen, wenn die Wirkung des bestgewählten Medikamentes der Krankheitszeichengruppe nach allen Richtungen hin in möglichster Aehnlichkeit entsprach, die vollständige Heilung, oder es bleibt ein Rest von Krankheit zurück, für den das gereichte Mittel nicht nach Aehnlichkeitswirkung paßte und ein anderes, homöopathisch angemessenes, auszuwählen ist. Bleibt indessen wirklich je bisweilen nach der Anwendung eines homöopathischen Arzneistoffes der ursprüngliche Krankheitszustand (vielleicht weil der Organismus durch die Länge der Zeit sich gleichsam an ihn gewöhnt hat – wiewohl dann doch immer wenigstens sichtbar gemildert) mit allen seinen frühern Eigenthümlichkeiten noch derselbe, dann wird freilich die wiederholte Anwendung des ersten Heilmittels nöthig werden, bis endlich durch völlige Entwöhnung des Organismus von dem lange genährten Siechthume die sichere Genesung zu Stande kommt. Weil nun aber jeder Arzneistoff seiner eigenthümlichen Natur nach eine bestimmte Wirkungsdauer hat, einer eine längere, ein anderer eine kürzere, und weil diese Wirkung ihren natürlichen Verlauf am ungestörtesten hält, wenn sie, wie es bei der homöopathischen Handlungsweise der Fall ist, durch eine angemessene Verkleinerung der Arzneigaben nur so eben hinreicht, die organische Kraft zu einer mäßigen Reaction aufzuregen, wo sich dann der Organismus leicht pathologisch umstimmen läßt, während er einer starken Einwirkung durch bedeutende Arzneigaben den heftigsten Widerstand leistet und dieselbe durch gewaltsames Ausstoßen der feindlichen Potenz ganz vernichtet oder wenigstens ungemein abkürzt; so wird der homöopathische Arzt, im Fall er sich genöthiget sieht, das zuerst gereichte Heilmittel wiederholt anzuwenden, dieß niemals willkührlich, oder schnell und voreilig, sondern immer erst dann thun, wenn die Wirkungszeit der ersten Dosis völlig, oder mindestens fast verstrichen ist.

Auch würde er durch vorzeitige Gabenwiederholung nur Nachtheil bewirken, da ihm, wie wir bereits sahen, keinesweges daran gelegen seyn kann, die Arzneiwirkung zu erhöhen, vielmehr sie herabzustimmen, und da er nie eher über den Heilerfolg seines Verfahrens zu urtheilen im Stande ist, als bis der gereichte Arzneistoff ausgewirkt hat. Er wird aber die zu wiederholende Arzneigabe nicht verstärken, im Gegentheile jedes Mal noch mehr verkleinern, weil unterdessen die zu bekämpfende Krankheit nicht mächtiger, sondern schwächer geworden ist.

Da der homöopathische Arzt nach den Grundsätzen seines Systemes vor der Anwendung eines Arzneistoffes in einem gegebenen Krankheitsfalle genau mit sich darüber zu Rathe gehen muß, ob er auch den vorhandenen pathologischen Erscheinungen, seiner Erstwirkung zufolge, in möglichster Aehnlichkeit entspricht, und da vermöge der unendlichen äußeren und inneren Verschiedenheit der Menge von Arzneikörpern ihre Kräfte – wie auch die Erfahrung bestätiget – ebenfalls unendlich von einander abweichen müssen und folglich kaum jemals zwei für eine Krankheitszeichengruppe in so gleichem Grade homöopathisch angemessen seyn werden, daß nicht der eine vor dem andern den Vorzug verdienen sollte; so pflegt er nur immer diesen angemessensten aus den übrigen herauszuwählen und es erscheint ihm selbst als Gewissenssache, diesen einen – auch wenn er nur einem kleinen Theile der vorhandenen Krankheitserscheinungen entsprechen sollte und der bedeutendere Rest derselben von einigen anderen Arzneipotenzen zusammen homöopathisch gedeckt würde – allein und vor allen anderen in Anwendung zu bringen. Denn er hegt aus Erfahrung die veste Ueberzeugung, daß zwei, drei und mehrere Heilmittel – wiewohl einzeln und für sich allein dem Krankheitsbilde, jeder nach irgend einer Richtung hin, entsprechend – zusammengemischt und vereint angewendet, in ihren eigenthümlichen Wirkungen wesentliche Abänderungen erleiden und sich selbst theilweise (homöopathisch) aufheben müssten, und da er nicht im Stande ist, das Wie dieser Abänderung im Voraus zu berechnen, ja sogar als höchst wahrscheinlich angenommen werden kann, daß die spezifische Angemessenheit der einzelnen Heilstoffe meistentheils in der Zusammenwirkung aller verloren geht, so glaubt er das Wohl des Kranken niemals auf dieses ungewisse Spiel setzen zu dürfen, und verwirft jedes arzneiliche Vielgemisch als unzweckmäßig, ja, er thut dieß schon aus dem Grunde, weil er, selbst wenn ihm der Zufall günstig gewesen wäre und die Anwendung mehrerer Arzneien auf einmal die beabsichtigte Heilung bewirkt hätte, sich selbst keine Rechenschaft darüber zu geben vermöchte, ob er allen zusammen oder nur einer, und welcher er den Erfolg verdanke.

Vermeidet auf diese Weise der Homöopath, weil er mit Recht die gegenseitige Abänderung oder theilweise Vernichtung, mindestens Störung ihrer eigenthümlichen Wirkungen fürchtet, die Zusammenmischung zweier oder mehrerer Arzneimittel bei ihrer Anwendung in Krankheiten, so sehen wir ihn aus demselben Grunde auch jeden andern Stoff, der einer arzneilichen Wirkung fähig oder auch nur verdächtig ist, ganz aus dem Bereiche des leidenden Organismus verbannen. So erscheint ihm die *Diätetik* als ein wichtiger Zweig der Heilkunst, ohne deren Hülfe die letztere meist erfolglos handle, und er läßt es sich ernstlich angelegen seyn, diese bisher vernachlässigte Wissenschaft möglichst zu cultiviren. Indem er für den Leidenden während der Behandlung mit homöopathischen Arzneien eine möglichst naturgemäße Lebensweise anordnet und ihn von Naturwidrigkeiten aller Art allmählig zurückführt, indem er nur rein indifferente Stoffe auf ihn einwirken läßt und dagegen jeden pathogenetischen von ihm entfernt, ja selbst den Duft von wirksamen Substanzen und arzneikräftige Berührungen zu hindern strebt, handelt er vollkommen consequent und sichert seinen ungemein verkleinerten, aber dessenungeachtet, wie wir gesehen haben, zur Erreichung des Heilzweckes gerade hinlänglich kräftigen Arzneigaben, deren Wirkung im Tumulte mehrerer (allopathisch-) arzneilicher Nebenreize und selbst der vielfachen Schädlichkeiten des gewöhnlichen Lebens natürlich sehr bald verloren gehen würde, einen günstigen Erfolg; er beginnt selbst, um diesen gewiß zu erreichen, nie eine homöopathische Cur, bevor der leidende Organismus von allen Einwirkungen sowohl früher nach allopathischen Grundsätzen angewendeter, als auch sonst mißbräuchlich zugelassener arzneilicher Stoffe und diätwidriger Angewöhnungen nicht völlig frei geworden ist und das ursprüngliche Siechthum in reiner, unverfälschter Gestalt sich seiner Beobachtung darbietet.

Stellen wir nun in therapeutischer Hinsicht die beiden Heilmethoden neben einander, so ergiebt sich bald, daß sie ganz differirende Grundsätze anerkennen. Schon die beiderseitigen obersten Heilgesetze, welche ihren übrigen Lehren zur Basis dienen, stehen sich zum Theil als directe Gegensätze schroff gegenüber. An eine Annäherung beider ist gerade in diesem Hauptpunkt am allerwenigsten zu denken, mindestens kann die Homöopathie nicht den kleinsten Schritt zur Befreundung thun, da sie allein die klarste Naturgesetzlichkeit für sich hat und sich der Gründe ihres Handelns am deutlichsten bewußt ist.

Wenn das *antipathische* Heilverfahren in weniger hartnäckigen, neu entstandenen Krankheitsfällen, wie nicht zu läugnen ist, seinen Zweck erreicht, so erscheint es uns dagegen in veralteten pathologischen Zuständen nicht bloß nutzlos, sondern selbst verderblich. Nach jeder neugesteigerten Arneigabe erhält das ursprüngliche Siechthum, vermöge der, nun auch verhältnißmäßig stärker werdenden, durch die organische Reakionskraft bedingten Nachwirkung, einen bedeutenderen Zusatz – die Natur selbst wirkt also den Bemühungen des Heilkünstlers direct entgegen. Freilich läßt man die gesteigerten Arzneidosen immer schneller und schneller und so häufig auf einander folgen, daß die Wirkungszeit der einen – wenn gleich durch ihre Größe einen heftigen organischen Widerstand erregend und also auffallend abgekürzt – doch noch lange nicht abgelaufen ist, wenn bereits die andere ihr nachgeschickt wird, weil man sehr wohl weiß, daß man nach Beendigung der Erstwirkung die Nachwirkung zu fürchten hat und es gar nicht bis dahin kommen lassen darf; allein um so bedenklicher wird am Ende doch die organische Zerrüttung – und völlige Unheilbarkeit, wenn nicht gar der Tod ist dann die Folge eines Heilbestrebens, dem sich die organische Kraft selbst mit aller Macht widersetzt.

Auch dem *rein allopathischen* Heilverfahren kann man in weniger bedenklichen Krankheitszuständen einen günstigen Erfolg keinesweges absprechen; allein auch im besten Falle geschieht die Heilung nach allopathischen Grundsätzen durch bedeutende Umwege. So pflegt z. B. der Arzt in Entzündungszuständen der verschiedensten Art ein Heer von allopathischen (meist schwächenden) Arzneipotenzen in Anwendung zu bringen; die auf diese Weise künstlich erzeugte (Schwäche-) Krankheit überwiegt an Stärke bei weitem das natürliche Leiden, sie ist zugleich von weit längerer Dauer, als die Entzündung in ihrem regelmäßigen Verlaufe; diese letztere wird daher nicht nur suspendirt, sondern sie kömmt aus dem eben genannten Grunde in der Regel überhaupt nicht wieder zum Vorschein, während die Arzneikrankheit noch lange anhält und zu ihrer Entweichung selbst die Hülfe des Arztes in Anspruch nimmt, der dann, indem er mit sogenannten stärkenden Mitteln antipathisch zu handeln meint, wider Willen und Wissen häufig noch homöopathische Medikamente (gewöhnlich die hier homöopathisch angemessene China) in Anwendung bringt; so genest der Kranke allerdings von seiner Entzündung, aber unter weit bedeutenderen Leiden und um vieles später, als es der Fall gewesen seyn würde, wenn er seine Genesung von den Heilkräften der Natur erwartet und jede ärztliche Einmischung verschmähet hätte. In den bedeutenderen, tiefeingewurzelten Siechthumen bleibt der Allopath meist von dem erwünschten Ziele noch entfernter. Während der starke allopathische Arzneireiz die organische Kraft der Reaktion von dem ursprünglichen Uebel ableitet und so dasselbe einstweilen zum Schweigen bringt, wird es nicht allmählig gemildert, vielmehr tritt es nach dem Verschwinden der allopathischen Einwirkung gewöhnlich in bedenklicherer Gestalt hervor, weil der Organismus unterdessen im Kampfe mit dem erkünstelten Leiden seine Kräfte mehr und mehr erschöpft hat und ihm nun den früheren Widerstand nicht weiter entgegenzusetzen vermag. Wiederholte Anwendung gesteigerter Gaben stärkerer allopathischer Mittel verbessert den Zustand selten, sondern verschlimmert ihn vielmehr in demselben Verhältnisse, und eine dauernde Verschmelzung der künstlich erzeugten Krankheit mit dem natürlichen Leiden zu einem dritten, oft ungeheuren Uebel, das weder der ersteren, noch dem letzteren ähnlich sieht, und meist allen Bemühungen der Kunst spottet, ist nicht selten am Ende die Folge davon.

Dieser Hergang und vorzüglich die Art des Erfolges bei dem antipathischen Heilverfahren in bedeutenderen Krankheitsfällen würde den naturgetreuen Beobachter auf das Deutlichste überzeugen, daß er gerade den dem antipathischen entgegengesetzten − den *homöopathischen* Weg einschlagen müsse, um das erwünschte Ziel − schnelle und gründliche Krankheitsheilung − glücklich zu erreichen, wenn nicht die unbedingte Vorzüglichkeit der homöopathischen Heilkunst schon überdem a priori einleuchtete.

Hohe *Naturgesetzlichkeit* ist ihre Basis, − denn der Arzt thut nichts, als daß er die gefesselte organische Kraft frei macht und in den Stand setzt, ja sogar nöthiget, sich selbst auf die natürlichste und vollständigste Weise zu helfen; *Einfachheit* ist ihre Zierde, − denn sie stammt von der Natur und verschmäht alles Erkünstelte; *Consequenz* macht ihren Charakter aus, − denn aus dem obersten Heilgesetze folgen alle ihre übrigen Lehren und Vorschriften als nothwendig. So ist die Kleinheit der Arzneigaben dieser Heilart eigenthümlich, und wenn dieselbe für die Allopathen bisher immer ein vorzüglicher Stein des Anstoßes blieb, so erklärt sich das leicht aus dem Umstande, daß man nur die gewöhnliche (allopathische) Gabenbestimmung als den einzigen Maßstab gelten ließ. Man bedachte nicht, daß diese bedeutende Herabstimmung der Arzneiwirkungen auf die natürlichste Weise aus dem obersten homöopathischen Heilgesetze resultire, ja, daß sie ein nothwendiges Erforderniß zur Heilung nach jenem Gesetze sey, eben so nothwendig als zum Genusse der atmosphärischen Luft das Athmen. Zwar gab man wohl hier und da einmal zu, daß die Arzneigaben bei homöopathischen Curen kleiner seyn müßten, als man sie bisher zu geben gewohnt war, weil man den Grund davon, theoretisch betrachtet, als statthaft und triftig erkannte; allein durch eine Bestimmung der Dosen zu Achtel- höchstens Sechszehntel-Granen hielt man auch alle Anforderungen des homöopathischen Heilgesetzes für vollkommen befriedigt, und erklärte eine Gabenverkleinerung bis zu Milliontheilen, ja Dezilliontheilen geradehin für Thorheit und Absurdität, die Wirksamkeit derselben gleich Null setzend. Wie nun aber die Theorie an sich überall von keinem Werthe ist, sondern erst Gewicht erhält, wenn sich die reine Erfahrung, sie bestätigend oder modifizirend, hinzugesellt, so kann auch über den rechten Grad der homöopathischen Gabenverkleinerung theoretisch nicht abgeurtheilt werden. Der Stifter der homöopathischen Heilkunst selbst hatte Anfangs keine Ahnung davon, daß Dezilliontel von Arzneikraft noch wirksam, ja, daß sie sogar nothwendig seyn könnten, und stellte seine ersten Heilversuche unstreitig mit weit bedeutenderen, mehr in's Gewicht fallenden Dosen an; als er aber von diesen fortwährend zu heftige und selbst gefährliche Wirkungen erfolgen sah, was Wunder! daß er dann, ihre Kräfte durch fortgesetzte Verminderung vorsichtig immer weiter prüfend, am Ende zu einer Gabenkleinheit gelangte, die dem gewöhnlichen Verstande die Gränze des Materiellen überschritten zu haben scheint, wiewohl sie für den Heilzweck noch eben recht ist. Also nur durch Erfahrung kam er zu der Ueberzeugung, welche ihn bei der gegenwärtigen Arzneigabenbestimmung leitet. Demnach ist es zwar den Allopathen nicht zu verargen, daß sie bis jetzt an der Nothwendigkeit so geringer Arzneidosen, wie sie die homöopathische Heilkunst vorschreibt, noch zweifeln und es für ein Leichtes halten, die letztere durch eine Gabenbestimmung, welche sich der gewöhnlichen (allopathischen) wenigstens annähert, der Allopathie mehr zu befreunden; allein darum sind sie zu tadeln, daß sie, während sie über diesen Gegenstand nur theoretisch aburtheilen und die anders Belehrten einer Absurdität beschuldigen, es nicht der Mühe werth achten, über die Sache, behufs ihrer vollkommenen Widerlegung und der Rechtfertigung der eigenen Zweifel, eine ernstliche, rein erfahrungsmäßige Prüfung anzustellen. Auf diese Weise allein würde Wahrheit an den Tag kommen und der obwaltende Streit sehr bald sein Ende erreichen. Sie würden auf demselben Wege zu der Ueberzeugung von der noch hinlänglichen Wirksamkeit der allerkleinsten homöopathischen Arzneigaben, so wie von der Nothwendigkeit ihrer ausschließlichen Anwendung gelangen, auf welchem sie, ebenfalls nicht plötzlich, sondern durch allmählige und immer weiter und weiter, besonders in den neuesten Zeiten fast ins Ungeheure getriebene[11]) Steigerung ihrer eigenen Arzneidosen am Ende dahin gekommen sind, selbst die allergrößten, massivsten Portionen höchst wirksamer (heroischer) Medikamente bei anti- und allopathischen Curen unschädlich und sogar nothwendig zu finden; und so würde es ihnen vollkommen klar werden, daß, wie die beiden Heilmethoden in ihren obersten Prinzipien ganz von einander abweichen, ja sich zum Theil direct entgegengesetzt sind, so auch die, consequent aus diesen resultirenden übrigen Grundsätze und namentlich die beiderseitigen Ansichten über Arzneigabenbestimmung directe Gegensätze nothwendig bilden und die Arzneidosen des einen Heilverfahrens desto kleiner werden müssen, je größer die des anderen sind, mithin an eine gegenseitige Annäherung, wie überhaupt, so vorzüglich auch in diesem Punkte gar nicht gedacht werden könne.

Gehen wir in unserer Betrachtung weiter, so finden wir, daß sich dieß entgegengesetzte Verhältniß bis in die letzten Verzweigungen der Therapie verfolgen läßt. Während die Allopathie ihre Arzneigaben so oft als möglich wiederholen und obenein mehr und mehr steigern muß, um ihre Wirkungszeit nicht zu Ende kommen und dann das organische Reaktionsvermögen zur Vereitlung des Heilzweckes thätig werden zu lassen und das ursprüngliche Uebel in bedenklicherer Gestalt wieder hervortreten zu sehen; fühlt sich die Homöopathie dringend veranlaßt, gerade das entgegengesetzte Verfahren zu beobachten, und sorgt demnach mit Eifer dafür, daß die angemessene Arznei ihre Wirkung ganz und ungestört vollende, damit die reagirende Kraft des Organismus zum Heile des Kranken sich erhebe und die Genesung zu Stande bringe; ja sie findet, wie wir bereits sahen, in der Regel jede Wiederholung der ersten Arzneigabe nicht nur unnöthig, sondern selbst nachtheilig, weil diese erste gewöhnlich, was in ihrer Wirkungssphäre liegt, ganz vollendet und nur den Rest von Krankheit ungeheilt zurückläßt, für welchen sie nicht angemessenes (homöopathisches) Heilmittel war, und läßt, wenn ja in seltenen Fällen ein Mal eine Gabenwiederholung nöthig wird, statt der Steigerung eine Verminderung derselben eintreten. Auch diese Grundsätze konnte nur eine ungetrübte, längere Erfahrung erzeugen und veststellen, wiewohl sie schon a priori – als Resultate eines, dem anti- und allopathischen entgegengesetzten, obersten Heilprinzipes durchaus consequent erschienen. Und so finden wir die scharfe Trennung der beiden Heilmethoden hier von Neuem auf das Deutlichste ausgesprochen.

Was die arzneilichen Vielgemische betrifft, so könnte sie die allopathische Heilkunst unstreitig weit eher entbehren, als die großen Gaben, da sie nicht so bestimmt aus ihrem obersten Heilgesetze resultiren, als diese, und vielmehr einer Mangelhaftigkeit ihre Entstehung und Beibehaltung verdanken, auf welche wir noch später weitläuftiger werden zu reden kommen; allein sie erscheinen mindestens als consequent, in sofern man ihnen die Tendenz beilegt, den Arzneieffect, auf dessen nachdrückliches Uebergewicht bei der allopathischen Handlungsweise, wie wir gesehen haben, alles ankommt, zu erhöhen und zu vervielfachen. Was aber auf diese Weise, wiewohl ursprünglich nicht gehörig begründet, doch mit einem Scheine von Consequenz observanzmäßig in der Allopathie beibehalten wird, davon stellt die homöopathische Heilkunst abermals den directen Gegensatz als Gesetz auf, nur mit dem Unterschiede, daß er, wie überhaupt naturgemäß, so in ihrem obersten Heilprinzipe begründet und als unerläßliche Bedingung zur Erreichung des Heilzweckes erscheint. Sie wendet in jedem Falle nur *einen einzigen* Heilstoff auf einmal an, weil es ihr bekannt ist, daß mehrere zusammen sich naturgesetzlich auf irgend eine Weise in ihrer Wirkung beeinträchtigen, abändern oder gar theilweise aufheben und besonders zwei von gleicher Angemessenheit für einen vorhandenen Krankheitsfall, also von ähnlicher Wirkung, in Folge ihres eigenen Heilprinzipes, sich (homöopathisch) vernichten müßten. Sie sucht aus demselben Grunde, und zugleich noch wegen der nöthigen Kleinheit ihrer Arzneigaben, jeden Arzneireiz irgend einer Art von ihren Kranken entfernt zu halten; indem die äußerst geringe und nur unter diesen Umständen noch hinlänglich starke Kraft derselben von der Wirksamkeit anderer pathogenetischer Stoffe sehr bald überstimmt werden und schon bei der fortwährenden Einwirkung der vielfachen diätetisch-medicamentösen Genüsse und Schädlichkeiten des gewöhnlichen Lebens verloren gehen müßte. So steht ihre Diätetik, wie es auch seyn muß, mit ihrem obersten Heilgesetze im natürlichsten Einklang und bildet ebenfalls den strengsten Contrast mit der Diätetik der allopathischen Heilmethode, und wir haben einen neuen Beweis, daß Allopathie und Homöopathie, in allen ihren Theilen scharf auseinandergehalten, sich zu einer Amalgamirung gar nicht qualifiziren.[12])

Haben wir nun bisher den therapeutischen Theil des homöopathischen Lehrgebäudes näher beleuchtet und uns von der Naturgesetzlichkeit seines Heilprinzips, so wie von der Consequenz aller daraus resultirenden Grundsätze genugsam überzeugt, so wird es uns vollkommen klar, daß – wie wir im Obigen nur andeutungsweise und noch ohne weitern Beweis behaupten konnten – es das unerläßlichste Geschäft des Homöopathen sey, die Symptomengruppe eines zu heilenden Krankheitsfalles treu und wahr aufzufassen und jede Eigenthümlichkeit desselben, ohne Rücksicht auf Wesentlichkeit oder Zufälligkeit der pathologischen Erscheinungen zu beachten. Indem er nämlich so das vollständige Bild – die Physiognomie – des Siechthumes genau kennen zu lernen und fest zu halten bemüht ist, erspart er die unnütze und undankbare Mühe, sein inneres Wesen zu ergründen, – denn er erfaßt den wahren Repräsentanten desselben; und indem er durch dieses treue Auffassen der ganzen Krankheitsphysiognomie in den Stand gesetzt wird, einen Arzneistoff auszuwählen, der seiner Natur nach ein künstliches Leiden von sehr ähnlicher Physiognomie, folglich einen pathologischen Zustand, dem ein dem ursprünglichen Siechthume sehr ähnliches inneres Wesen eigen ist, im menschlichen Organismus zu erzeugen vermag, besitzt er die Fähigkeit, dem inneren Wesen (der nächsten Ursache) des zu heilenden Uebels, ohne daß er es wirklich kennt, auf die zweckmäßigste und naturgemäßeste Weise heilkräftig entgegen zu wirken. Demnach kann und darf er hier den Allopathen nicht nachahmen, sondern muß, statt sich scharfsinnigen Spekulazionen hin zu geben, einzig den Weg ruhiger Beobachtung einschlagen und mit ernstem Eifer verfolgen.

Wenn man von den urältesten Zeiten an bemüht war, die vielfachen Gebrechen des menschlichen Organismus zu beseitigen oder auch nur zu lindern und den Zustand des Leidenden erträglicher zu machen, so war wohl die erste und natürlichste Bedingung zur Erreichung dieser Absicht, daß man sich den Besitz von Mitteln zu verschaffen strebte, welche die Eigenschaft hätten, Krankheit in Gesundheit umzuwandeln. Man nannte sie Heilmittel, Arzneien. Von den mancherlei Stoffen aus allen Naturreichen, die dazu dienlich seyn sollten, mußte man zuerst wissen, ob sie überhaupt einer Einwirkung auf den menschlichen Organismus, und dann, welcher sie fähig wären. So entstand ein eigener bedeutender Zweig der Arzneiwissenschaft – die Arzneimittellehre, welche über die Würkungen der Heilmittel Aufschluß zu geben bestimmt ist. Diese Lehre nun zu begründen und zu vervollständigen, schlug man sehr verschiedene Wege ein. – Im Anfange, wo die Heilkunst noch in ihrer Kindheit stand und sich lediglich an der Hand einer gemeinen Empirie emporhob und aufrecht erhielt, war unstreitig auch der Weg, auf welchem man zur Kenntniß der Arzneikräfte zu gelangen hoffte, ein bloß empirischer, – aus dem Erfolge, welchen die Arzneien bei ihrer Anwendung in Krankheiten hätten (ab usu in morbis), wollte man ihre Wirkungen kennen lernen. Weil man nun auf diese Weise nicht immer ganz die erwünschte reiche Ausbeute erhalten mochte, oder auch, weil man in der Medizin überhaupt späterhin mehr und mehr anfing, sich der Spekulation zu ergeben, so verließ man von Zeit zu Zeit jenen Weg wieder und versuchte, bald durch Fiction und Vermuthung, bald durch die Berücksichtigung der sinnlichen Eigenschaften der Arzneikörper, bald durch ihre chemische Zerlegung zu der fehlenden Kenntniß ihrer Wirkungen zu gelangen. Indessen blieb der Gebrauch der Arzneien in Krankheiten, da die eben genannten Quellen der Arzneimittellehre noch unlauterer erschienen, doch immer bis auf die neuesten Zeiten das vorzüglichste Mittel zur Erforschung von Heilkräften.

Die homöopathische Heilkunst allein verließ die bisherigen Wege zur Erkenntniß der wahren Eigenschaften ihrer Heilmittel und schlug einen anderen, bis dahin nur hier und da als seltenste Ausnahme von einem Arzte und dann doch nur unvollkommen verfolgten, zur Erreichung dieser Absicht ein. Sie begann nämlich, jeden Arzneistoff einzeln und unter Entfernung aller andern pathogenetischen Einflüsse an gesunden menschlichen Individuen zu prüfen, bevor sie ihn irgend ein Mal in Krankheiten anzuwenden wagte, und die reinen Arzneiwirkungen, welche auf diese Weise zu Tage gefördert wurden, legte sie in ihrer Arzneimittellehre nieder, zur glücklichen Benutzung für vorkommende geeignete Krankheitsfälle.

Also auch hier finden wir die beiden Heilmethoden in scharfer Trennung, wiewohl gerade dieß der einzige Punkt ist, in welchem eine Annäherung möglich, ja selbst für die Allopathie ersprießlich wäre, wenn diese ihre Ansichten nach denen der Homöopathie modifiziren wollte. Wie unlauter die Quellen der gewöhnlichen Materia medica sind, leuchtet jedem Unbefangenen ein.[13] Weder durch eine kecke Vermuthung, noch durch die Beachtung der sinnlichen Eigenschaften eines Arzneistoffes lassen sich seine Kräfte bestimmen. Wer möchte es einem solchen wohl ansehen, anriechen oder anschmecken, was er als Heilmittel leisten könne! Mit demselben Erfolge müßte man, wie jener Knabe in der Fabel, von dem Gefieder des Vogels auf seinen Gesang zu schließen vermögen. – Nicht bessere Resultate hat die chemische Analyse der Arzneikörper geliefert, welche ihre todten Bestandtheile, die gar oft, z. B. in verschiedenen Pflanzen, dieselben sind, und deren chemische Bedeutung kennen lehrt, aber über ihre innere, virtuelle Natur nicht den mindesten Aufschluß giebt. Aus ihrer Wirkung in erkrankten Individuen endlich, wiewohl dieß bisher die gewöhnlichste Schlußfolge war und die sicherste schien, läßt sich dennoch ebenfalls nie mit Bestimmtheit auf die wahren Eigenschaften der Heilmittel schließen. Dieß ward den Allopathen schon darum völlig unmöglich, weil sie von den ältesten bis auf unsere Zeiten her, wie wir bereits angemerkt haben, sich nie entschließen konnten, einfache Medikamente in Krankheiten zu verordnen, vielmehr stets ein Gemisch aus mehreren, oft sehr vielen arzneilichen Stoffen in Anwendung brachten. Wie sie auf solche Weise immer einen arzneilichen Gesammteffekt erhielten, der von den eigenthümlichen Einzelwirkungen jedes besondern, dabei gebrauchten Heilstoffes vielfach differirte, weil alle zusammen in Folge unabänderlicher Naturgesetze sich in ihren natürlichen Wirkungen abändern, beeinträchtigen oder auch gar aufheben mußten, so blieb es auch nothwendig ein Geheimniß, welchen Antheil jede einzelne Arznei an dem erhaltenen Resultate habe und welcher von ihnen allen die hervorstechendste Veränderung im Befinden des Organismus beizumessen sey – kurz, es ließ sich nicht die mindeste Nutzanwendung davon machen.[14]) Gleichwohl ermangelten die Aerzte nicht, stets einer einzigen Arznei, welcher sie nach vorgefaßter Meinung diese oder jene Eigenschaft beilegten und deshalb in dem Vielgemische den obersten Rang und das Prädikat Basis zuerkannten, den vorzüglichsten Antheil an dem etwa zufälligen Heilerfolge zuzuschreiben und sie somit nicht selten in den allerunverdientesten Ruf zu bringen. So ist es gekommen, daß manche Arzneistoffe – auf fremde Lobpreisungen, besonders von England und Frankreich her – im eigentlichsten Verstande Mode geworden sind. Man erinnere sich hier nur aus der neuesten Zeit der Blausäure und Jodine, deren Wirkungskreis sich in dem kürzesten Zeitraume so außerordentlich ausbreitete, daß sie fast in den meisten der gewöhnlichen Krankheiten ihre Anwendung fanden. Freilich erfuhren alle so schnell in Ruf gekommene Mittel auch sehr bald das Schicksal anderer Dinge, die der Mode ihr Ansehen verdanken, und sanken wieder in ihre vorige Unbedeutendheit zurück, wie denn auch jetzt bereits von der Blausäure und Jodine weit weniger Anwendung gemacht wird und voraus zu sehen ist, daß sie in kurzem zu einer ziemlichen Unberühmtheit zurückkehren werden. Wie wäre dieses außerordentliche Ereigniß möglich, wenn man von den wahren Kräften seiner Heilmittel eine genaue Kenntniß hätte und ihnen nicht willkührlich diesen oder jenen Antheil an dem Gesammtresultate eines arzneilichen Vielgemisches zuschriebe! Müßte nicht jedem seine erstbestimmte Wirkungssphäre für alle Zeiten unabänderlich bleiben?

So schadet der alte Gebrauch, mehrere Arzneien zusammen in Krankheiten anzuwenden, offenbar der reinen Erfahrung. Indessen ist selbst der einfache Arzneigebrauch in Krankheiten noch nicht geeignet, zur wahren Ausmittelung der positiven Kräfte der Heilmittel etwas beizutragen. Denn setzen wir den Fall, daß, behufs dieser Ausmittelung, stets einfache Arzneistoffe in Krankheiten angewandt würden, so hätte man zwar den Nutzen davon zu erwarten, daß man erführe, ob das gewählte Mittel in der vorhandenen Krankheit etwas leisten könne, oder nicht; allein weiter würde sich die erhaltene Ausbeute in keinem Falle erstrecken — man hätte alsdann zwar ein bestimmtes, aber sehr beschränktes Resultat gewonnen. So müßte man nun, um mehr zu erhalten, entweder einen einzigen Heilstoff gegen alle Krankheiten durchprobiren, oder auch gegen eine einzige Krankheit alle arzneiliche Potenzen nach der Reihe in Anwendung bringen. Durch dieses lange, ja bis ins Unendliche fortgesetzte Probiren würde man allerdings bisweilen zufällig einen erwünschten Heileffekt erzielen, — man würde für manche Krankheit das alleinhelfende (spezifische) Mittel antreffen: allein auch dieser mühsame Fund könnte nur dann von wahren, bleibenden Nutzen seyn, wenn die vorhandene Krankheit gerade zu denjenigen gehörte, welche eine unveränderlich festständige Symptomengruppe zeigen, wie z. B. die Wollarbeiterkrätze, die Lustseuche u. m. a. Diese pflegen in sehr geringer Anzahl vorzukommen und beinahe für sie alle ist auf jene Weise durch fortgesetztes Probiren zufällig das spezifische Heilmittel bereits aufgefunden. Alle übrigen im menschlichen Organismus vorkommenden Krankheiten besitzen nicht diesen festständigen Charakter, sondern weichen so unendlich von einander ab, daß kaum jemals zwei sich einander ganz gleich seyn werden. Findet man nun einmal für einen solchen Krankheitsfall zufällig das allein angemessene Heilmittel, so ist der Nutzen davon ganz momentan, — man hat das Glück, seinen Kranken schnell zu heilen: lernen kann man aber aus dieser Heilungsgeschichte wenig oder nichts, weil der geheilte Krankheitsfall schwerlich jemals just eben so dem Arzte wieder vor Augen kommt und mithin die gewonnene Kenntniß keine fernere Anwendung leidet. So erfährt man durch den fortgesetzten Arzneigebrauch in Krankheiten, wenn's recht hoch kommt, nur die Wirkung eines Heilstoffes nach einer einzigen Richtung hin — seine Angemessenheit für einen individuellen pathologischen Zustand, und kann sich seiner, wenn der letztere zu den festständigen gehört, öfter mit sicherem Erfolge bedienen, falls aber derselbe zu den übrigen sich nicht gleichbleibenden Krankheiten zu zählen ist, nie wieder ganz auf dieselbe Weise davon Gebrauch machen; man lernt nur einen sehr kleinen Theil seiner Wirkung kennen, nicht seine anderweitige ganze, unendlich umfassendere Heiltendenz. Wie nun aber die allopathische Heilkunst bei ihrem Bemühen, die sämmtlichen Krankheiten systematisch zu ordnen, diejenigen pathologischen Zustände, welche in ihren äußern Erscheinungen einige Aehnlichkeit zeigten, wiewohl sie ihrer innern Natur nach höchst verschieden waren, dennoch von jeher unter einem gemeinschaftlichen Namen zusammenfaßte, so pflegt sie auch einen vorhandenen Krankheitsfall niemals genau nach seinen sämmtlichen Eigenthümlichkeiten und individuellen Erscheinungen zu markiren, sondern begnügt sich damit, ihn durch eine gangbare pathologische Benennung zu bezeichnen und höchstens in ganz flüchtigen Umrissen ein allgemeines Bild von ihm zu entwerfen, das dem unter gleichem Namen im pathologischen Handbuche befindlichen entspricht, und überläßt es den Aerzten, hiernach sich selbst den Fall beliebig vorzustellen. Dieß ist der natürlichste Anlaß zu Irrthum und Täuschung; denn der Arzt, welcher, von der weit bezeichnenden pathologischen Benennung verleitet, leicht ein sehr entfernt ähnliches Siechthum für identisch mit dem dagewesenen hält, wendet nun mit großer Zuversicht sogleich das angepriesene Heilmittel an, aber der spezifische Erfolg, den er erwartet, bleibt natürlich aus, ja er sieht vielleicht selbst Nachtheil davon entstehen, weil die Verschiedenheit dieses und jenes Krankheitsfalles allzubedeutend ist, als daß dasselbe Mittel, welches den einen heilte, auch dem andern heilkräftig begegnen sollte. [15]) So kommt es, daß die eifrigsten Lobpreisungen eines Arzneimittels oftmals von andern mit Bitterkeit widerlegt werden, und es erklärt sich hieraus sehr natürlich die Unsicherheit so mancher ärztlichen Behauptung von den Kräften dieser oder jener Arznei, so wie überhaupt die Trüglichkeit des Inhaltes unserer gewöhnlichen Handbücher der Materia medica. Sonach muß es Jedem klar werden, daß durch die Anwendung der Arzneistoffe in Krankheiten ihre wahren Heilkräfte niemals, am wenigsten so vollständig ausgemittelt werden können, daß man im Voraus zu bestimmen vermöchte, in welchem Falle eine Heilpotenz nützlich oder schädlich seyn werde; ja das Letztere leuchtet schon an sich selbst ein. Denn so wenig man von einer durch Verderbniß oder chemische Zerlegung mehr oder weniger veränderten Arzneisubstanz den ganzen ihr sonst eigenthümlichen Effekt auf das organische Befinden erwarten würde, eben so wenig wird man sich bei der Anwendung einer Arzneipotenz auf den kranken, seiner Normalität beraubten, Organismus Rechnung auf ein ganz reines Resultat machen dürfen, da ja der wahre Arzneieffekt nur durch den Conflikt des organischen Reakzionsvermögens mit der eigenthümlichen Kraft der Arznei zu Stande kommt, der also, wenn jenes krankhaft verändert ist und mithin abnorm reagirt, ebenfalls abnorm und daher unrein werden muß.

Die homöopathische Heilkunst wendet nie einen Arzneistoff in Krankheiten an, bevor sie nicht von seinen wahren Kräften eine genaue Kenntniß erlangt hat; denn jedes Curiren mit nicht genau oder gar nicht gekannten Arzneien – Experimentiren – hält sie mit Recht für ein frevelhaftes und gefährliches Beginnen, das sich auf keine Weise rechtfertigen oder auch nur vertheidigen läßt. Es ist demnach ihr eifrigstes Bemühen, sich über die Wirkungen der Stoffe, welche sie als Heilpotenzen benutzen will, vorher ganz zu belehren. Dabei schlägt sie nicht den Weg der Fikzion und Spekulazion ein, weil sie überzeugt ist, daß er nur zu Irrthümern und Täuschungen führt, noch legt sie den geringsten Werth auf fremde Lobpreisungen und die Autorität berühmter Männer, sondern sie sucht die ihr nöthige Kenntniß durch treue Beobachtung der Natur in ihrem reinen und ungestörten Wirken selbst zu gewinnen. Sie stellt nämlich unter den einfachsten Verhältnissen reine Arzneiversuche an, indem sie einen einzelnen pathogenetischen Stoff mit dem gesunden (nicht kranken) Organismus des Menschen [16]) in die genaueste Berührung (durch Einnehmenlassen) bringt und ihn, unter sorgfältiger Entferntheitung aller andersartigen pathogenetischen Einflüsse und Ausführung einer ganz naturgemäßen Lebensordnung, seine eigenthümliche Wirkung auf das (gesunde) organische Befinden vollbringen läßt, die sie alsdann – als wahrhafte Antwort der sorgfältig befragten Natur – genau und treu aufzeichnet und zu künftigen Krankheitsheilungen benutzt. Dabei begnügt sie sich nicht damit, die Wirkungstendenz einer Arznei nur oberflächlich und im Allgemeinen aufzufassen, vielmehr verzeichnet sie jedes, auch das anscheinend unbedeutendste Arzneisymptom, weil ihr sehr wohl bewußt ist, daß auch die geringeren in der Zusammenstellung aller, wodurch erst ein vollständiges künstliches Krankheitsbild entsteht, eine höhere Bedeutung erhalten, und für die Gesammtzahl natürlicher Krankheitserscheinungen in einem konkreten Falle nur dadurch das künstliche parallele Krankheitsbild gefunden werden könne, daß man die Symptomengruppe der Arzneien vollständig und mit allen ihren feinen Nüancen und Eigenthümlichkeiten kennt; ja sie prüft ihre Arzneistoffe nicht bloß an einem Menschen, sondern an mehreren und vielen, um deren Totalwirkung nach den verschiedensten Richtungen hin zu erfahren, da nicht an einem Individuo alle Symptome einer Arznei, sondern nur immer ein Theil derselben, an dem einen diese, an dem andern jene, je nach der verschiedenen Disposition eines jeden, zum Vorschein zu kommen pflegen, und so macht sie nach jeder neuen Prüfung die Bemerkung, daß die meisten Arzneipotenzen an Heilkräften in den verschiedensten Beziehungen ungemein reich sind und eine einzige nicht nur hinreicht, den meisten, ja oft allen Indikationen einer – nicht selten sehr verwickelten – Krankheit zu entsprechen, sondern auch noch einer bedeutenden Anzahl anderer pathogenetischer Zustände der verschiedensten Art heilkräftig zu begegnen. Und kann man wohl auf einem anderen Wege zu einer gründlichen Kenntniß der positiven Arzneikräfte gelangen? Tappt nicht die allopathische Heilkunst, welche diesen Weg bisher hartnäckig verschmähte, noch heute in demselben Dunkel herum, welches sich schon vor vielen Jahrhunderten über ihre Arzneimittellehre verbreitete? Hat sie wohl einen einzigen haltbaren Grund, denselben noch länger unbetreten zu lassen, und ist es nicht im höchsten Grade widersinnig, Krankheiten mit Mitteln heilen zu wollen, die man nur von Hörensagen, nicht aus eigener Prüfung kennt, oder deren Wirkungstendenz man sich nur einbildet? – Darf sie bei so leichtsinnigem Verfahren auf einen bestimmten, sicheren Erfolg jemals rechnen? – Und hat sie wohl einen Grund, die beliebten arzneilichen Vielgemische, welche jeden sicheren Erfolg auch dann noch vereiteln würden, wenn man die dazu benutzten Medikamente ihren wahren Kräften nach wirklich kennen gelernt hätte, noch ferner bei zu behalten, überhaupt stets mehrfache Arzneireize anzuwenden oder zuzulassen und rücksichtlich der Diät und Lebensordnung die auffallendste Lauheit und Gleichgültigkeit blicken zu lassen? Liegt wohl eine eigentliche Veranlassung zu solchem Indifferentismus in dem obersten allopathischen Heilprinzipe? – Wahrlich, *der einfache, von der Einwirkung aller fremdartigen pathogenetischen Einflüsse und diätetischer Schädlichkeiten völlig freie und ungestörte Arzneigebrauch in Krankheiten* ist die erste und allervernünftigste Bedingung zur Erreichung eines bestimmten Heilzweckes, und kein Arzt, der huldige diesem oder jenem medizinischen Systeme, kann sich derselben mit Recht entziehen.[17]) Ist demnach einige Annäherung der beiden Heilmethoden (wenn gleich noch lange keine Vereinigung) in irgend einem Punkte möglich, so ist es eben hier; nur muß sie von Seiten der Allopathie kommen. Denn während die Arzneimittellehre derselben, wie wir gesehen haben, aus den unlautersten Quellen geschöpft ist und noch täglich geschöpft wird, ruht die homöopathische auf so sicherem und nicht bloß für sie, sondern allgemeingültigem Grunde, daß ihr Gebäude in Ewigkeit kein Zufall erschüttern wird.

Fanden wir nun im Verlaufe dieser Betrachtungen, daß die *pathologischen* Ansichten der Allopathie gänzlich von denen der homöopathischen Heilkunst differiren, indem jene das (unerforschliche) innere Wesen der Krankheiten zum Heilobjekt nimmt und nach demselben das gesammte Heer von pathologischen Zuständen, zur Erleichterung der praktischen Behandlung, in ein vollständiges System zu bringen sucht, diese aber nur die sinnlich erkennbaren Krankheitserscheinungen (als die Repräsentanten des inneren Wesen) als Heilobjekt aufstellt und jeden vorkommenden Krankheitsfall für einen eigenthümlichen nimmt; sahen wir ferner, daß beide Heilmethoden rücksichtlich ihrer *therapeutischen* Grundsätze vollkommen von einander abweichen, ja sich zum Theil direkt entgegen stehen, indem die erstere nur solche Arzneistoffe als Heilmittel zulässig findet, die zu der vorhandenen Krankheit in einer gegentheiligen (antipathischen), oder in gar keiner eigentlichen (allopathischen) Heilbeziehung stehen, die letztere dagegen immer diejenigen Medikamente behufs der Heilung auswählt, welche ein der fraglichen Krankheit sehr ähnliches Leiden künstlich zu erregen vermögen, also in homöopathischer Heilbeziehung zu derselben stehen, und daß beide ihr oberstes Heilgesetz consequent in der praktischen Anwendung durchführen, mithin bis in die letzten Zweige der Therapie mit einander im strengsten Contraste bleiben; überzeugten wir uns endlich, daß die beiderseitigen Arzneimittellehren, aus verchiedenen Quellen geschöpft, auch verschiedenen Inhaltes sind, dabei aber namentlich die homöopathische vollkommen naturgesetzlich begründet ist, während die allopathische, auf trügerischem Boden wurzelnd, nichts für sich hat, selbst nicht aus dem Wesen des allopathischen Heilprinzipes die Eigenthümlichkeit ihrer Gestaltung mit Consequenz herleiten kann; so unterliegt es keinem ferneren Zweifel, daß alle Bemühungen, eine Amalgamirung der Allopathie mit der Homöopathie zu bewirken, nothwendig scheitern müssen, ja daß selbst eine bloße Annäherung beider Heilmethoden in keinem Punkte möglich sey (die Arzneimittellehre allein abgerechnet, welche jedoch lediglich von allopathischer Seite eine Modifikazion und zwar nach der homöopathischen erleiden müßte). Beide werden ihrem Wesen nach immerdar nur getrennt neben einander zu bestehen vermögen, so lange sie ihre obersten Heilprinzipien unverändert vesthalten, und selbst sich einander gewissermaßen ergänzen werden sie nur selten können. Denn wo die homöopathische Heilkunst, welche, wiewohl noch beinahe in ihrer Kindheit, dennoch für die meisten Krankheiten bereits jetzt umfassende Hülfe gewährt, in manchen seltenen Fällen wegen der Unzulänglichkeit ihrer geprüften Mittel nicht ausreicht[18]), da wird das allopathische Heilverfahren (das, wie wir gesehen haben, ohne Widerrede weniger naturgemäß ist und gegen veraltete hartnäckige Uebel in der Regel nichts vermag) fast stets nicht minder erfolglos bleiben, wenn es nicht gar die ursprüngliche Krankheit merklich verschlimmert; wo dagegen dieses als unzulänglich erscheint, da wird auch die Homöopathie wenigstens so lange nichts vermögen, als der leidende Organismus von allen Erst- und Nachwirkungen der allopathischen Heilmittel, so wie der nebenbei zugelassenen mehrfachen diätetischen Schädlichkeiten noch nicht wieder völlig frei geworden ist, und dieser Zustand der Losgebundenheit von allen pathogenetischen Einflüssen läßt sich nur in chronischen, selten in akuten und schnell gefahrdrohenden Krankheiten herbeiführen.

Erwägen wir zuletzt alles genau, so läßt sich nicht ein Mal absehen, warum man die Amalgamirung der beiden Heilmethoden so eifrig wünschen sollte. Ein solcher Wunsch setzt voraus, daß man jeder gewisse Vorzüge einräumt, aber auch gewisse Mängel zum Vorwurfe macht, – sonst würde man lieber jede für sich allein bestehen lassen wollen, da ja bei einer Vereinigung die eine wie die andere einen Theil ihrer angenommenen Prinzipien nothwendig aufopfern muß. Wenn man nun diese Mangelhaftigkeit an dem allopathischen Heilsysteme, welches, wie wir gesehen haben, weniger naturgemäß ist, nicht abläugnen kann, so muß sie der Sachverständige doch an dem homöopathischen Lehrgebäude ganz bestreiten, welches vollkommene Naturgesetzlichkeit, die edelste Einfachheit und strengste Consequenz zur Basis hat. Durch Verkürzung und Vertauschung dieser seiner Grundpfeiler – und eine solche würde bei der gedachten Vereinigung unerläßlich – gienge es seiner eigenen Existenz verlustig und zerfiele in ein todtes, leeres Nichts, wie denn auch die Allopathie dabei ihre gegenwärtige Gestalt ganz verlöre, – es entstände überhaupt eine neue Heillehre (ein monströses tertium quid), die weder Allopathie, noch Homöopathie genannt werden könnte. Wie nun die homöopathische Heilkunst, welche schon dann erfolglos wirkt, wenn nicht jede, auch die anscheinend werthloseste, Bedingung, die sie zur Erreichung ihrer Heilzwecke zu stellen sich genöthiget sieht, im strengsten Sinne erfüllt wird[19]), – bei dem durch das Anschmiegen an allopathische Prinzipien bedingten Fahrenlassen ihrer Naturgesetzlichkeit und strengen Consequenz ganz nutzlos werden und bald dem Spotte, welcher bisher stets fruchtlos seine Geißel über sie schwang, mit vollem Rechte und für immer ohnmächtig unterliegen müßte; so könnte sie in dieser Verwandlung selbst dem Homöopathen nicht mehr ehrwürdig und achtungswerth erscheinen. Aber auch der Allopath würde, wenn er den einzigen Vorzug, um welchen er ihre Vereinigung mit der Allopathie wünschenswerth fand – nämlich ihre schnelle und sichere Hülfe in den verwickeltsten Krankheitsfällen – an ihr verschwunden sähe, sein ganzes Projekt für verunglückt halten; denn er hätte von seinem Systeme einen Theil aufgeopfert und nichts Besseres dafür empfangen.

So kann demnach keine Parthei die Amalgamirung der beiden Heilmethoden im Ernste wünschen, – die Allopathen nicht, weil sie dabei in der That nichts gewönnen, die Homöopathen noch weit weniger, weil sie offenbar dabei alles verlören.[20])

Anmerkungen

(1) Z. B. *Christian Gottlieb Selle,* Einleitung in das Studium der Natur- und Arzneiwissenschaft. 2. Aufl. Reimer, Berlin 1787, S. 60.
(2) S. *Johann Christian Reil,* Über die Erkenntniß und Cur der Fieber. I. Thl. V. Ghelen, Halle u. Berlin 1799, § 135.
(3) Man vergleiche unter andern auch das System des Professor *Broussais.*
(4) Ein Paar oberflächliche Fragen, die oft mehr der Form wegen an den Kranken gethan werden, sollen da über die Art des Krankseyns den nöthigen Aufschluß bewirken. An ein einzelnes, vor andern aufgegriffenes Symptom, das vielleicht mit dem gegenwärtigen Leiden nicht einmal in eigentlichem Zusammenhange steht, weil es der Kranke auf die

Frage nach anamnestischen Zeichen mit anführt, die gewöhnlich an ihn gethan wird, wenn die vorhandenen Erscheinungen zur Ertheilung eines pathologischen Namens nicht ausreichen wollen, – knüpft sich im Kopfe des Arztes durch geschäftige Ideenbildung nicht selten ein ganzes, vollständiges Krankheitsbild, das nichts für sich hat, als eine leere Vermuthung. Vergleiche hierüber Reine Arzneimittellehre von *S. Hahnemann*, 4. Thl., S. 6 u. f.

(5) „Krankheiten ohne äußerlich wahrnehmbare Symptome, wie man deren doch hin und wieder einige beobachtet hat, kann sonach die Homöopathie nicht heilen!" so hat man bisweilen eingeworfen. Allein diese Fälle sind in der That kein Gegenstand der Heilung und auch die Allopathie kann sie weder ihrem Wesen nach ausmitteln, noch auch wirklich heilen.

(6) Um darüber entscheiden zu können, ob ein Symptom wesentlich oder unwesentlich sey, müßte man die nächste Ursache oder das Wesen der Krankheit vorher genau kennen, das man doch mit Hülfe der Symptomen erst auffinden will.

(7) So kann wohl eine kalte, schneidende Luft, die nur Minuten lang auf den entblößten Unterleib wirkt, selbst bei dem stärksten Manne einen heftigen Erkältungsdurchfall erregen, ist aber dieser beendiget, so sehen wir darauf eine eben so starke Stuhlverstopfung erfolgen.

(8) Hierbei wird wohl gemeiniglich ausnahmsweise der Fall eintreten, daß die organische Kraft das künstliche Leiden spurlos verschwinden läßt, ohne einen gegentheiligen pathologischen Zustand hervorzubringen, weil sie von der noch bestehenden Krankheit sogleich wieder dringend in Anspruch genommen wird.

(9) Eine solche Allgemeinwürkung der Arzneien spricht sich auch, nach dem oben angeführten Naturgesetze, bei allopathischen Kuren fast immer aus. Je heftiger, vermöge der großen Dosis eines Mittels, die arzneiliche Einwürkung ist, desto mächtiger erfolgt die organische Gegenwürkung, und so pflegt durch die letztere die Arzneikraft gemeiniglich plötzlich und auf ein Mal durch Stuhl-, Urin-, Schweißausleerung oder Schnupfen, Erbrechen u. s. w. wieder ausgeschieden zu werden, ohne daß sie Zeit und Vermögen behielte, ihre eigentlichen, weit wichtigeren Effecte mit allen ihren feineren Eigenthümlichkeiten im Organismus zu entwickeln; ja, eine heftige Gabe macht, wie die Erfahrung lehrt, fast jedes Medicament zum Purgiermittel und man kann auf diese Weise von den meisten eine Allgemeinwürkung gleichsam erzwingen. Auch kommt es dem Allopathen nur auf diese letztere an – die feineren, eigenthümlicheren und würklich specifischen Arzneiwürkungen pflegt er, weil sie ihm zur Erreichung seines Heilzweckes wenig oder nichts nützen können, nicht zu berücksichtigen, meist nicht einmal zu kennen – denn nur durch eine bestimmte revolutionäre Bewegung in irgend einer, von der vorzüglich leidenden entfernteren, organischen Sphäre gelingt ihm am besten sein eigenthümliches Verfahren.

(10) Wie wenig es ihm auf einen Arzneistoff mehr oder weniger ankomme, ist daraus leicht ersichtlich, daß er sogar einen arzneilichen Luxus zuläßt, oder auch selbst veranlaßt. Man erinnere sich nur an das Vergolden und Versilbern der Pillen, besonders für vornehme Pazienten, so wie an die Bemühung, den Arzneigemischen vorzüglich für Damen einen lieblichen Geruch, eine angenehme Farbe und Wohlgeschmack zu geben. Immer wurden dazu neue arzneiliche Zusätze nöthig, wie denn auch Gold und Silber nach den neuern Erfahrungen zu den sehr starkwürkenden pathogenetischen Stoffen gehören.

(11) Vgl. u. a.: *Valerian Aloys Brera*, Klinischer Commentar über die Behandlung der Wasserscheu, eine Denkschrift. Aus d. Ital. übers. u. mit Anm. begleitet von *J. L. J. Meier*. Brandenburg 1822. Vier Heilungen der Wasserscheu mit 3 Drachmen in 24 Stunden, überhaupt 8 Unzen Belladonnenpulver für einen Kranken! – Diese Dosen möchten denn doch um so mehr ungeheuer zu nennen seyn, wenn man erwägt, daß die Belladonne hier homöopathisch angemessen war; allein das hier antidotische Quecksilber, welches in eben so großen Gaben zugleich mit angewendet ward, verhütete die gefährlichen Folgen.

(12) Schon ist man mitunter auf den Gedanken gekommen, die Homöopathie im allopathischen Sinne anzuwenden, und hat so die homöopathischen Arzneien in großen, auch wohl wiederholten Gaben und vereint mit andern Mitteln gereicht, um die strenge Diät zu ersparen. Wie dieß aber kein homöopathisches Handeln ist, so kann es auch nie einen günstigen Erfolg, größtentheils nur Schaden und im besten Falle gar nichts bewirken.
(13) Vergl. hierüber Reine Arzneimittellehre von *S. Hahnemann*, 3. Thl.
(14) Selbst das wäre ein Gewinn gewesen, wenn man bestimmt hätte angeben können, welche Arznei geschadet und warum sie geschadet hätte; aber auch dieß vermochte man eben so wenig. Nicht selten mochte man zufällig bei seiner Unbekanntschaft mit den positiven Arzneikräften homöopathisch angemessene Mittel anwenden, die dann durch die enorme Dosis, in der man sie reichte, dem Kranken, welchen sie sonst geheilt haben würden, verderblich wurden; oder man mischte sich ähnlich wirkende Heilstoffe, wie Eisen und China, Quecksilber und Belladonna u.s.w., zusammen, die sich dann theilweise (homöopathisch) vernichten und wirkungslos werden mußten!
(15) Allerdings kommt dennoch bisweilen der Fall vor, daß eine Arznei zwei und mehrere nur entfernt ähnliche Krankheiten, die ihrem Wesen nach sehr verschieden sind, gleich sicher heilt, wie z. B. die China mehrere Arten von Wechselfieber, der Wismuthkalk einige Arten von Magenkrampf u.s.w. – ein Umstand, den sich der Homöopath sehr leicht aus der ihm bekannten ungemein reichen und vielseitigen Wirkungsfähigkeit mancher Heilmittel erklärt; aber gerade diese Erfahrung, welche die Allopathen falsch deuten, bestärkt sie darin, alle ähnliche Leiden für identisch zu halten, und wird ihnen und ihren Kranken nur nachtheilig.
(16) Ich sage: des Menschen, nicht eines beliebigen Thieres. Denn es ist gewiß, daß eine und dieselbe Arznei etwas anderes am Menschen, etwas anderes am Thiere hervorbringen müsse, dessen Organismus von dem menschlichen so ungemein abweicht; und darum muß man erstaunen, daß die Allopathen sich dabei beruhigen, und jede Vorsichtsmaßregel genommen zu haben meinen, wenn sie mit einem unbekannten Arzneimittel Versuche an Hunden, Katzen und andern Thieren angestellt haben, und, sobald diese nicht geradezu tödtlich ausgefallen sind, dreist an kranken Menschen behufs der Heilung derselben Anwendung davon machen.
(17) Kaum ist es begreiflich, wie die Allopathen bisher diese Bedingung ganz unerfüllt lassen konnten; denn auch das allopathische Verfahren erfordert, soll es in den wenigen Fällen, wo – wenn auch auf eigentlich naturwidrige Weise und durch Umwege – wenigstens noch etwas damit auszurichten ist, Heilung bewirken und nicht überall nutzlos werden, einen einfacheren Arzneigebrauch und eine angemessene Diät. Vergl. auch Archiv für die hom. Heilkunst 3 (1824) 2, 139.
(18) Ihrem Wesen nach findet die homöopathische Heilkunst überall ihre Anwendung und die Allgemeingültigkeit ihres obersten Heilprinzips kann von Niemand bestritten werden. Wenn ihrer Wirksamkeit bisweilen Hindernisse entgegentreten, so liegt der Grund davon niemals in ihr selbst, sondern in Außenverhältnissen. So finden wir sie, wie gesagt, bisweilen noch unzulänglich, weil noch zu wenig vollkommen ausgeprüfte Arzneimittel dem Heilkünstler zu Gebote stehen – ein Uebelstand, der sich mit der Zeit, wenn die Kräfte aller bisher dem Namen nach bekannter pathogenetischen Stoffe erforscht seyn werden, bestimmt heben muß; ein anderes Mal gelingt die Heilung nicht, weil die Krankheitszeichengruppe nicht genau und vollständig genug aufgefaßt ist und hiernach ein unpassendes Mittel gewählt wird, wie denn die Ausmittelung aller Krankheitszeichen mitunter höchst schwierig ist und einen Meister in der Kunst, zu beobachten, erfordert; nicht selten legt die Unfolgsamkeit der Kranken, verbunden mit Vorurtheil und schädlicher Angewöhnung, wie überhaupt der Geist des Luxus und der Mode dem Wirken der angemessensten homöopathischen Heilstoffe Hindernisse in den Weg und vereitelt die besten Bemühungen des Arztes u.s.w. – Dieß alles sind Dinge, welche nicht der homöo-

pathischen Heilkunst, sondern den äußeren Verhältnissen, unter denen sie wirkend auftritt, zur Last fallen.

(19) Wäre die homöopathische Heilkunst in ihrem obersten Heilprinzipe, wie in allen ihren übrigen Bestimmungen weniger naturgesetzlich, dann würde sie auch nicht in der nothwendigen Abgeschlossenheit sich halten müssen, würde der vagen Willkühr mehr Raum geben, würde nicht so sehr auf die strengste Befolgung aller ihrer Gesetze dringen müssen. Sie gleicht hierin der Natur, die ebenfalls ihren streng gesetzlichen Weg geht, ja ihn gehen muß, um ihre großen Zwecke zu erreichen. *(Stapf)*

(20) Ist in obigem die Frage, ob eine Amalgamirung der Allopathie mit der Homöopathie möglich und für letztere wünschenswerth und förderlich sey? erörtert worden; so dürfte andrerseits die umgekehrt gestellte Frage: „ist eine Verschmelzung der Homöopathie mit der Allopathie möglich und für letztere (die Allopathie) wünschenswerth?" nicht minder reichen Stoff zu interessanten Betrachtungen abgeben. An eigentliche Verschmelzung wäre auch hier wohl nicht zu denken, da dieß beider Eigenthümlichkeit gänzlich vernichten hieße; doch liegt es am Tage, daß die Allopathie, selbst ohne das oberste Heilprinzip der Homöopathie anzunehmen, durch verständiges Aneignen vieler Eigenthümlichkeiten derselben z. B. der ihr eigenthümlichen Einfachheit, ihrer Art und Weise die Krankheiten zu erforschen und die Kräfte der Heilmittel kennen zu lernen, ihrer Diätetik u.s.w. unendlich gewinnen und zu der alten, ächt hippokratischen Reinheit zurückkehren würde. *(Stapf)*

Wird die Homöopathie Einfluß auf die herrschende Medizin gewinnen, und welcher wird es seyn?

von
Friedrich Jakob Rummel

Da ich zum ersten Male in diesen Blättern das Wort nehme, um über eine Angelegenheit zu sprechen, die so oft das harte Loos des Spottes und der Verläumdung erdulden mußte, ist es gewiß angemessen, den Standpunkt genauer zu bezeichnen, von dem diese Bemerkungen ausgegangen sind; vielleicht daß ich so mehreren Mißverständnissen vorbeuge. Noch einmal, schon im Beginnen, hält der Gedanke meine Feder an, ob es nicht besser sei zu schweigen, als eine Sache zu vertheidigen, die nun einmal den Zorn der Aerzte auf sich geladen hat? Vorsichtiger, gerathener ist es gewiß, mit dem Strome zu schwimmen, als die Wahrheit auch da nicht zu verläugnen, wo ihre Anerkennung nichts zu bieten hat, als – Feindschaft der Gegner. Aber ist es auch wahrhaft besser? Soll die Kraft der erkannten Wahrheit nicht stärker seyn, als alle kleinliche Bedenklichkeiten? „In der jetzigen Zeit" sagt Göthe, „soll Niemand schweigen oder nachgeben, man muß reden und sich rühren, nicht um zu überreden, sondern – um der Wahrheit das Wort zu reden." Könnte es eine schönere Anregung zur öffentlichen Anerkennung einer verschmähten Wahrheit geben, als diese Worte des großen Dichters? Möchten sie recht viele Aerzte, welche günstige Erfahrungen in der Homöopathie machten, zur freien Rede bestimmen, damit sie, unbekümmert um das Urtheil befangener Kritiker, das schilderten, was sie erfahren haben, und wie es in ihrem Geiste Erklärungsversuche anregte. Wie sehr würde dadurch die gute Sache gefördert werden. Dann würden viele Widersprüche von selbst aufhören, es würden sich richtigere Begriffe über eine Angelegenheit bilden, die den denkenden Menschen so sehr anregt, dem Heile unserer kranken Brüder so wichtig ist. Die überspannten Erwartungen, die einige von der Homöopathie hegen, schaden ihr offenbar, weil sie nicht immer in Erfüllung gehen können, und dann um so schmerzlicher dagegen einnehmen – sie würden herabgestimmt werden, so wie andern theils die blinden Vorurtheile, die nichts als Täuschung oder Charlatanerie in ihr sahen, hierinnen eine wirksame Widerlegung finden müßten.

Hahnemann mag einige Schuld tragen, wenn er zu enthusiastisch die neue Lehre erhob, und zu tief die alte tausendjährige Erfahrung herabwürdigte; aber wer wollte darüber zu streng mit dem Vater der neuen Lehre rechten? Welcher Reformator in irgend einem Theile unsers Wissens hat es anders gemacht? Jeder mußte zeigen (das liegt in der Natur der Sache) daß das Alte tadelnswerth sei, weil sonst kein Grund einer nöthigen Verbesserung einzusehn wäre. Stimmt nicht sein Tadel mit den Meinungen unserer größten Aerzte überein? Sagen nicht Reil, Formey, Hufeland ganz Aehnliches, nur in mehr gemässigten Ausdrücken? Wenn ihn aber sein Eifer zu weit führte, was hindert uns Aerzte, die wir ihm ferner stehn, die das Gute seiner Entdekkung erkannten, ohne die Mängel zu übersehn, was hindert uns gemäßigtere Ansichten darüber zu hegen und auszusprechen?

Bereits zehn Jahre hindurch mit der Ausübung der Medizin beschäftigt, hat seit etwas mehr als einem Jahre auch die Homöopathie meine Aufmerksamkeit gefesselt, eine zu kurze Zeit, um alle Schwierigkeiten, welche ihre Ausübung dem Anfänger darbietet, schon gänzlich überwinden zu können, jedoch eine hinreichend lange, um ihre Grundsätze und Vorschriften kennen zu lernen, und in ihren Geist einzudringen. Oefters war der Erfolg unerwartet glücklich selbst in sehr chronischen schweren Leiden, oft palliativ erleichternd, manchmal mußte ich jedoch zu der allopathischen Heilart zurückkehren, um meine Kranken nicht durch unnütze Versuche hinzuhalten, doch trat, je genauer ich sie kennen lernte, desto seltener dieser Fall ein. Ich bin dadurch überzeugt, daß sie oft weit schneller zum Ziele der Genesung führt, das wir auf die gewohnte Art später und nur durch Umwege erreichen, daß sie selbst in einigen Klassen von Krankheiten, die auf einer Intemperatur der Nerven beruhen mögen, und gegen die die herrschende Medizin gewöhnlich gar nichts ausrichtet, einzig hülfreich da steht. Dagegen habe ich Ursache zu glauben, daß da, wo materielle Stoffe die Krankheit begründen oder verschlimmern, wo sie also mehr in der vegetativen Sphäre wurzelt, stark eingreifende, kritische Ausleerungen bewirkende, eine Revolution des Organismus in seiner Totalität herbei führende Mittel, wie vorzüglich die wirksamsten mineralischen Quellen sind, nöthig werden, um das kranke Leben wieder in Gesundheit hinüber zu führen. Bei unfolgsamen Kranken richtet man nichts aus. In sehr acuten Krankheiten, die eine antiphlogistische Behandlung gewöhnlich schnell und sicher beseitigt, habe ich die Homöopathie nur erst in einzelnen Fällen versucht, weil da die unrechte Wahl des Arzneimittels, eine Unfolgsamkeit des Kranken, die ihre Wirkung vernichtet, durch den entstandenen Zeitverlust oft schaden kann, und ich bei rechtem Maaße der Anwendung antiphlogistischer Mittel fast nie den Schaden sah, den ihre Gegner ihr vorwarfen. Dagegen habe ich in vielfachen Husten, Bluthusten, Durchfällen, chronischen Erbrechen, Lienterie, Magenkrampf, Unterleibskrämpfen, rheumatischen Uebeln, Scharlach, rothlaufartigen Entzündungen, Ausschlägen, Milchschorf, Bräunen, drohendem Abortus, Kopfschmerz, Krämpfen der Kinder, hypochondrischen hysterischen Beschwerden, gastrischen und intermittirenden Fiebern schnelle Hülfe von der Homöopathie gesehen; zwei nach Scharlach stark geschwollene Kinder genasen sehr schnell auf eine Gabe Helleborus und China.

Der größere Zeitaufwand, den ihre Ausübung erfordert, wird bei einem beschäftigten Arzte ein nicht geringes Hinderniß ihrer Anwendung seyn, und wurde es auch öfter bei mir.

Diese Ansichten sind aber nicht die der strengen Homöopathen, sie weichen selbst bedeutend davon ab, sie sind meine individuellen, bedingt durch meine Erfahrung und meine Art, die Dinge zu sehn; sie haben natürlich auf folgende Abhandlung ihren Einfluß gehabt, und durften deshalb nicht verschwiegen werden.

Schon öfters ist in dieser Zeitschrift von dem Verhältniß der Homöopathie zur

Allopathie die Rede gewesen, aber immer wurden dabei alle Versuche, die beiden feindlichen Schwestern auszusöhnen und einander zu nähern, als unmöglich und unvortheilhaft für die erstere verworfen. Noch im letzten Hefte des dritten Bandes verneinte GROSS die Frage: ob eine Amalgamirung der Allopathie mit der Homöopathie möglich sey, auf das bestimmteste. Von einer Verschmelzung kann auch nach meiner Ueberzeugung nicht die Rede seyn, wenn nicht letztere ihre Eigenthümlichkeiten aufgeben, und somit ihr Wesen selbst vernichten wollte. Ob aber nicht der Homöopathe manche Lehrsätze und Erfahrungen der herrschenden Medizin aufnehmen und benutzen könnte? ist eine andere Frage, die erst eine spätere Zeit lösen kann und wird. Anders verhält es sich mit der herrschenden Medizin, in ihr werden mehrere Kurmethoden nach einander, selbst mit einander gemischt angewendet, manche gewiß selbst nach dem homöopathischen Grundsatze, ich erinnere nur an die specifischen Mittel. Bis jetzt hat es noch Niemand unternommen, die Vortheile zu bestimmen, die sie aus den Entdeckungen der Homöopathie ziehen könnte. Diese anzudeuten, ist der Zweck der nachfolgenden Bemerkungen.

Wird die Homöopathie jemals einen Einfluß auf die herrschende Medizin gewinnen?

So fragen selbst die unpartheiischen Leser, und nicht mit Unrecht. Schon sind fast dreissig Jahre verflossen, seitdem HAHNEMANN seine Entdeckung zuerst bekannt machte, und kaum läßt sich eine Spur ihrer Benutzung in dem ärztlichen Denken und Handeln auffinden. Anders war es mit dem Brownianismus, der, kaum in England geboren, sorglich in Deutschland gepflegt, und von allen Seiten als das einzige Heil der Kranken gepriesen wurde; anders war es mit der Erregungstheorie, die bald darauf die etwas ruhiger gewordenen Köpfe zu ihren Verehrern zählte, um eben so schnell den größern Theil derselben der alles erklärenden Naturphilosophie abzutreten. Selbst bei unsern Nachbarn gelang es BROUSSAIS, den mehr auf das Practische gerichteten Sinn mit seiner einseitigen Theorie zu begeistern.

Wer das Treiben und Streben der kaum verflossenen Zeit begriffen hat, der wird um eine Erklärung der ungünstigen Aufnahme, die die neue Lehre erfahren hat, nicht sehr verlegen seyn. Die vielen Systeme, Ansichten und Kurmethoden, welche durch Neuheit und Genialität immer auf einige Zeit die ärztliche Welt bezauberten, und dann doch die oft Getäuschten nicht befriedigten, haben antagonistisch eine gewisse Stabilität in den Meinungen der Aerzte hervorgerufen. Diese wird nicht wenig durch das der menschlichen Natur eigene Hangen an dem Gewohnten begünstigt. Die antiphlogistische Medizin, die sich vorzüglich in acuten Krankheiten den letzten Zeitraum hindurch so hülfreich bewies, und die Fortschritte der pathologischen Anatomie, die jene Ansichten so oft bestätigten oder zu bestätigen schienen, haben zu tiefe Wurzel geschlagen, als daß nicht die mit ihr vertrauten Aerzte mit argwöhnischen Augen alle neuen Versuche ansehn sollten, sie wieder zu verdrängen; zumal wenn sie anscheinend so wenig mit dieser Ansicht zu vereinigen sind als die Homöopathie. Gerade das Hauptmittel, den zu oft übertrieben gepriesenen, und eben so übertrieben getadelten Aderlaß wollte sie etwas vorschnell den Händen der

Aerzte entreissen; was Wunder, wenn diese, die Zeiten des blutscheuen Brownianismus noch im frischen Andenken, und bekannt mit den Nachtheilen derselben, sich gegen diese Neuerung mit allen Kräften auflehnten.

Auch fehlte ihr gerade das, was ihren Vorgängerinnen so schnell Zungen und Verehrer verschaffte, die blendenden Versuche alles zu erklären und a priori zu construiren, die, ausgeschmückt mit einer lebhaften Phantasie, so sehr geeignet sind, den nach tiefer Erkenntniß dürstenden Geist zu bezaubern, also gerade die bessern Aerzte irre führen. Im Gegentheil zeichnete sich die Homöopathie durch das kecke Verwerfen aller Rationalität aus, des geliebten Schooskindes der Zeit, und beschränkte den Zweck der Medizin auf das rein Praktische, das Heilen der Krankheiten auf die schnellste, sicherste und angenehmste Weise. Die Erinnerung an eine rohe Zeit, wo Empirie nichts war als Quacksalberei, nichts als das kopflose Darrichen einer Medizin nach dem Krankheitsnamen, erschreckte die bessern Aerzte und ließ sie ankämpfen gegen die gefürchtete Zeit der Finsterniß. Hätten sie dabei nicht übersehn, daß die Arzneikunde zwei Seiten hat, eine rein wissenschaftliche und eine künstlerische, so würden sie gefühlt haben, daß dieß bei der Höhe ihrer Ausbildung rein unmöglich ist, daß die Worte HAHNEMANNS nur gegen das Uebertragen und Benutzen leerer gewagter Hypothesen in die Klinik gerichtet seyn konnten, nicht aber das Ausschließen alles Selbstdenkens am Krankenbette gemeint war. Wer lehrt uns aber die charakteristischen Symptome der Krankheiten und der Arzneien aus der Menge Erscheinungen auffinden und letztere danach zur Heilung der menschlichen Leiden anwenden, worauf ja auch nach HAHNEMANN fast alles ankommt, wenn es nicht der Verstand thut? Nicht das Gebiet des Denkens, sondern das der Phantasie, wird durch die Homöopathie beschränkt. Auch tastet dieß die Arzneiwissenschaft nicht an, sie ist ein Theil der Biologie, ihr mag die tiefere Speculation, mögen die geistreichen Hypothesen verbleiben, denn sie wird auch hierinnen ein Förderungsmittel finden, allein die Arzneikunst soll sich hüten, die so gefundenen Resultate vorschnell auf die Praxis anzuwenden, sie soll sich an die Erscheinung halten, weil sie das einzig sicher Erkennbare ist, nicht wähnen, daß sie das Innere erfaßt habe, in das zu dringen uns von der Allmacht gewehrt ist. Dieß ist der Sinn HAHNEMANNS, dieß lehrten schon immer die bessern Aerzte. Auch dem Studium der Hülfswissenschaften wird sie nicht schaden, denn so wenig der Pharmaceut Chemie und Botanik entbehren kann, eben so wenig darf der Arzt Anatomie, Physiologie und die wissenschaftliche Bearbeitung der Krankheitslehre vernachlässigen, wenn er nicht ein Ignorant seyn will. Hätte je ein Anhänger der Homöopathie eine entgegengesetzte Meinung gehegt, was ich nicht fürchte, so wäre es Verblendung des Einzelnen, die dem Ganzen nicht zum Nachtheil gereichen darf. Hinsichtlich dieser Beschuldigung der Unwissenschaftlichkeit konnte gewiß die Homöopathie kein ungünstigeres Geburtsland haben, als Deutschland, denn in jedem andern Lande würde man dieses leichter übersehn haben, als hier.

Außerdem ist sie schwierig zu erlernen, sie fordert nicht raschtreffende Vermuthungen, wie es seyn könnte, sondern sich bloß an die Erscheinung haltend, will sie genaue, aufmerksame, auch das kleinste Symptom nicht übersehende Beobachtung und genaue Vergleichung mit den bekannten Arzneisymptomen; sie wird also dem durch seine allgemeine Therapie verwöhnten Praktiker tausend neue Schwierigkeiten entgegen setzen.

Viele anscheinende Paradoxien der neuen Lehre, vor allen die unendliche Kleinheit der Arzneigaben, stehen mit der Tendenz der Zeit in offenbarem Widerspruche, einer Zeit des medizinischen Heroismus, wo man die stärksten Batterien aus den medizinischen Arsenalen, Blausäure, Arsenik, Quecksilber, Jodine herbei holte, um die Krankheiten der Menschen zu bekriegen. Was sollen die Millionthheile ausrichten, wo jene oft im Stiche lassen? – Auch ist die Meinung zu allgemein verbreitet, daß man große Zwecke nicht anders, als durch große Anstalten erreichen könne. Nimmt man die Neuheit der Entdeckung dieser unendlichen Theilbarkeit der arzneikräftigen Materie hinzu, die unsern frühern Erfahrungen schroff entgegen steht, so wird man sich nicht wundern, daß sie so viele Bezweifler gefunden hat.

Zu allem diesem kommt der kecke Tadel der herrschenden Medizin, mit dem HAHNEMANN auftrat, und so einen gewissen Haß und Widerspruchsgeist seiner Mitärzte hervorrief. So begreift sich leicht, daß die Geschichte der Homöopathie keine andere seyn konnte, als sie ist, zumal da es den Gegnern gelungen ist, sie im Lichte des Lächerlichen erscheinen zu lassen.

Dennoch hat die Zeit einen Theil der obigen Frage schon entschieden. Unter allen den erwähnten ungünstigen Umständen ist sie nicht untergegangen, sondern hat sich bedeutend vervollkommt. Die Zahl ihrer Verehrer nimmt täglich zu, und man sieht unter ihnen mehrere geachtete ältere Aerzte. Ganz anders war also der Erfolg, als ihn falsche Propheten weissagten. Was anders als ihre Nützlichkeit am Krankenbette kann ihr diesen Sieg bereitet haben? Auch finden sich schon viele solche glückliche Kuren genau aufgezeichnet in diesem Archiv, in RAU's und CASPARIS Schriften, so daß auch BISCHOFFS[1] billiger Wunsch befriedigt ist und seine Rüge nicht mehr gilt, daß HAHNEMANN, ohne eine genugsame Menge Thatsachen aufzustellen, Glauben fordere, und daß seine Heilungen viel zu einzeln dastünden, um für etwas mehr, als Ausnahmen von der Regel angesehn zu werden. Jetzt würde er die angeblichen Ausnahmen schon so zahlreich finden, daß er an der Gültigkeit der alten Kurregel: *contraria contrariis*, die übrigens schon viele Aerzte längst bezweifelten, irre werden, und ihre Anwendung nur in schnell verlaufenden Krankheiten gestatten würde.

Auch die Laien, obgleich aus bekannten Gründen auf ihr Urtheil in medizinischen Sachen nicht gar zu viel zu geben ist, haben sich günstig für die Homöopathie erklärt, und zwar gerade der gebildete Theil, ungeachtet sie so sehr wider ihre Lieblingsneigungen und Gewohnheiten ankämpft, ihnen so manche Entbehrungen auflegt, und sie es doch mehr lieben, bei ungebundener Diät sich durch große Arzneiflaschen heilen zu lassen. Was anders als die ausgezeichneten Erfolge könnte sie zu diesem Urtheile bestimmt haben?

Muß nun der Theoretiker die Thatsache der Heilung auf homöopathischem Wege

---

[1] Ansichten über das bisherige Heilverfahren und über die ersten Grundsätze der homöopathischen Krankheitslehre, von *Ignaz Rudolph Bischoff*. Tempsky, Prag 1819.

zugestehn, kann er sie bei ihrer Menge nicht mehr für bloßen Zufall oder Ausnahme von der Regel halten, so muß er, wenn er einmal Erklärungsveruche wagt, auch dieses Heilungsprinzip mit in sie aufnehmen und seine Grundsätze mit ihm in Uebereinstimmung bringen. Auf dem Standpunkte, den die jetzige theoretische Medizin behauptet, scheint dieß nicht gut möglich zu seyn, und ihr steht deshalb eine allmählige Umwandlung bevor. Dieß kann dann wieder nicht ohne Einfluß auf die praktische Medizin bleiben.

Welche Veränderungen und Bereicherungen werden dieß seyn?

I. *Physiologie* und *Pathologie* betrachten zwei Seiten des Lebens, Gesundheit und Krankheit, welche in so unendlichen Schattirungen in einander übergehn, daß es oft schwer ist, die Classe der einzelnen Erscheinung immer genau zu bestimmen; beide handeln wir deshalb zusammen ab.

1. Zuerst erwähnen wir die Lehre, die uns die Entdeckung des homöopathischen Heilgesetzes gegeben hat, die Lehre: vorsichtig zu seyn in den Erklärungen und die Grenzen nicht zu überschreiten, die nun einmal unserm Verstande gesteckt sind. Wer hätte die homöopathische Beziehung der Arzneimittel zu dem Organismus geahnet, nur für glaublich gehalten, ehe sie durch Versuche und daraus hergeleitete Schlüsse entdeckt wurde? Und doch war diese Beziehung in tausend Fällen schon längst thätig, und fand auch dann ihre gleichfertigen Erklärer, die alle dem Räthsell eine falsche Deutung gaben, bis einer die Lösung fand. In den andern Naturwissenschaften, wie Physik, Chemie, begnügt man sich, die Erscheinungen auf allgemeine Kräfte, z. B. die Schwere, zurückzuführen und die Regeln ihres Vorkommens und Thätigseins so genau als möglich kennen zu lernen; nicht so in der Medizin, man glaubt nicht damit genug gethan zu haben, wenn man die Gesetze genau kennen lernt, nach welchen die Lebenskraft überhaupt, oder die Vegetation, die Sensibilität insbesondere, thätig ist, sondern man will sie construiren, und verirrt sich so in das Reich der Phantasie. Wie wenig dieß der Arzneikunst förderlich gewesen ist, sieht man aus dem Zurückbleiben dieser Wissenschaft hinter den andern, und aus den wiederholten Ermahnungen dagegen von unsern bessern Aerzten. Eine Beschränkung dieser Jagd nach Hypothesen und Theorien wird die Homöopathie, die sich bloß auf Naturbeobachtung beschränkt, gewiß herbeiführen.

2. Man hat oft über die Art nachgedacht, wie Krankheiten geheilt werden, und manche höchst orginelle, aber auch oft höchst lächerliche Theorie aufgestellt. Eine chemische Neutralisation, ein Versüßen der Säfte, eine auflösende, eine nervenstärkende Kraft, die spezifische Schwere der Arzneien, ein entfesselter Archäus, eine irgends erdachte Heilkraft mußte oft aus der Noth helfen. Letzte vorzüglich ist ein höchst unbestimmter Begriff, der, deutlich gedacht, nichts als die Beziehung bezeichnet, in welcher die Lebenskraft bei Heilungen der Krankheiten thätig ist, und gar keinen Sinn hat, wenn er eine besondere, dem Körper inwohnende Kraft bedeuten soll. Alle diese Vorgänge sind durch HAHNEMANNS Bemühungen sehr aufgeklärt, indem er den Lehrsatz aufstellte: *die Arzneien heilen die Krankheiten durch ihre pathische*

Kraft, d. h. durch ihr Vermögen, auch im gesunden Körper Krankheiten hervorzubringen. Der hier möglichen Beziehungen sind drei, sie heilen entweder *homöopathisch, allopathisch* oder *enantiopathisch.* Mag sich diese Idee einer pathischen Heilung auch in andern Systemen zumal der neuern Zeit finden, so war es doch HAHNEMANN, der ihr zuerst ein besonderes Gewicht beilegte, und die Begriffe genauer bestimmte; früher waren sie verworren und obenhin angedeutet. Seine Untersuchungen haben gewiß sehr viel zur Anerkennung dieses Gesetzes beigetragen, das man in den neuern Systemen häufiger beachtet findet, vorzüglich in dem unsers verehrten KREYSIGS[2], einem Systeme, worinnen er es versuchte, die Allopathie im engern Sinne von allen Auswüchsen zu säubern, und sie auf die vielleicht höchst möglichste Stufe ihrer Ausbildung empor zu heben. Ich erinnere nur an die interessante Beziehung, die er zwischen der künstlich erregten Krankheit der Schleimhaut des Darmkanals und den krankhaft aufgetriebenen Venen des Unterleibes erkannte, deshalb zu ihrer Heilung die auflösende, d. h. eine Krankheit der Schleimhäute hervorrufende, Methode anwendete, und so die alte Lehre von den Infarkten erst praktisch brauchbar bearbeitete und naturgemäß erklärte. Welchen Anstoß mag hier nicht, oft unbewußt, HAHNEMANNS Erfahrung zu diesem Ideengange gegeben haben?

Wir verweilen gern hier noch einige Augenblicke, um das interessante Ereigniß zu betrachten, wie zwei Männer, überzeugt von den Mängeln ihrer Kunst und ausgehend von diesem gemeinschaftlich erkannten Gesetz, der pathischen Heilung, gerade die entgegengesetzten Wege verfolgten und so zu zwei Extremen gelangten. KREYSIG sah die öftern Nachtheile der sogenannten excitirenden oder Nerven-Mittel in den meisten Krankheiten, er sah die Hülfe, die eine streng durchgeführte antiphlogistische und ableitende Methode, modificirt nach der Individualität, in chronischen Krankheiten gewährte, also der Anwendung von Mitteln, die die vegetative Seite des Organismus vorzüglich ansprechen. Von dieser Seite, wo er den wenigsten Nachtheil gewahrte, griff er deshalb die chronischen Krankheiten an, selbst die, wo mehr eine Verstimmung der Nerven die Hauptsache zu sein schien, und so kam es, daß er bezweifelte ob je die Nerventhätigkeit mit Nutzen durch direkt auf sie wirkende Mittel möchte umgestimmt werden können. Er mußte dahin gelangen, denn er kannte die Wirkung der Arzneien in so kleinen Gaben nicht, als sie die Homöopathie lehrt, und er war ein zu genauer Beobachter. Anders war es bei HAHNEMANN. Eine glückliche Idee, wie sie nur selten und nur Eingeweihten der Natur kommen, wie sie KOPERNIKUS, HARVEY, GALVANI, VOLTA und JENNER hatten, so wie genaue Versuche mit Arzneien, die ihm ungeahndete Kräfte enthüllten, ließen ihn die neue homöopathische Beziehung entdecken. Hier war eine bloß dynamische Wirksamkeit, als deren Träger wir die Nerven anzusehen gewohnt sind. Nun ward ihm deutlich, was geschadet hatte; es war die Größe der Gabe, und die falsche Wahl des Mittels; erstere ließ sich herabstimmen, letztere war durch die neue Heilungsregel gewisser geworden. So bildete sich HAHNEMANNS rein dynamische, und KREYSIGS materielle Lehre aus.

---

[2] *Rummel* bezieht sich auf *Friedrich Ludwig Kreyssig:* Ueber den eigenthümlichen Geist meines Systems der praktischen Heilkunde und das Verhältnis desselben zu der Natur-Philosophie. Hufelands Journ. pract. Heilk. 50,1 (1820) 2. St., 3–42; 3. St., 25–70. (Anm. d. Hrsg.)

Sollten aber nicht beide Methoden oft zu einem Ziele führen? – Anschoppungen in den Venen des Unterleibes und hypochondrische Verstimmung der Nerven; beide haben einen innigen Zusammenhang, allein es läßt sich kaum bestimmen, welches das primaire Leiden gewesen ist. Durch Karlsbad oder ähnliche Mittel heilen wir die Anfüllung der Venen, und die widernatürliche Reizbarkeit der Nerven verliert sich. Der Homöopathiker gibt ein Mittel, das diese Intemperatur der Nerven hebt, sie sind im Körper die Regulatoren der Lebensthätigkeit, und wenn sie gesund sind, so werden sie dieser Funktion gehörig vorstehn; die richtig angeregten Gefäßnerven werden die Normalität der Venenwände herstellen, und so die Krankheit in ihrer Totalität ebenfalls gehoben werden.

Daß diese genauere Einsicht in den Vorgang bei der Krankheitsheilung auch den Wahn zerstreute, als könnten Arzneien nur heilsam wirken, will ich nur andeuten, da jetzt wenige Aerzte, aber wohl noch manche Kranke ihn hegen.

3. Die Homöopathie ist eine *Stütze der Nervenpathologie*. Zwar hatte man in neuerer Zeit die Ansichten der Humoralpathologie ziemlich bei Seite gelegt, allein es blieben noch immer Krankheiten, in denen man eine chemische Entmischung anzunehmen und mit chemisch wirkenden Mitteln heilen zu müssen glaubte. Aber auch in Fällen von sogenannten Säftekrankheiten hat sich die Homöopathie mit ihren unendlich kleinen Gaben hilfreich gezeigt. Dieß schließt alle chemische Wirksamkeit aus und die Säfteentmischung muß folglich nur consecutiv aus einer Verstimmung der festen Theile entstehn und eben so durch Entfernung derselben geheilt werden können.

Noch auffallender zeigt sich die Kraft des Nerveneinflusses bei Heilung von Krankheiten, die man für rein mechanische zu halten gewohnt war, und doch sehn wir auf eine kleine Gabe Gold, Kokel, Krähenaugen Brüche verschwinden, wie Beispiele in diesem Archive vorkommen. Ich hatte selbst noch vor Kurzem Gelegenheit, über die Hülfe zu erstaunen, die ein dynamisch wirkendes Mittel in einer, anscheinend durch rein mechanische Verhältnisse bedingten Krankheit gewährte. Eine Frau war in den letzten Monaten ihrer Schwangerschaften immer mit einem höchst lästigen Schmerze unter den falschen Rippen der rechten Seite geplagt gewesen. Ich glaubte ihn von dem Heraufsteigen der Gebärmutter und dem dadurch bedingten Drucke auf die Leber, so wie der großen Ausdehnung der Bauchdecken herleiten zu müssen. Um ihn etwas zu erleichtern, war eine Binde, Bäder, spirituöse und öligte Einreibungen, Blutigel angewendet worden, ohne besondere Erleichterung, und stets mußte auf die Erlösung durch die Niederkunft vertröstet werden. Auch in der letzten Schwangerschaft meldete sich der Schmerz wieder, als die Gebärmutter hoch genug heraufgestiegen war, vorzüglich wenn sie saß, wurde oft besser durch Bewegung, selten durch Liegen, welches ihr im Gegentheil oft Beschwerden machte, und sie nicht schlafen ließ. Eine kleine Gabe Pulsatilla hob den Schmerz, zwar kehrte er etwa noch zwei Male in dieser Schwangerschaft zurück, ließ sich aber eben so leicht durch dieses Mittel beseitigen. Stoff genug zu Betrachtungen! –

4. Aus der Gleichheit der bei Arzneiversuchen an Gesunden gefundenen Erscheinungen mit denen, die wir an Kranken von eben diesen Mitteln beobachte-

ten, bildete sich der Begriff von *Arzneikrankheiten,* den man früher so nicht gekannt hatte, weil man die mannigfaltigen Wirkungen der Arzneien nicht vermuthete, die die reine Arzneimittellehre jetzt darbietet. Nur von einigen Arzneien, die, wie das Quecksilber, auffallend viele und dem Körper fest inhärirende Verstimmungen hervorbringen, kannte man dieß früher. Man würde sie weit häufiger sehn, wenn man erst mit den Wirkungen aller Mittel genau bekannt wäre. Um zu zeigen, daß sie wirklich vorkommen und nicht bloß in den Köpfen der Homöopathen spuken, will ich einige gelegentlich gemachte Beobachtungen anführen, deren Zahl ich leicht verdoppeln könnte. Nach einem Klystire aus ol. hyoscyami infus. sah ich eine heftige, die ganze Nacht ausdauernde Tobsucht, mit wilden Phantasien und Bildern, stieren Augen, innerer Angst und Neigung zu entfliehen; selbst schon vom Einreiben dieses Oels in den Unterleib einer nervenschwachen Wassersüchtigen traten Zuckungen in den Händen, Schwindel, Bildersehen ein. Von Quecksilber sah ich rothe runde Ausschlagsblüthen mehre Male, oft Jahrelang wiederkehrende Neigung zu Bräunen, eine Art weiße Ruhr, so wie viele schon allgemein bekannte Symptome. Schwefel, länger gebraucht, brachte bei mehrern Personen Gesichtsausschlag vorzüglich um den Mund, an der Stirn und den Schläfen hervor. Belladonna machte rothen Fleckenausschlag, Trockenheit im Halse, erweiterte Pupille und Schmerz im Auge. Nach Safrangenuß stellten sich heftige Phantasien mit Schlaftrunkenheit ein. Nach dem Trinken von Chamillenthee folgte heftiges Gallenerbrechen, und öfters schien mir sein Mißbrauch bei Wöchnerinnen eine Veranlassung zur Verschwärung der Brustwarzen zu sein. Das Kali tartaricum brachte Risse in der Zunge und Speichelfluß hervor. Auf Brechweinstein verfiel ein Kind in eine wahre Schlafsucht; der Mißbrauch bitterer Mittel führte oft Magenbeschwerden herbei. Nach Blausäure entsteht ein Zustand zwischen Schlafen und Wachen, ohne Aufmerksamkeit auf die Umgebung, und mit dem Gefühle beim Erwachen als habe man gar nicht geschlafen, ein Verschwinden alles Schmerzes, ein sanftes Hinschmachten mit dem Gefühl einer wohlthuenden Mattigkeit und lächelndem zufriedenem Gesichte.

Alle diese erkünstelten Krankheiten wird man nun erkennen und leichter heilen können, weil man ihre gelegentlichen Ursachen nur zu entfernen braucht, und die Gegenmittel leicht von der Homöopathie gefunden werden.

5. Die Reizbarkeit des Organismus kann vielfach abgeändert werden, erhöht, erniedrigt und alienirt. Das quantitative Verhältniß war einige Zeit in der Medizin fast das alleinige, das man berücksichtigte, bis man erst in neuester Zeit wieder einsah, daß es nicht hinreiche. Allein das Qualitative in seiner unendlichen Verschiedenheit konnte der Verstand nicht unter seine Eintheilungsprincipe bringen, und deshalb beschränkten sich die Systeme bald mehr oder weniger auf das Quantitative. Die Homöopathie lehrt vorzüglich diese qualitative Seite kennen, also diejenige, wie die Natur sich auf tausendfache Art entfaltet, nicht die, wie sie unser Geist, bloß als nothwendiger Behelf, uns erscheinen läßt. Weil man die qualitative Verschiedenheit nicht erklären konnte, so ist man oft gar so dreist gewesen, sie völlig zu leugnen und zu behaupten, daß sie bloß durch die quantitative Abstufung der Reizbarkeit bedingt werde. Aber wer kann die verschiedenen Arten des Schmerzes, für die die Sprache

kaum Bezeichnungen genug hat, die verschiedenen Abänderungen des Geschmacks und Geruchs aus bloß quantitativer Verschiedenheit ableiten? Wie erklärt man die tausend Idiosynkrasien, die Ohnmacht, die vom Geruch der Rosen befällt, den Wohlgeruch, den Hysterische an manchem Gestanke z. B. angebrannten Federn finden, das unangenehme Gefühl, das einem gesunden starken Manne das Ansehn eines Menschen macht, der Papier kaut, oder die Nähe einer Katze, ein heranziehendes Gewitter, eine kleine Blutung? Doch es bedarf keiner weitern Beispiele, sie sind allgemein bekannt. Die reine Arzneimittellehre hat dieß tausendfach bestätigt, ein Mittel bringt eine besondere Art Schmerz hervor, es afficirt einzelne Theile des Organismus, während es andere unberührt läßt. Die Homöopathie rechtfertigt also die oft von den Theoretikern verspottete, und eben so oft von den Praktikern wieder aufgenommene und erprobte *Specifität der Arzneien*.

6. In den kranken Theilen häuft sich die Reizbarkeit in großer Menge an, während sie andern Theilen entzogen zu sein scheint. Vorzüglich für specifische Einflüsse steigert sich die Empfänglichkeit ins Unendliche, z. B. das kranke Auge für das Licht, aber noch mehr für spezifische Arzneien. Bis zur decillionfachen Verdünnung herab heilt Arsenik peinigende nächtliche Unruhe und Schlaflosigkeit mit Niederliegen aller Kräfte. Diese Entdeckung ist ganz neu; solche Empfänglichkeit, und solche, fast durch keine Theilung zu tilgenden Kräfte der Arzneien hat wohl selbst HAHNEMANN lange Zeit nach seinem Funde nicht geahndet. Sie muß uns wichtig sein als Naturerscheinung, aber auch am Krankenbette, um nicht durch specifische Einflüsse den Kranken in Gefahr zu setzen und sie deshalb nur in sehr kleinen Gaben zu verordnen.

7. Nichts in der Natur ist todt, alles ist thätig. Jedes Ding hat die Tendenz, alles in das zu verwandeln, was es ist; der Mikrokosmus strebt den Makrokosmus in sich aufzunehmen, so wie umgekehrt dieser in stetem Vertilgungskriege gegen die Individuen lebt; so nur allein können sich beide erhalten. Dieses Gesetz ist thätig, wenn irgend zwei Dinge in Berührung kommen, aber auf eine andere Art in der organischen, auf eine andere in der anorganischen Natur; beide streben sich einander ihre Tendenz mitzutheilen, aber unter den anorganischen Dingen entsteht eine Neutralisation, eine Verschmelzung zu einem Dritten, das keine der Eigenschaften seines frühern Seins mehr an sich trägt, z. B. Säuren, Basen, Mittelsalze. Anders gestaltet sich die Sache bei den Organismen, selbst wenn nur ein Theil zu dieser Klasse gehört, hier ist von keiner Neutralisation die Rede, hier trägt das Mächtigste seine Tendenz auf das andere über, und wir bemerken dieß durch die Erscheinungen, aber auch der andere Organismus erträgt dieß nicht blos leidend, er reagirt, d. h. er strebt, die empfangenen Eindrücke auszulöschen. HAHNEMANN behauptet, daß die dadurch hervorgebrachten Lebensanstrengungen immer der direkte Gegensatz von den Erscheinungen wären, die das einwirkende Agens anfangs in dem Organismus hervorrief. So entstand der Begriff der primairen und Nachwirkung der Arzneien; erstere hält HAHNEMANN für die reine Wirkung des Mittels, wo sich der Körper fast leidend hingiebt, bis seine Kraft erwacht, und zur Vertilgung des empfangenen Eindrucks nun wieder selbst thätig den normalen oder doch einen der Tendenz des Mit-

tels entgegengesetzten Zustand hervorruft, ersteres nur, wenn die Einwirkung des Mittels nicht stark war. Die Erscheinung ist richtig, aber ist dieß die einzige Erklärung, die sie zuläßt?

Könnte nicht die Primairwirkung aus dem thätigen Entgegenstreben des Organismus gegen den feindlichen Einfluß hervorgehen, so wie die Nachwirkung aus dem Siege, der gänzlichen Ueberwindung der Reaktion von der starken einwirkenden Potenz? Nur die Wirkung einiger Mittel, vorzüglich des Mohnsafts sprechen dagegen, allein HAHNEMANN gesteht selbst, daß hier die Beobachtung sehr schwer sei, und leicht eine Verwechselung der Primair- und Sekundair-Wirkungen vorkommen kann. Genügt nicht zur Erklärung der homöopathischen Heilung schon die Annahme, daß das spezifisch ausgewählte Mittel nur dadurch heilend wirkt, daß es genau gerade die Theile, die die Krankheit gefesselt hält, zu neuer Thätigkeit und so zur Ueberwindung derselben anregt? – Verträgt sich dieß nicht recht gut mit der Beobachtung, daß auf kleinere Gaben von Arzneien bei der Versuchsperson sich gar keine Nachwirkungen zeigen?

Doch dem sei, wie ihm wolle, wenigstens hat die Homöopathie das *Vermögen der Reaktion* genauer gewürdigt und die Regeln seiner Aeußerungen bestimmter angegeben als frühere Systeme. Nur eine Erscheinung scheint mir von ihr zu wenig gewürdigt zu werden. Wirkt nehmlich ein Agens fortdauernd oder oft wiederholt ein, so giebt sich entweder der Organismus seiner Einwirkung nach und nach hin, oder ist vielmehr nach der ihm aufgedrungenen Tendenz unthätig und also chronisch krank, wie z. B. bei einem nachtheiligen Klima endemische Krankheiten entstehn, oder es verliert sich nach und nach die Fähigkeit von diesem Agens afficirt zu werden, es ist ihm gleichsam indifferent geworden nach dem Gesetze der Gewohnheit. Daher sehn wir Menschen bei dem Genusse von Kaffee, geistigen Getränken gesund sein, ja selbst bisweilen sehr starke, giftige Substanzen ohne Schaden ertragen. Der hundertjährige SOLIMAN hatte seit 30 Jahren täglich eine Drachme Quecksilbersublimat verschluckt. (Salzb. med. chir. Zeitung 1816. Bd. 2. S. 335.) Ob diese erstere Art der Umstimmung eines Organismus nicht auch, im Gegensatz (zu) der auf der Reaktion beruhenden Homöopathie, zu Heilzwecken angewendet werden könnte? Wie oft bleibt dauernd nach dem Gebrauch abführender Mineralquellen eine vermehrte Stuhlausleerung zurück; wie lange schwitzen oft Menschen, deren Haut durch schweißtreibende Mittel einmal dazu disponirt worden ist.

8. Die Arzneien wirken mehr durch eine dynamische Spannung und Polarisirung als durch ihre Aufnahme in das Blut, wie man aus frühern Versuchen schließen wollte, denn die große Kleinheit der Gaben, selbst wenn sie bis zu einem unverdünnten Tropfen steigt, spricht deutlich dafür.

9. Die von HAHNEMANN in seiner Arzneimittellehre aufgezeichneten *Gemüthssymptome*, die für manche Mittel so charakteristisch sind, beweisen auf eine unzweideutige Art den innigen Zusammenhang von Geist und Körper, und die Beschränkung, welche ersterer durch eine Krankheit der ihm besonders nöthigen Systeme und Organe erleidet. Dieß macht es dann wahrscheinlich, daß die meisten Geisteskrankheiten ihren Heerd in dem Körperlichen haben, und häufiger durch Arzneien

geheilt werden können, die diesen Verstimmungen entsprechen, als durch rein psychische Mittel.

Dieser genaue Zusammenhang mit den mehr körperlichen Symptomen, die eine Arznei veranlaßt, läßt uns erwarten, daß bei Krankheiten ein eben so inniger Causalnexus statt finden mag, und diese Gemüthsverstimmungen eine semiotische Bedeutung erhalten können, die man ihnen bis jetzt nur in einer Krankheit einräumte, nehmlich in der Lungenschwindsucht; wo man den, der idiopathischen eigenen, Leichtsinn und die stets bleibende Hoffnung als characteristisch zur Unterscheidung von der abdominalen betrachtete.

10. Wenn auch die Homöopathie die Unmöglichkeit der Entdeckung der nächsten Ursache der Krankheiten mit Recht behauptet, so trägt sie doch nicht wenig zur Auffindung und genauern Bestimmung der gelegentlichen Ursachen bei, indem sie alle Einflüsse in ihrem Verhältniß zum Organismus zu würdigen strebt. Ja selbst geistreiche Hypothesen schließt sie auf diesem Felde der Forschung nicht aus; ich erinnere nur an CASPARIS originelle Ansicht von der Entstehung von Knochenkrankheiten durch krankhaft gebildete Phosphorsäure in den Verdauungswerkzeugen der Kinder, die er in GRÄFES Journal aufstellte.

II. In der *Arzneimittellehre* hat die Homöopathie eine gänzliche Umwälzung hervorgebracht:

1. Sie lehrte einen neuen Weg, Arzneien zu prüfen und ihre Eigenschaften zu berichtigen, die oft auf bloßer Fiktion beruhten, durch Versuche an Gesunden. Die Nachwelt wird sich wundern, daß man diesen natürlichsten Weg erst so spät betrat.

2. Sie fand, daß mäßig kleine Gaben von Arzneien weit stärker und länger den Körper afficiren, als größere, die ihn nur augenblicklich stärker aufregen, aber eben deshalb schnell von ihm wieder ausgeworfen werden.

3. Sie entdeckte den Unterschied zwischen Erst- und Nachwirkungen, und lehrte ihn praktisch nützlich anwenden.

4. Sie bestimmte die Länge der Wirkungsdauer der von ihr geprüften Arzneien.

5. Sie nahm auf die Tageszeit, Lage, Ruhe und Bewegung Rücksicht, in denen die Arzneien die meisten Erscheinungen hervorbringen, was man sonst ganz übersah.

6. Man kannte und beachtete bis jetzt nur eine chemische Zersetzung der Arzneien und dadurch herbeigeführte Abänderung ihrer Kräfte, die Homöopathie lehrte eine dynamische Zersetzung kennen, nach der sehr ähnlich wirkende Arzneien ihre Kräfte vernichten.

7. Was wir von der Wirkung der Arzneien wußten, beschränkte sich meistens nur auf ihre Totalwirkung in größern Gaben, und auch diese Kenntniß war sehr unvollkommen gegen die vielen Symptome, die ihre genauere Prüfung uns hat entdecken lassen.

III. Wir haben uns schon zu lange bei diesem Gegenstande verweilt, und können daher nur kurz noch den Nutzen andeuten, den die *Therapie* und *Klinik* aus diesen

Entdeckungen ziehen kann, da er ja ohnehin von einem kundigen Leser nicht leicht zu übersehen war.

1. Man gebe allopathisch wirkende Mittel in größern Dosen, ihre Wirkung ist dann sicherer und weniger angreifend für den Körper.

2. Man vermeide vorzüglich in acuten Krankheiten alle specifischen Mittel, weil sie das Uebel oft bis zur Vernichtung der Organisation steigern können, und gebe sie selbst in chronischen Fällen nur in sehr kleinen Gaben, wenn man nicht streng homöopathisch handelt.

3. Verordnet man Arzneien in antipathischer Beziehung, wo also ihre Erstwirkungen thätig sein sollen, so gebe man sie in stärkern Gaben und öfter wiederholt, damit die Nachwirkungen nicht hervortreten können. Die Länge der Zwischenräume richtet sich nach der Wirkungsdauer der Mittel, sie wird bei Opium kurz, bei Fingerhut ziemlich lang sein müssen.

4. Man vermeide bei Verordnungen zusammengesetzter Mittel, die überhaupt nur selten zu billigen sind, die dynamische Zersetzung.

5. Will man die Nachwirkungen von einer Arznei zu dem Heilzwecke benutzen, so reiche man sie nur in seltenen Gaben; denn die neue erzeugt wieder Erstwirkungen und hebt so die eintretende Heilwirkung auf.

6. Die Homöopathie hat uns ein Vorbeugungsmittel gegen eine fürchterliche Krankheit, das Scharlach, kennen gelehrt, dessen Nutzen immer mehr Aerzte anerkennen; aber dennoch schmähen sie das Princip, aus welchem dieser Fund hervorging.

7. Durch den Gebrauch von Arzneien nach der gewöhnlichen Art müssen öfters Arzneisymptome entstehn, die man oft versucht sein könnte, für eine natürliche Steigerung oder Abänderung der ursprünglichen Krankheit zu halten; ja es mag der Fall nicht gar selten sein, daß die Krankheit durch ein zufällig passendes Mittel gehoben wurde, aber durch die Größe der Gabe eine künstliche sehr ähnliche Krankheit hervortrat. Diese Fälle konnte die jetzige Medicin nicht erkennen, selbst nicht einmal vermuthen, da ihr die so vielseitige Wirkung der Arzneien unbekannt war; eine Bekanntschaft mit der reinen Arzneimittellehre wird hier manchmal Licht geben, und zugleich uns passende Gegenmittel finden lassen.

8. Aufmerksam auf alle arzneilich wirkende Dinge hat die Homöopathie eine strenge, von allen diesen Einflüssen freie Diät eingeführt, und läßt blos mehr indifferente, rein nährende Nahrung und rein durstlöschende Getränke zu. Wäre es nichts als dieß, so ist ihr die Medicin dafür unendlichen Dank schuldig. Der tägliche Gebrauch von Thee, Kaffee und Gewürzen ist den meisten Menschen schädlich. Soll aber der Gesunde alle diese Genüsse vermeiden? Ich glaube nicht. Das stagnirende Wasser zersetzt sich, die unbewegte Luft verdirbt, alles Lebende hat von Zeit zu Zeit das Bedürfniß einer stärkern Aufregung, selbst der Geist wird durch Einförmigkeit stumpf und unkräftig. Eine Anregung zu höherer Thätigkeit gewährt eine Abwechselung und der seltene Genuß von mehr differenten Dingen schadet dann eben so wenig als die vorsichtig angestellten Arzneiversuche. Aber der tägliche Gebrauch stark wirkender Dinge wird nur von sehr robusten Naturen ganz ohne Nachtheil

ertragen, bei denen dann das Gesetz der Gewohnheit eintritt, bei Kranken ist er aber nie zu gestatten, und allemal die strengste Diät nöthig.

9. Die genauere Auffassung der Symptome, die nähere Angabe der kranken Gefühle und ihre Abänderung durch Ruhe und Bewegung, Schlafen und Wachen, die Tageszeit u.s.w. wird eine nicht geringe Bereicherung der Semiotik sein.

10. Der lange verkannte Werth der specifischen Mittel, die schon immer die besten Praktiker werthschätzten, wird durch die Homöopathie außer allen Zweifel gesetzt, und ihre Anwendung nach bestimmtern Grundsätzen gelehrt.

3.
Aspekte der homöopathischen Gabenlehre

Zur Berichtigung der Ansichten über die Wirkung der kleinen, von der homöopathischen Heillehre vorgeschriebenen Arzneigaben

von

Gustav Wilhelm Groß

So heftig auch die homöopathische Heilkunst überhaupt seit ihrer Entstehung angefochten worden ist; so hat doch dieses Schicksal im vorzüglichen Maaße die von ihr vorgeschriebene *Kleinheit der Arzneigaben* betroffen. So Mancher hat bisher seinen ganzen Witz aufgeboten, um diesen Gegenstand lächerlich zu machen; die Meisten, welche sich darüber aussprachen, fanden die Kräftigkeit so kleiner Gaben ganz unglaublich. Dessen ungeachtet ist schon hie und da eine Stimme (besonders unter den unbefangenen, doch geist- und kenntnißreichen Laien) laut geworden, welche den angefochtenen Gegenstand in Schutz nahm, und die paradox scheinende Behauptung mit Gründen der Vernunft vertheidigte. Man ahnete wenigstens, daß eine Sache dennoch auf sichern Gründen beruhen könne, wenn ihr gleich alle bisherigen Erfahrungen entgegenstehen; man fühlte, daß ein witziger Angriff auf dieselbe noch kein Beweis ihrer Nichtigkeit, und der Unglaube von tausend Gegnern nicht im Stande sey, die Erfahrungen eines Einzigen zu entkräften.

Nur in dem schroffen Gegensatze, welchen die Feststellung der kleinen homöopathischen Arzneigaben mit der bisher üblichen Anwendung der Heilpotenzen zu *Granen* und *Drachmen* bildet, so wie in dem unläugbaren Verkennen der, wiewohl in den Schriften des Stifters der homöopathischen Heilkunst vielfach klar und deutlich ausgesprochenen Naturgesetze, welche jenen Gabenbestimmungen zum Grunde liegen, muß man den Schlüssel zu der Auflösung des Räthsels suchen, wie ein so allgemeines Verdammungsurtheil über dieselben ausgesprochen werden und die Mehrzahl der Gegner es nicht einmal der Mühe werth achten konnte, den Grund oder Ungrund einer, dem Anscheine nach freilich kühnen Behauptung näher zu beleuchten. Wenn dadurch allerdings die Verächtlichkeit, mit welcher sich helldenkende und im Uebrigen vorurtheilsfreie Männer von der paradox scheinenden Lehre wendeten, gewissermaßen entschuldigt wird; so kann man doch auf der andern Seite kaum umhin, zu gestehen, daß es einen hohen Grad von Selbstliebe und unbedingtem Glauben an die Unfehlbarkeit der bisherigen Ansichten über die Bestimmung der Arzneigaben verräth, die Behauptungen der Homöopathie nur darum zu verwerfen, weil sie mit jenen im Widerspruche stehen. Denn, wie wenig auf ewige Naturgesetze gegründet, wie wenig consequent die bisherigen Dosenbestimmungen sich zeigen, wie in ihnen die gesetzloseste Willkühr herrsche, wie wenig endlich das übliche Verfahren mit großen Arzneigaben in vielen Fällen befriedige, und wie oft von gewissen Kranken auch die allerkleinsten Dosen (im gewöhnlichen Sinne genommen) nicht vertragen werden,

d. h. richtiger, zu heftig wirken; das lehrt die Erfahrung, und kein redlicher Beobachter wird es läugnen können.

Schon dieser letzte Umstand allein könnte den Unbefangenen veranlassen, weiter zu schließen: „wenn die allerkleinsten Arzneigaben, wie sie die bisherige Arzneikunst vorschreibt, bisweilen fähig sind, noch so auffallende und offenbar zu starke Wirkungen zu äußern, so werden sie vermuthlich auch noch in einer viel weiter getriebenen Verkleinerung einige Wirksamkeit zeigen." Und ein genauer Versuch würde diese Vermuthung zur Gewißheit erheben, er würde so ausfallen, daß man nicht umhin könnte, anzunehmen, die verkleinerte Arzneigabe werde sich immer noch weiter verkleinern lassen, unbeschadet ihrer Wirksamkeit auf einen empfindlichen Körper. So wäre alsdann der Weg betreten, auf welchem allein das Ziel – Entdeckung des Werthes oder Unwerthes der von der Homöopathie aufgestellten Ansicht – zu erreichen steht, und es würde am Ende Jedem begreiflich werden, wie der Erfinder des homöopathischen Systems erfahrungsmäßig dahin gelangen konnte und mußte, der Welt eine Behauptung aufzustellen, die auf den ersten Anblick allen Glauben übersteigt.

Abgesehen jetzt von diesem Wege, durch Erfahrung zur Erkenntniß der Wahrheit zu kommen, läßt sich die Zulänglichkeit der kleinen homöopathischen Gaben auch durch Vernunftgründe nachweisen, was, wie oben erwähnt wurde, hie und da bereits mit dem besten Erfolg versucht worden ist. Es sey mir erlaubt, meine Gedanken in dieser Rücksicht kürzlich vorzutragen.

Die positive Wirkung eines Arzneimittels erfolgt nur dann ganz sicher und vollständig, wenn die Gabe desselben möglichst klein[1] eingerichtet ward. Der lebende Organismus nimmt die auf ihn einwirkenden feindlichen (hier insbesondere arzneilichen) Einflüsse nicht unthätig hin, läßt sich nicht leidend von ihnen umwandeln; sondern strebt, seine geschlossene Einheit unverletzt zu erhalten und jede äußere Schädlichkeit von sich zu entfernen, nach den Gesetzen der ihm eigenthümlichen *Reaktion.* Je heftiger der feindliche Angriff auf denselben ist, desto hartnäckiger ist sein Widerstreben, und er sucht in diesem Falle die einwirkende Schädlichkeit mit Gewalt von sich zu stoßen – ein Versuch, der ihm auch meistentheils gelingt. Weit weniger erreicht er diesen Zweck, wenn die ihn angreifende arzneiliche Potenz milderer Art ist; er kann sie dann nicht von sich stoßen, weil sie sein Widerstreben nur wenig erregt, und trägt so durch die leisere Reaktion eben nur dazu bei, daß sie, im Kampfe mit ihm ihre volle Wirksamkeit äußert und den Sieg über ihn gewinnt, d. h. ihn in seinem Normalbefinden umstimmt. Diese Umstimmung muß er sich wider Willen so lange gefallen lassen, als die Arznei ihre Kraft und die Oberhand über ihn behält; sobald jedoch ihre Wirksamkeit nachläßt, ermannt er sich von Neuem und stellt nach den natürlichen Gesetzen der Reaktion den reinen Gegensatz von dem dar, was die Arznei in ihm bewirkte: – Vor- und Nachwirkung –.[2]

Eine sehr kräftige Arznei, in sehr bedeutender Gabe mit dem lebenden Organis-

---

[1] Die Anmerkungen befinden sich auf den Seiten 144–146.

mus in Berührung gebracht, wird von ihm gewöhnlich bald ausgestoßen – durch irgend eine revoluzionäre Ausleerung, wie Stuhl, Urin, Schweiß, Erbrechen, Schnupfen u. s. w. Dann hat man keine erhebliche Wirkung weiter zu hoffen. In anderen Fällen, wo die Arzneigabe zwar groß, jedoch nicht so groß war, daß sie die ganze Gegenkraft des lebenden Organismus zu ihrer plötzlichen und völligen Ausstoßung aufreizte, erfolgt zwar eine Wirkung, aber nicht die eigentliche *positive,* sondern vielmehr sogleich eine *negative;* – das Gegentheil von dem, was man erwarten durfte. – Mit beiden Erfolgen kann dem Arzte wenig, am wenigsten dem homöopathischen, aus begreiflichen Gründen, gedient seyn. Im erstern Falle geht das Eigenthümliche des wahren Arzneieffekts gänzlich verloren; im andern erhält man nur den Widerschein von dem, was die Arznei eigentlich zu leisten vermag, nicht die (positive) Erstwirkung mit allen ihren feinen Nuancen, sondern ihr Gegenbild, die (negative) Nachwirkung, aus der sich mit allem Scharfsinne jene fehlenden Erstwirkungen nicht ergänzen lassen; ja, man ist in diesem Falle nicht einmal vor Täuschung sicher, kann um so mehr versucht werden, Erstwirkung und Nachwirkung mit einander zu verwechseln, da die Effekte großer Arzneigaben oft ganz verwirrt und stürmisch auftreten, und dann theils der Erstwirkung, theils der Nachwirkung angehören.

Diesem Uebelstande hilft man nur dadurch ab, daß man möglichst kleine Arzneigaben mit dem lebenden Organismus in Berührung bringt, die seine Reaktion nur in dem Grade aufregen, welcher zu seiner naturgemäßen Umstimmung erforderlich ist.

Zur Bestätigung des Obigen kann unter andern der einseitige Gebrauch dienen, welchen die übliche ärztliche Schule von der Ipekakuanha macht. Man wendet sie größtentheils nur als Brechmittel an und muthet ihr nicht zu, etwas Besseres zu leisten, weil man die Gränzen ihrer Wirkungssphäre durch die Kraft, Erbrechen zu erregen, so ziemlich für abgeschlossen erachtet und der Ahnung keinen Raum giebt, daß sie weit bedeutendere Effekte hervorbringen könne. Und dennoch ist es also. Gerade die eigenthümlichsten, wichtigsten und unersetzlichsten Wirkungen dieser Wurzel entbehrt man, weil sie von dem revoluzionären Erbrechen gleichsam verschlungen werden. Man wirft mehrere Goldkörner weg, um zu dem Besitze eines Gerstenkorns zu gelangen. Die Belege hierzu finden sich im dritten Bande der reinen Arzneimittellehre von S. HAHNEMANN, wo die Erstwirkungen der *Ipekakuanha* mit großer Sorgfalt gesammelt, jedoch wohl schwerlich schon erschöpfend dargestellt sind. Man ersieht aus diesen reinen Beobachtungen allerdings, daß auch die Neigung, Erbrechen zu erregen, den Erstwirkungen dieser Wurzel angehöre; aber nur in kleinen Gaben pflegt sie dieses Erbrechen mit allen seinen Eigenthümlichkeiten, wodurch es sich von andern Arten des Erbrechens unterscheidet, hervorzubringen; in großen Porzionen hingegen benutzt der zu heftig aufgeregte Organismus diesen Weg nur, um die Kraft dieser Arznei gänzlich von sich zu stoßen, und man beobachtet nun blos ein heftiges Erbrechen, das nach dem Verluste jener Eigenthümlichkeiten nur eine gewöhnliche revoluzionäre Ausleerung bleibt. Die übrigen merkwürdigen Arzneiwirkungen gehen zugleich mit verloren. In vielen Fällen kann man nicht einmal behaupten, daß die heftige Ausleerung irgend einer Art, welche auf große

Arzneigaben erfolgt, der Erstwirkung angehöre. Fast jedes Medikament wird in übermäßigen Dosen zum Purgir- oder Brechmittel, wie die Erfahrung lehrt. Und woher kommen die vielen Schweiß- und Urintreibenden, so wie die Menge von Monatreinigung, Stuhlgang, Auswurf und Speichelfluß befördernden Arzneien, welche in den Handbüchern der Arzneimittellehre aufgeführt werden, wenn sie nicht eben auch dem Mißbrauche großer Gaben ihre Entstehung verdanken? Angenommen auch, was kaum anzunehmen ist, daß diese verschiedenen Ausleerungen alle als Erstwirkungen aufträten, so geht doch dadurch die übrige, weit wichtigere Wirkungssphäre jener Arzneien gänzlich verloren – nur eine gemeine, aller feinern Eigenthümlichkeiten ermangelnde Ausleerung bleibt uns zurück.

Unter andern Hülfsmitteln, zu einer genauen Kenntniß der verschiedenen Arzneikräfte zu gelangen, hielt man vorzüglich auch die chemische Zerlegung der Arzneikörper in ihre einfachen Bestandtheile für eine Quelle, aus welcher sich dieselbe schöpfen ließe. Allein, indem man diesen Weg zur Erforschung der Arzneitugenden betrat, schien man vorauszusetzen, daß diese selbst mehr materieller Natur wären. Wie hätte man sonst ihr Wesen aus materiellen Dingen abnehmen mögen.

Sieht man nun aber, daß oft schon der bloße Duft einer Arznei, selbst wenn man sich demselben nur auf Augenblicke aussetzte, eine sehr merkliche Umänderung des Befindens im gesunden Organismus hervorbringt, während sich ein wirkliches Verringern der materiellen Arzneisubstanz durch die allerfeinsten Wäge- und Messungsinstrumente nicht ausmitteln läßt; so muß man gestehen, daß schon in diesem Falle von Arzneiwirkung die gewöhnliche Gränze der Materiellität überschritten wird. Viele Pflanzenkörper verlieren im trocknen Zustande, nach und nach gänzlich ihre arzneiliche Wirksamkeit, und es ist zu bezweifeln, ob die Chemie uns diesen Verlust wird bemerklich machen können. Die Chemie findet in mehrern narkotischen Kräutern keine andern Bestandtheile, als in der unschädlichen Pflanze, die wir als Nahrungsmittel zu uns nehmen, und doch unterscheiden sich jene himmelweit von dieser durch höchst kräftige Einwirkung auf das Befinden des Menschen, welche ihnen den Rang unter unsern schätzbarsten Heilmitteln anweißt.

Dieses alles führt uns auf die Vermuthung, daß die Kraft der Arzneien, das menschliche Befinden umzuändern, *dynamischgeistig,* und unabhängig von ihren materiellen Bestandtheilen sey. Diese Kraft läßt sich weder messen, noch wägen, auch nicht chemisch zerlegen, sondern einzig durch die Veränderungen, welche sie im Befinden des gesunden Organismus hervorbringt, begreifen und wahrnehmen.

Und ist denn, um das Befinden des menschlichen Organismus umzustimmen, überhaupt etwas Materielles nöthig? – Eine kühle Luft, die auf den entblößten Unterleib nur für einige Augenblicke einwirkt, bringt bisweilen schon nach 5 Minuten nicht blos dynamisches Leiden – empfindlichen Schmerz in den Gedärmen –, sondern selbst materielle Veränderung – einen heftigen Erkältungsdurchfall – hervor, wie dieß jeder Arzt häufig zu beobachten Gelegenheit findet. Wie immateriell hier der schädliche Einfluß und wie auffallend der Erfolg! – Ein plötzlicher, heftiger Schreck bewirkte schon oft unheilbare Lähmungen, selbst den Tod. Wie rein geistig hier das Wirkende und wie erschütternd die Wirkung. – Die Daumenspitze eines lebenskräftigen Mannes, mit fester Willenskraft, selbst aus der Entfernung eines Zolles gegen die Herzgrube eines leicht erregbaren Individuums gerichtet, kann in der kürzesten Zeit Konvulsionen bewirken. Wer mag bestimmen, wie viel hier von dem imponderabeln animalisch-magnetischen Agens in den empfindlichen Organismus eingedrungen ist, um so große Erscheinungen zu verwirklichen? – Der mineralische Magnet, welcher eine so wunderbare Anziehungskraft gegen das Eisen ausübt, vermag mittelst derselben Kraft auch das Befinden des gesunden menschlichen Organismus eigenthümlich und höchst bedeutend umzuändern, wie die Erfahrung lehrt.[3])

Es ist also durchaus nicht nothwendig, daß die Potenzen, welche eine Umstimmung des gesunden Befindens im lebenden Organismus hervorbringen sollen, noch durch unsere Sinne bemerkt werden. Darum wird auch den sehr kleinen Arzneigaben immer noch Wirksamkeit bleiben, wenn sie gleich möglichst von der Materie geschieden sind; ja, insofern diese Scheidung gleichsam als eine weitere Aufschließung, Entwickelung und Freimachung der geistigen Kraft zu betrachten ist[4]), muß man annehmen, daß sie nur noch brauchbarer dadurch werde.

Allein auch *sinnlich wahrnehmbar* bleibt bisweilen noch eine arzneiliche Potenz, wenn sie gleich so unendlich vertheilt und zerstückelt ist, daß kein Verstand zu berechnen vermag, wie wenig das ist, was nur so eben noch hinreicht, unsere Sinne zu afficiren. Als Beispiel möge vor andern hier der *Moschus* einen Platz finden. Ein einziger Gran dieser Substanz in ein großes Zimmer gestreut, wiewohl täglich Theilchen davon in den weitern Luftkreis sich verflüchtigen, wird dennoch viele Wochen lang einen auffallend starken Geruch nicht nur in diesem Zimmer zurücklassen, sondern auch in die anliegenden Gemächer verbreiten, und eine leicht erregbare Person wird selbst nach längerer Zeit und auf der Gränze dieser, mit Moschustheilchen geschwängerten Atmosphäre ein unverkennbares Uebelbefinden verspüren. Und der wie vielste Theil eines Granes Moschus mag es wohl seyn, der ihre Riechorgane berührte und durch sie den ganzen Organism specifisch affizirte? Man theile einen Körper in die allerkleinsten Staubtheilchen, dennoch wird jedes Stäubchen immer noch ein Theil vom Ganzen bleiben. Wie viel mehr muß dieß der Fall mit dynamischgeistigen Potenzen seyn!

Wenn schon gesunde, kräftige und nicht leicht erregbare Personen durch mäßige und kleine Arzneigaben affizirt werden können; so werden auch noch weit kleinere Arzneitheilchen Wirksamkeit zeigen, sobald sie mit einem empfindlicheren Organismus in Berührung kommen. Man bemerkt bei einigen Individuen eine besondere leise Receptivität für gewisse Einflüsse, die von andern durchaus nicht empfunden werden, und nennt dieselbe *Idiosynkrasie*, um anzudeuten, daß man, nicht sowohl jene Einflüsse, sondern vielmehr eine eigenthümliche Empfänglichkeit für den Grund höchst auffallender Veränderungen im Befinden des gesunden Organismus angesehen wissen will. Allein wenn man auch zugiebt, daß diese Erscheinungen eine spezifische Rezeptivität für gewisse besondere Einflüsse voraussetzen – eine besonders leise Empfindlichkeit einzelner Organe im Verhältnisse zu den übrigen, mit nur gewöhnlicher Erregbarkeit begabten, – so ist doch immer nicht wohl zu begreifen, wie im Befinden eines so gearteten Organismus, (vorausgesetzt, daß er wirklich gesund ist,) bei der Zulassung jener Einflüsse eine merkliche Veränderung eintreten kann, wenn man nicht zugleich annimmt, daß dieselben überhaupt die Tendenz haben, das menschliche Befinden auf solche Weise umzustimmen. Es muß ihnen eine geistige Kraft inwohnen, nur von so milder Art, daß sie unfähig ist, in mäßiger Menge einwirkend, in gesunden Organismen mit gewöhnlicher Erregbarkeit ihre eigenthümlichen Wirkungen laut werden zu lassen, doch stark genug, um sie an Individuen mit spezifischer Erregbarkeit gerade derjenigen Organe, welche sie ihrer Natur nach vorzugsweise zu affiziren geeignet ist, sehr fühlbar zu machen. Sonach sind diese Potenzen unter die arzneilichen und heilkräftigen zu zählen und für den Arzt von großer Wichtigkeit. Denn, wenn sie gleich in mäßiger Quantität gegen den gewöhnlichen kräftigen und gesunden Organismus keine Wirkung äußern, so werden sie dieselbe doch gegen den erkrankten beweisen, dessen gesteigerte Rezeptivität bei den üblichen stärkeren Arzneipotenzen eine bedeutende Verkleinerung der Gabe nöthig macht, wie ich bald näher auseinander setzen werde.

Von dem Geruche der *Rose* (Rosa centifolia L.) sah man Ohnmacht entstehen [5] – ein Beweis, daß das kleinste Theilchen von der Kraft dieser Blume, das beim Riechen die feinen Nervenwärzchen in der Nase einer hiezu geeigneten Person berührt, immer noch stark genug sey, ihr Befinden auffallend umzustimmen, wenn gleich tausend Andere nichts der Art wahrnehmen. Der Geruch des *Veilchens* (Viola odorata L.), der in der Regel ohne allen Nachtheil ertragen wird, hatte, wie ich selbst sah, für eine sehr gesunde und kräftige Mannsperson so viel Widerliches und Unangenehmes, daß sie in einem Zimmer, wo sich nur wenige Blüthen dieser Pflanze befanden, nicht zu bleiben vermochte. That sie sich aber Gewalt an, und verweilte dennoch in der Nähe von blühenden Veilchen, so nahm sie sehr bald die seltsamsten Veränderungen in ihrem Befinden wahr. Außer mehrern schmerzlichen Empfindungen, war es hauptsächlich eine Art von Krampf in den Augenliedern, eine eigene Schlafmüdigkeit, eine heftige Engbrüstigkeit mit der höchsten Angst vergesellschaftet, ein Zittern der Glieder, ein Schwinden und besonders ein ganz eigenes Verwechseln der Gedanken, vor allen aber eine eigenthümliche, nahe an Melancholie gränzende, Gemüthsverstimmung mit höchster Abneigung gegen alle Musik, von der schon die bloße Idee in Verzweiflung setzte – dieser Zustand war es, welcher im Befinden jenes Individuums sich bemerkbar machte. Wenn ich nach dieser Beobachtung gleich nicht umhin konnte, anzunehmen, daß die Person, welche vermöge ihrer kräftigen Natur, von den stärksten Arzneien nicht mehr affizirt wurde, als andere in der Regel, eine besonders leise Erregbarkeit einzelner Organe, und zwar vorzugsweise derjenigen besitzen müßte, welche durch die Ausdünstung blühender Veilchen vor anderen in Anspruch genommen zu werden pflegen, so fühlte ich doch auf der andern Seite die Nothwendigkeit, den Veilchen die Neigung zur Hervorbringung der genannten Krankheitserscheinungen überhaupt, wenn auch in weit stärkeren Gaben, zuzugestehen. Diese Idee fand in der Erfahrung ihre Bestätigung. Ich vermischte nämlich den aus den Blüthen, Blättern und der Wurzel des Veilchens ausgepreßten Saft mit eben so viel starkem Weingeiste, erhielt so nach einigen Tagen eine hellgefärbte Tinktur und nahm in einem kräftig gesunden Zustande und unter Entfernung aller schädlichen und anderweiten arzneilichen Einflüsse eine nicht zu kleine Porzion davon, mit einigen Unzen Wasser innig gemischt, ein – zur Erforschung ihrer Kräfte. Wiewohl ich nun durchaus nie zuvor von starkem Veilchengeruche irgend eine arzneiliche Einwirkung auf mein Befinden gespürt, vielmehr denselben recht angenehm gefunden hatte, so ward ich doch jetzt sehr bald von den Kräften dieser, in größerer Menge auf mich einwirkenden Pflanze durch das Gefühl von Krankheitszufällen überzeugt, die mit den oben bemerkten Erscheinungen eine auffallende Aehnlichkeit hatten. Ich kenne einen kräftigen, robusten Mann, der durch einen einzigen *Bienenstich* in den bedenklichsten Zustand versetzt wird. Nicht blos die verwundete Stelle, sondern sein ganzer Körper schwillt ungeheuer auf, überzieht sich mit einer entzündlichen Röthe und leidet die empfindlichsten Schmerzen.[6])

Wenn wir schon bei gesunden und kräftigen Personen nicht selten eine theilweise erhöhte (doch immer noch innerhalb der Gränzen der Gesundheit liegende) Erregbarkeit antreffen, die auch sehr geringen Arzneikräften noch eine auffallende Umstimmung des Befindens verstattet; so wird diese Umstimmung noch öfter und leichter sich ereignen müssen, sobald die natürliche Erregbarkeit durch Krankheitszustände eine bedeutende Steigerung erhält. Auch dieses ist oft nur theilweise der Fall bei solchen Individuen, die mit topischen Uebeln behaftet sind, oder von ehemaligen Leiden (z. B. übelgeheilten Wunden) eine höhere Empfindlichkeit einzelner Theile zurückbehalten haben. Solche überempfindliche Stellen am übrigens gesunden menschlichen Körper, die jede äußere Schädlichkeit der unbedeutendsten Art empfänglich aufnehmen, öfters selbst die leisesten Gemüthsbewegungen und noch mehr jeden Witterungswechsel ihren Inhaber schmerzlich empfinden lassen und deshalb gemeinhin Kalender genannt werden, geben einen hinreichenden Beweis davon ab, daß auch die geringfügigsten äußern Einflüsse (die kleinsten arzneilichen Potenzen) sich noch wirksam auf den menschlichen Organismus zeigen, sobald sie nur eine angemessene *Receptivität* antreffen.

Noch unendlich leiser werden muß natürlich die Empfänglichkeit des lebenden Organismus, wenn dieser von allgemeiner Krankheit ergriffen wird. Zwar findet auch hier eine große Verschiedenheit statt und die Empfänglichkeit bei chronischen Kranken ist im Ganzen weniger leise, als die bei akuten; doch wird durch Krankheit überhaupt immer die natürliche Empfindlichkeit gesteigert. Wenn eine gesunde Person von dem Knalle einer Kanone oft nichts empfindet, so wird eine kranke nicht selten von dem kleinsten Geräusch heftig erschüttert, ja durch bloßes Reden der Umstehenden zu Verzweiflung getrieben. Ein gesundes Auge erträgt das hellste Tageslicht, während in vielen Fällen ein erkranktes Auge von dem leisesten Lichtstrahl schmerzlich affizirt wird und um so mehr und schmerzlicher, je höher seine krankhafte Erregbarkeit gesteigert ist. Welcher Arzt, er huldige einer Schule, welcher er wolle, möchte wohl, unter diesen Umständen, eine Arzneigabe zu reichen wagen, die zur Umstimmung eines gesunden Befindens noch Kraft genug haben, diese Kranken aber in Lebensgefahr stürzen würde! – Jeder schlichte Menschenverstand wird es begreiflich finden, daß bei so unendlich erhöhter Reizbarkeit auch eine sehr kleine Arzneigabe noch wirksam und sehr wirksam seyn müsse. So sah ich selbst bei einem kranken Frauenzimmer, das in gesunden Tagen nur die gewöhnliche Erregbarkeit zeigte, von einer Arzneigabe, die $1/10000$ eines Grans des auflöslichen Quecksilbers (des schwarzen Quecksilberoxyduls) enthielt, einen heftigen und anhaltenden Speichelfluß bei einem Krankheitsfalle entstehen, wo überhaupt Quecksilber das spezifische Mittel war.

Haben wir nun im Obigen gesehen, wie die arzneilichen Potenzen, selbst in der kleinsten Menge, den gesunden Organismus dann stark und eigenthümlich affiziren, wenn derselbe eine ihnen günstige Stimmung, welche wohl mit dem Begriffe von relativer Gesundheit bestehen kann, besitzet; haben wir gefunden, daß bei vorhandener (allgemeiner) Krankheit die Rezeptivität für arzneiliche Einflüsse überhaupt ins Unendliche und zwar um so mehr erhöhet werde, je mehr die Krankheit ausgebildet ist: so gelangen wir bald zu der Ueberzeugung, daß der erkrankte Organismus insbesondere den allerhöchsten Grad von Empfänglichkeit für diejenigen Arzneipotenzen besitzen müsse, welche mit ihm in der nächsten Verwandtschaft stehen. Diese werden nun selbst bei leisester Berührung empfunden, während andere vielleicht weit kräftigere Arzneistoffe, auch in größerer Menge in diesem Krankheitsfalle angewendet, weit schwächer perzipirt werden, eben aus Mangel jener, zwischen ihnen und der Krankheit statt findenden innigen Beziehung oder nächsten Verwandtschaft. Nach welchem Gesetze aber diese innigste Beziehung oder Verwandtschaft zwischen den Arzneistoffen und den Krankheiten Statt habe, darüber giebt die homöopathische Heillehre den befriedigendsten Aufschluß. Sie zeigt, daß ein Arzneikörper dann mit einem besondern Krankheitsfalle in diesem innigsten, spezifischen Verwandtschaftsverhältnisse stehe, wenn der erstere fähig ist, den gesunden Organismus der letztern sehr ähnlich pathologisch zu affiziren, d. h. wenn er, seiner individuellen Beschaffenheit nach, fähig ist, in dem gesunden Organismus eine Gruppe von Krankheitserscheinungen hervorzubringen, welche denen der gegebenen Krankheit sehr ähnlich – nicht identisch – sind. In diesem Falle innigster verwandtschaftlicher Beziehung zwischen Krankheit und Arzneimittel wird, wie gesagt, die schwächste, leiseste Berührung der ersteren von letzterem empfunden[7]), und zwar so, daß ihrer gegenseitigen Reakzion nach vorhergehendem kurzen Kampfe, sehr bald völlige und schnelle Vernichtung beider – Gesundheit – folgt.

Ganz anders und gerade umgekehrt verhält es sich dann, wenn eine Arznei einer Krankheit allopathisch oder enantiopathisch entgegensteht. Wenn die allopathische Arznei durchaus aller verwandtschaftlichen Beziehung zu der Krankheit ermangelt, so steht die enantiopathische gerade im umgekehrten Verhältnisse zu ihr, und wenn die homöopathische Arznei, vermöge ihrer naturgesetzlichen innigsten Verwandtschaft zu der Krankheit, schon in der kleinsten Gabe stark und heilkräftig auf sie einwirkt, so bedarf es in jenen Fällen der stärksten und wiederholt gereichten Gaben, um eine sehr merkliche Veränderung – sehr selten schnelle Heilung, mehr Palliazionen – hervorzubringen. Es zeugt daher von gänzlicher Unkenntniß des Gegenstandes, wenn man, um die homöopathische Gabenkleinheit verdächtig zu machen, verlangt, es solle $^1/_{1000}$ Gran Opium Schlaflosigkeit stillen oder einen Rasenden beruhigen. Dieß kann nimmer geschehen[8]), da Opium und Schlaflosigkeit – exaltirte Gehirnthätigkeit – in ihren verschiedenen Richtungen und Aeußerungen durchaus nicht im homöopathischen, vielmehr im enantiopathischen Verhältnisse zu einander stehen; wohl aber wird eine noch unendlich kleinere Gabe Opium hinreichen, eine gewisse Art von Schlafsucht, einen Stupor und Gefühllosigkeit, mit welchem es homöopathisch verwandt ist, schnell und dauerhaft zu heilen.

In dem Grade, in welchem sich eine Krankheit entwickelt, in demselben Grade nimmt auch die Empfänglichkeit des Organismus, wie für arzneiliche Einflüsse überhaupt, so insbesondere für das ihm gegenwärtig nächst verwandte Arzneimittel zu, so daß, je größer die Krankheit, desto kleiner die Gabe des homöopathischen Mittels zu seyn braucht, um sie, naturgesetzlich, schnell und dauerhaft zu vernichten.

Und hierin liegt die Lösung des Räthsels. Aber man übersah bei den Erörterungen über diesen Gegenstand diese Verhältnisse gänzlich, und während man, ohne den gewaltigen Unterschied zwischen homöopathischer, allo- und enantiopathischer Beziehung nur im Geringsten ins Auge zu fassen, sich einbildete, HAHNEMANN behaupte, die kleinen Arzneigaben sollen unbedingt sich gegen Krankheiten heilsam erweisen, übersah man den wahren Geist seiner Lehre, und stritt sich, ohne das Terrain und die Sache des Gegners auch nur einigermaßen zu kennen und zu würdigen. Und eben aus der Vernachlässigung des so offen und klar dargelegten Gesetzes, auf welchem die Heilwirkungen der kleinen und kleinsten Gaben in der homöopathischen Heilkunst beruhen, entstanden eine Menge schiefer Ansichten hierüber. So meinte man auch, die homöopathische Heilkunst nehme an, es werde der gesunde Organismus von den höchst verkleinerten Arzneigaben, welche sie in Krankheiten ertheilt, stark affizirt, und fand diese Behauptung, wie ganz natürlich, übertrieben und lächerlich. Hätte man sich jedoch die Mühe gegeben, das, was das *Organon* hierüber so ausführlich lehrt, zu beachten, so würde man gefunden haben, daß dem keineswegs also sey, daß vielmehr, um den gesunden Organismus zu affiziren, in der Regel, – wenn nicht eine besondere Idiosyncrasie vorhanden – weit größere und oft bedeutende Gaben erforderlich werden.

Aus allem diesem geht klar hervor, daß die homöopathische Heilkunst mit der bisherigen, wie fast immer geschehen, durchaus nicht verglichen werden kann; wenigstens werden alle, aus solcher Zusammenstellung resultirenden Urtheile, wie bisher, auch fernerhin schief ausfallen müssen. Wenn der homöopathische Arzt bei der Anordnung sehr kleiner (homöopathischer) Gaben auf heftig erkrankte Organismen die Gränzen ihrer Wirkungsfähigkeit bei weitem noch nicht erreicht sieht, vielmehr ihre allzugroße Kräftigkeit aus dem Erfolge (homöopathische Erhöhung) abnimmt; was kann ihn da abhalten, die Verkleinerung derselben noch unendlich weiter abzustimmen, wo es nur so eben hinreicht, die Befreiung des Organismus von der Krankheit sanft und schmerzlos zu vollführen. Nur Beobachtung und Erfahrung kann hier leiten, sollten auch seine Arzneigaben darüber endlich bis zu einer Kleinheit herabsinken, die allen Glauben übersteigt, und dem gewöhnlichen Menschenverstande lächerlich erscheint.

Es könnte Jemand fragen, wie der homöopathische Arzt seine kleinen Gaben ausreichend finden könne bei denjenigen, nicht so gar selten zu behandelnden Kranken, die sich durch eine, unter dem Normalzustande verminderte Rezeptivität auszeichnen und darum noch weit größere Gaben, als die gewöhnlichen, ja ganz enorme Quantitäten von Arznei ohne Nachtheil in sich aufnehmen, oft kaum eine Wirkung davon verspüren? Allein, diese Frage kann ebenfalls nur der aufwerfen, welcher das homöopathische Verfahren nach dem bisherigen beurtheilt. Bei mehrern Gemüthsleiden findet sich wirklich die genannte Reizlosigkeit, welche den größesten Arzneigaben hartnäckig widersteht. Oft sind die stärksten drastischen Abführmittel, in Porzionen gereicht, die einen andern Kranken an den Rand des Grabes bringen und selbst Gesunden nachtheilig werden könnten, nicht im Stande, eine Stuhlausleerung von dem torpiden und trägen Darmkanale zu erzwingen, und auf die heftigsten Brechmittel folgt kein Erbrechen. Wie aber der homöopathische Arzt es für seine erste Pflicht erachtet, jeden gegebenen Krankheitsfall, bevor er ärztlich zu handeln beginnt, nach allen seinen charakteristischen Erscheinungen und Merkmalen genau zu erforschen und richtig aufzufassen; wie er es für höchst verderblich ansieht, ihn nach einzelnen Symptomen, wären es auch die hervorstechendsten, zu beurtheilen: so wagt er es auch namentlich in jener Art von Gemüthsleiden keinesweges, sich auf die Beschwichtigung der auffallend hervortretenden Torpidität der Unterleibsorgane zu beschränken; vielmehr geht sein Bemühen dahin, die ganze Symptomengruppe, aus welcher der vorliegende Krankheitsfall zusammengesetzt ist, aufzufinden und zu kopiren, und er erhält dann ein Krankheitsbild von weit bedeutenderem Umfange, als der erste Anblick erwarten ließ – ein Krankheitsbild, in welchem die Reizlosigkeit des Darmkanals den untersten Rang mit einnimmt, und sich mehr als sekundäres Leiden beurkundet, abhängig von einer eigenartigen, sehr charakteristischen Affekzion des Denkorganes, die hier, so versteckt sie sich oft zeigt, dennoch meistens eine Hauptrolle spielt, und darum ist eben das der Centralpunkt, wohin der homöopathische Arzt seine Heilkräfte vorzüglich richtet, ohne deshalb die übrigen (wiewohl unwesentlicheren) Erscheinungen unbeachtet zu lassen. Die *kleinste* homöopathische Arzneigabe reicht hier, wie überall, wo sie nach *Aehnlichkeitswirkung* gewählt ward, völlig hin, das Gemüthsleiden und mit ihm zugleich die Reizlosigkeit des Magens und Darmkanales schnell und für immer zu beseitigen. Bisweilen finden sich Krankheiten mit (parzieller oder allgemeiner) Reizlosigkeit, wo diese das Hauptleiden bildet. Auch diese, wenn sie gleich oft den stärksten (enantiopathischen) Reizmitteln widersteht, weicht den kleinsten Gaben homöopathisch passender Arzneien – zum augenfälligen Beweise, daß die leidenden Gebilde, wiewohl gegen ungeeignete Potenzen nicht reagirend, gegen angemessene (d. h. in innigster Verwandtschaft zu ihnen stehende, oder ein dem ihrigen ähnliches Leiden erregende) Heilkräfte nichts desto weniger eine große Empfindlichkeit zeigen.

So mächtig auch die Arzneigaben in ihrer höchsten Verkleinerung noch auf den erkrankten Organismus einwirken können, wenn sie Organe antreffen, die spezifische Empfänglichkeit dafür besitzen, (d. h. von ähnlichen Leiden ergriffen sind, als sie selbst im gesunden Körper hervorzubringen vermögen), so werden sie dieß doch nur alsdann können, wenn sie ganz einfach und unter Entfernung aller fremdartigen Einflüsse angewendet werden. Nur eine einzige homöopathische Arznei ist in Krankheiten auf einmal zulässig; zwei, drei und mehrere würden sich vielleicht gegenseitig in ihrer Wirkung umändern, beschränken oder gar aufheben. Man würde sich keine Rechnung auf einen bestimmten und sichern Effekt machen dürfen. Die Zulassung fremdartiger Einflüsse aber, die einer Wirkung auf den menschlichen Organismus fähig sind, müßte auf alle Fälle die kleinen homöopathischen Arzneigaben in ihrer Wirkung schwächen und stören, am öftersten ganz unwirksam machen. Darum ist die genaueste Beseitigung aller andersartigen Arzneireize und Schädlichkeiten bei jeder homöopathischen Kur ein unerläßliches Erforderniß; darum dringt der homöopathische Arzt auf nichts so sehr, als auf ein strengdiätetisches, naturgemäßes, leidenschaftfreies, passives Verhalten. Nur dadurch wird das Wirkungsvermögen der homöopathischen Arzneigaben ungeschwächt erhalten. Wenn in einer volkreichen Stadt der Schall einer Trommel in dem lauten Geräusche des Tages verhallt, so wird man im einsamen Haine und bei stiller Nacht das leise Gemurmel eines Baches selbst aus beträchtlicher Entfernung noch deutlich vernehmen.

Den besten Beweis für die Zulänglichkeit der Kleinheit homöopathischer Gaben liefert, wie bereits Eingangs dieser Zeilen angedeutet wurde, die *Erfahrung*. Darum möge hier noch einen Platz finden, was ich aus eigenen Beobachtungen zu sagen vermag.

Um eine Krankheit leicht und schnell, wie sie sollen, besiegen zu können, müssen die homöopathischen Arzneitheilchen auch in ihrer höchsten Verkleinerung natürlich immer noch stärker seyn, als jene. Daß sie es aber wirklich sind, beweist am auffallendsten die sogenannte homöopathische Verschlimmerung[9], ein Kampf zwischen Heilmittel und Krankheit. Diese Benennung ist von dem Gefühle des Kranken genommen; ihm scheint die Empfindung, welche die Arznei im Conflikte mit der Krankheit hervorbringt, wegen ihrer Aehnlichkeit mit der letztern, ein Zusatz zu dieser zu seyn. Es kann aber diese Art von Täuschung als ein Triumph für den homöopathischen Arzt angesehen werden; sie beweißt ihm, daß sein Heilmittel für den gegenwärtigen Krankheitsfall höchst angemessen sey, und er darf darum den glücklichen Heilerfolg mit Gewißheit erwarten.

Es ist der gewöhnlichste und beste Fall, daß die homöopathische Verschlimmerung bald nach dem Einnehmen der Arznei eintritt[10]; man darf alsdann den Kranken mit Recht eine schnelle und sichere Genesung versprechen, und Leute, die schon öfters mit Glück homöopathisch behandelt wurden, pflegen daher diese Verschlimmerung mit Ungeduld zu erwarten.[11] Je passender die Arznei ist, (d. h. je ähnlicher ihre positiven Wirkungen den Zufällen der Krankheit) und je angemessener (kleiner) die Gabe, desto schneller erscheint und vergeht die homöopathische Verschlimmerung.[12]

Die Dauer der homöopathischen Verschlimmerung bleibt sich nicht immer gleich. Langwirkende Mittel lassen ihre Erstwirkung länger empfinden, als kurzwirkende, und zumal wenn man, wie oft in chronischen Krankheiten, eine größere Gabe anzuwenden genöthigt ist. In diesem Falle kann man vielleicht Tage lang eine anscheinende geringe Steigerung der ursprünglichen Krankheit wahrnehmen, ehe diese anfängt, abzunehmen und nur allmählig und täglich mehr und mehr zu verschwinden. Doch pflegt auch dann die homöopathische Wirkung bald nach dem Einnehmen am fühlbarsten zu seyn, und hierauf nach und nach schwächer zu werden.

Bisweilen ereignet es sich, daß der Kranke gar keine homöopathische Verschlimmerung, sondern bald nach dem Einnehmen der Arznei die beginnende Besserung wahrnimmt. Hier scheint das Uebergewicht der künstlichen (arzneilichen) Krankheit über die natürliche durch die weit genug getriebene Verkleinerung der Arzneigabe so vermindert worden zu seyn, daß es von dem Gefühle des Kranken nicht mehr unterschieden werden kann. In anderen (seltenen) Fällen zeigt sich nach dem Einnehmen der homöopathischen Arznei eine fast augenblickliche Besserung, und erst später erfolgt dann eine heftigere Verschlimmerung, die nur allmählig die wirkliche Besserung vorbereitet, und endlich dauerhaft hinterläßt. Dieses Ereigniß muß von demjenigen getrennt werden, wo zwar auch nach dem Einnehmen schnelle Beschwichtigung der Krankheitszufälle und sodann Verschlimmerung derselben eintritt, aber keine Genesung die Scene beschließt; denn das letztere ist ein Beweis, daß das Mittel nicht homöopathisch gewählt war, sondern der Krankheit nur palliativ entsprach; das erstere aber scheint auf eine zu starke Dosis des homöopathischen Mittels zu deuten.

Ueberhaupt scheinen nur ganz kleine Arzneigaben eine zeitige homöopathische Verschlimmerung hervorzubringen, größere später, oft viel später zu ihrer Wirkung zu gelangen[13]), wie ich denn in einem Falle von Brustkrämpfen erst am 6. Tage nach dem Einnehmen des angemessenen (aber in etwas starker Gabe gereichten) Heilmittels einen homöopathischen Erhöhungsfall erfolgen sah.

Dem angehenden homöopathischen Arzte begegnet es zuweilen, daß er für homöopathische Verschlimmerung ansieht, was durchaus nicht diesen Namen verdient. Es finden sich mitunter kranke Individuen, deren Empfindlichkeit so enorm gesteigert ist, daß selbst mehr allopathische Arzneien in den kleinsten Gaben eine heftige Verschlimmerung ihres ursprünglichen Uebels hervorrufen, doch schließt natürlich die Szene nicht mit einer Besserung, sondern die Krankheit kehrt langsam zu ihrem vorigen Stande zurück und bleibt, wie sie war, zum Beweise, daß hier nicht eigentliche homöopathische Verschlimmerung, vielmehr eine wirkliche Verstärkung des Urleidens sich ankündigte. So sah ich von $1/10000$ eines Grans Schwefel bei einem geschwollenen, sehr schmerzhaften Unterschenkel, von einer sehr kleinen Gabe Pulsatille bei einem schmerzlichen Ohrenzwange, sehr heftige und langanhaltende Verstärkung der Schmerzen entstehen – ohne nachfolgende Genesung. Eine genaue Prüfung zeigte allerdings, daß die genannten Mittel für die Fälle ihrer Anwendung nicht ganz homöopathisch passend gewesen waren, und nur bei diesem Grade von Empfindlichkeit der kranken Personen ward ein solcher Effekt möglich. Sobald man bei hoher Erregbarkeit ein nicht ganz homöopathisches Arzneimittel in etwas größerer Gabe in Anwendung bringt, entstehen neben dem alten neue Leiden, die sich zwar bei genauerer Untersuchung als andersartige ausweisen (wie sich denn dieß auch in den eben genannten Fällen bei sorgfältiger Nachforschung gezeigt haben würde), aber von dem sehr empfindlichen Kranken dennoch gewöhnlich für identisch mit dem alten genommen werden, weil sie von Arzneien herrühren, die, wenn sie auch nicht ein, dem ursprünglichen Uebel ganz ähnliches, hervorbringen, doch vorzugsweise dieselben Organe, welche bereits leiden, affiziren, folglich das Schmerzgefühl des Kranken überhaupt erhöhen.

Ein sehr leicht erregbares Frauenzimmer, das von Zeit zu Zeit an heftigen Brustkrämpfen litt, pflegte von jeder allopathischen Arznei eine heftige Erregung ihrer Leiden zu erfahren. Unter andern verursachte ihr das augenblickliche Hineinriechen in den ausgepreßten Saft von den Blättern des Lebensbaumes (Thuja occidentalis L.) sogleich einen starken Paroxysmus. Natürlich war davon keine Heilung zu hoffen, denn jede, nur einigermaßen kräftige Arzneipotenz (hier der Lebensbaum), berührte bei ihrer Einwirkung auf den empfindlichen Organismus doch vorzugsweise die empfindlichsten Organe, in denen das erwähnte Uebel seinen Sitz hatte, und die diesen dadurch abgenöthigte Reakzion hatte einen Ausbruch der gewöhnlichen Krämpfe, jedoch, da das Mittel nicht in strenghomöopathischer Beziehung zur Krankheit stand, nicht Heilung, welche später erst durch ein in der kleinsten Gabe gereichtes homöopathisches Mittel bewirkt wurde, zur Folge.

Der noch seltnere Fall, wo die ächte homöopathische Verschlimmerung, welche die Anwendung eines ganz homöopathischen Arzneimittels begleitet, dennoch keine Genesung in ihrem Gefolge hat, wird fast immer seinen Grund in einem diätwidrigen Verhalten des Kranken haben, das der Arzt mit aller Sorgfalt (denn es ist bisweilen nicht leicht) auszumitteln suchen muß.

Dem angehenden homöopathischen Arzte könnte es zweifelhaft dünken, ob man auch mit den kleinsten Arzneigaben ausreichen möchte in denjenigen Krankheitsfällen, wo selbst die bisherige Schule homöopathisch entsprechende Heilmittel, aber freilich in sehr großer Dosis, anwendet. Man sollte hier meinen, entweder müßte das erstere Verfahren ganz unnütz seyn, oder das letztere offenbaren Schaden anrichten. Allein, die Umstände ändern hier alles. Wenn der *Schwefel* gegen Hämorrhoidalkolik angewendet, oft Heilung bewirkt, (weil er für einige Arten dieses Uebels das passende Mittel ist) und dann diese Heilung ohne Gefahr, selbst ohne merkliche homöopathische Verschlimmerung vollführt, ungeachtet er in sehr großen Gaben gereicht wird, so hat dieß im Folgenden seinen Grund. Erstlich verordnet man den Schwefel selten allein, gewöhnlich mit andern Arzneien, die seine Wirkung schwächen und stören, und, selbst wenn man ihn einfach reicht, geschieht dieß in so großen Quantitäten, daß der Organismus zur stärksten Reakzion aufgeregt wird und den ihn beleidigenden feindlichen Angriff abschlägt. So sehen wir bei diesen Kuren gewöhnlich dünne Stuhlabgänge erfolgen, und es ist alsdann ein glücklicher Umstand, wenn diese Ausleerungen gerade so viel Schwefelkraft zurücklassen, als zur Heilung der fraglichen Krankheit hinreicht. Eine ganz sichere Heilung darf man aber erwarten, wenn man diese Arznei in den für sie geeigneten Fällen etwa zu $1/10000$ eines Granes (bei höherer Erregbarkeit in noch weit kleinerer Gabe) anwendet, wo dann keine Stuhlausleerungen, wohl aber eine homöopathische Verschlimmerung, die Verkündigerin der nahen Genesung, bemerklich wird. Gleiche Bewandtniß hat es mit vielen andern, in großen Gaben gegen geeignete Krankheitsfälle angewendeten, Arzneien, insonderheit auch mit der *Chamille*. Diese heilkräftige Pflanze, die für viele Uebel des gewöhnlichen Lebens, wie schon der Laie weiß, das Heilmittel ist, verliert den Ueberschuß ihrer Kräfte durch Schweiß und Durchfall und erscheint dann als ein sehr unwirksames Ding (Scherwenzel), während bei homöopathischen Kuren oft eine Gabe, die ein Trilliontel eines Tropfens des von ihr ausgepreßten Saftes enthält, noch viel zu stark wirkt und eine enorme homöopathische Verschlimmerung verursacht.[14] Auch bei der üblichen Anordnungsart der Arzneistoffe nach heteropathischen Ansichten ist es hauptsächlich das Zusammenmischen mehrerer arzneilicher Potenzen und das Eintreten revoluzionärer Ausleerungen, wodurch der Nachtheil zu großer Gaben verhüthet wird; und dennoch reicht oft weder jene künstliche Vorsichtsregel, noch diese Nothhülfe der Natur hin, um die zu heftigen Arzneieffekte gefahrlos an dem Leben des Kranken vorüberzuführen, nur ist man in diesen Fällen weit geneigter, die auffallenden Erscheinungen lieber der weiteren Krankheitsentwickelung, als den angewendeten Arzneistoffen, zuzuschreiben.

Wenn nun, wie wir sahen, die angeführten Umstände in den meisten Fällen gemeinsam dazu beitragen, den Nachtheil zu großer Arzneigaben bei dem üblichen ärztlichen Verfahren mehr und mehr zu vermindern: so wird dagegen der Gebrauch nicht ganz kleiner Dosen in Fällen, wo Heilmittel und Krankheit in innigster verwandtschaftlicher Beziehung zu einander stehen und wo man ersteres ganz einfach anwendet, zum frevelhaften Angriffe auf Menschenleben. Denn hier, wo das Heilmittel, eben weil es in nächster Verwandtschaft zu der Krankheit steht, eine, ihm entsprechende (spezifische), ungemein erhöhte Rezeptivität antrifft; wo seine Wirkung, weil es einfach gegeben worden, durch fremdartige Arzneireize nicht beeinträchtigt und (weil die Gabe zwar groß, doch nicht stark genug ist, um den Organismus zu ihrer Ausstoßung aufzuregen) durch revoluzionäre Ausleerungen keineswegs geschwächt oder abgeleitet wird: hier muß es einen wahrhaft lebensgefährlichen Sturm im Innern des Organismus zur nothwendigen Folge haben.[15] So wählt der homöopathische Arzt stets die allerkleinsten Arzneigaben und glaubt sie kaum klein genug wählen zu können, wenn er sieht, daß sie in unendlicher Verkleinerung dennoch volle Heilung herbeiführen[16]; so erlangt er den großen Vortheil, daß seine Heilmittel (wegen ihrer Gabenkleinheit), im Falle eines nicht gehörig, d. h. nicht homöopathisch gewählten Mittels, niemals schaden, doch, wo sie richtig gewählt wurden, allemal helfen.

In derselben Absicht, in welcher der homöopathische Arzt zu seinen Heilungen die kleinsten Arzneigaben wählt, wird er auch seine Heilmittel in Krankheiten, die sich in einzelnen Paroxysmen aussprechen, nie unmittelbar *vor* einem solchen Krankheitsanfalle, sondern am liebsten *nach* demselben reichen, damit nicht die künstlichen Paroxysmen mit den natürlichen zusammenfallen und ein Angriff auf den Organismus erregt werde, der im besten Falle die Heilung verzögert und die Kräfte des Kranken unnützer Weise aufreibt, oft auch von sehr unangenehmen Folgen seyn kann.[17]

Bei zu großer Arzneigabe und, wie natürlich, darauf erfolgender zu heftiger homöopathischer Verschlimmerung, ist es Pflicht des Arztes, die Arzneiwirkung zu schwächen. Er bewirkt dieß am ersten durch kleine Gaben antidotischer Arzneien, d. h. solcher, welche der gegebenen Heilpotenz in Absicht der positiven Wirkungen ziemlich analog sind. Diejenigen, deren Kräfte just mit denjenigen Symptomen von jener übereinkommen, welche die hohe homöopathische Verschlimmerung der fraglichen Krankheit bewirkten, werden immer die angemessensten Antidote abgeben. Den meisten Gewächsarzneien läßt sich überdieß der Campher, welcher allgemeine antidotische Kraft dagegen zu besitzen scheint[18]), als Beruhigungsmittel[19]) entgegensetzen.

Ein sanfter Schlummer bald nach dem Einnehmen der homöopathischen Arznei ist in den meisten Fällen ein sehr günstiges, vielversprechendes Zeichen. Er vertritt dann die Stelle der homöopathischen Verschlimmerung und der Kranke erwacht gewöhnlich mit dem frohen Gefühle schon eingetretener, oder doch wenigstens begonnener Genesung.[20]) Wie überhaupt das zartere Kindesalter krankmachenden Einflüssen sehr leicht unterliegt, aber auch unter zweckmäßiger Hülfleistung schnell zur Gesundheit zurückkehrt, so sieht man auch namentlich bei kranken Individuen dieses Alters nach homöopathischen Arzneigaben jenen heilsamen Schlummer sich ungemein häufig einfinden und dieselben dann frei von jedem Leiden erwachen. Die gütige Natur scheint diesen ihren besondern Lieblingen das schmerzliche Gefühl des Kampfes zwischen natürlicher und künstlicher Krankheit auf solche Weise ersparen zu wollen, wenn wir nicht durch zu große Gaben muthwillig unnöthigen Sturm erregen.

Sonach fanden wir denn, um das Ganze nochmals mit Einem Blicke zu überschauen, die hinreichende Kräftigkeit der allerkleinsten homöopathischen Arzneigaben eben sowohl auf Vernunftgründe gestützt, als durch reine Erfahrungen bestätigt. Anlangend die ersteren, erkannten wir, wie schon im Allgemeinen die kleine Arzneigabe, welche die Reakzion des gesunden Organismus nur in mäßigem Grade, nicht bis zum heftigsten Widerstreben aufregt, eine größere an Wirksamkeit überwiegen müsse, insofern sie nämlich ihre ganze Kraft entwickeln könne, nicht durch gewaltsame Entleerungen verliere; wie Arzneien überhaupt – als dynamischgeistige Potenzen – einer unendlichen Theilung fähig seyen, ohne deshalb ihr Vermögen zur Umstimmung des Befindens, selbst in gesunden Organismen, zu verlieren; wie ferner die allergeringsten Arzneistoffe den gesunden menschlichen Körper dann noch gar mächtig affiziren, wenn sie in demselben eine ihnen günstige Stimmung – Idiosyncrasie – vorfinden; wie zuletzt die Rezeptivität des Organismus für arzneiliche Einflüsse überhaupt ins Unendliche gesteigert werde und auch den allerschwächsten Potenzen noch eine bedeutende Wirkungsäußerung gestatte, sobald er von (theilweiser oder vorzüglich allgemeiner) Krankheit ergriffen worden; wir kamen endlich zu der Ueberzeugung, daß der erkrankte Organismus den allerhöchsten Grad von Empfänglichkeit – eine spezifische Empfänglichkeit – für diejenige Arzneipotenz besitze, welche mit der, ihn beherrschenden Krankheit in der innigsten Verwandtschaft steht

– also für die homöopathische, und daß diese dann, selbst in unglaublicher Verkleinerung, noch ein hinreichend starkes Wirkungsvermögen besitzen müsse, sobald letzteres nur durch Erfüllung der Bedingung – Entfernung aller fremdartigen Einflüsse von dem einfachen Arzneitheilchen – ungeschwächt erhalten wird. Wir fanden zugleich in dieser Thatsache den mächtigsten Unterschied zwischen der homöopathischen und den bisher üblichen Kurarten, so wie in dem Verkennen derselben den Hauptgrund aller bisherigen von den Gegnern veranlaßten Einwürfe, Zweifel und Streitigkeiten. Wenn wir auf der andern Seite die Zulänglichkeit der kleinsten Gaben homöopathisch richtig gewählter Arzneien sowohl durch die, auf ihre Anwendung erfolgende, künstliche Krankheitserhöhung, als durch die daraus hervorgehende vollständige Genesung auch erfahrungsmäßig bestätigt fanden; so sahen wir nebenher zugleich den scheinbaren Widerspruch, der bei der Gegeneinanderstellung der großen Wirkungen homöopathischer, in den kleinsten Gaben angewendeter Arzneien, und der größtentheils unschädlichen, bisweilen fast unerheblichen Folgen des Arzneigebrauches in großen und wiederholten Portionen sich darbietet, durch die bei dem letzteren von der Kunst (fast instinktmäßig) genommenen und von der Natur unterstützten Vorsichtsmaßregeln, so wie durch den Abstand zwischen heteropathischen und homöopathischen Heilgesetzen vollkommen gehoben und somit auch hier die scharfe Trennung der homöopathischen Heilart von jeder andern bezeichnet, die wir schon früher als naturgesetzlich begründet erkannten und welche durchaus nicht übersehen werden darf, wenn man über jene überhaupt und über die Kleinheit ihrer Arzneigaben ins Besondere ein richtiges Urtheil fällen will.

Anmerkungen

(1) So relativ dieser Begriff ist, so läßt sich doch hier, wo, wie die nächste Folge zeigt, von der Anwendung der Arzneien auf den menschlichen Organismus nur ganz im Allgemeinen die Rede ist, eine bestimmtere Angabe nicht füglich machen. Doch verstehe ich hier – also wieder nur im Allgemeinen – unter einer *möglichst kleinen* Gabe eine solche, die nur so eben noch hinreicht, den gesunden Organismus mit gewöhnlicher Erregbarkeit in seinem Befinden umzustimmen.
(2) So sehen wir auf eine künstlich erregte Diarrhöe in kurzer Zeit das Gegentheil – Stuhlverstopfung – erfolgen, und umgekehrt; und der Gegensatz ist um so stärker und dauernder, je heftiger die feindliche Potenz eingewirkt hat.
(3) S. Reine Arzneimittellehre v. *S. Hahnemann*, 2. Thl.
(4) S. Reine Arzneimittellehre v. *S. Hahnemann*, 6. Thl., Einleitung.
(5) S. Organon der Heilkunde v. *S. Hahnemann*, Seite 226, Anmerk.
(6) Ueberhaupt ist die Anzahl solcher Potenzen, die, wenn gleich gemeinhin für unwirksam gehalten, dennoch wunderbare Kräfte besitzen und sie in auffallenden Veränderungen des normalen Befindens bei dafür geeigneten, spezifisch empfindlichen Individuen äußern, gar nicht so gering, als man vielleicht glauben sollte. So erregt der Rogen des Barbefisches, als Speise genossen, und die bloße Berührung einiger Sumacharten bei gewissen Personen ein sehr merkliches Uebelbefinden (s. Organ. der Heilk. a. a. O.), und eine sehr bekannte Thatsache ist es, daß manche Subjekte von dem geringsten Genusse der Flußkrebse, selbst vom Geruche der frischgekochten Krebse äußerst stark und eigen-

thümlich affizirt werden, während andere nicht mit jener spezifischen Empfindlichkeit für das in den Krebsen verborgene, Krankheit erregende Princip begabte Individuen eine bedeutende Menge derselben ohne einigen Nachtheil genießen können, wie überdem auch zahlreiche Beobachtungen älterer Aerzte, z. B. in den Act. Natur. Curios. bezeugen.

(7) Sehr natürlich; denn wenn, wie wir bereits sahen, einzelne empfindliche (kranke) Theile des Organismus von äußern Schädlichkeiten überhaupt vorzugsweise affizirt werden, (z. B. übelgeheilte Wunden u. s. w. – sogenannte Calender – von jedem Witterungswechsel eine schmerzliche Veränderung erleiden): so muß der Eindruck arzneilicher Potenzen auf kranke (empfindlichere) Organe ungleich stärker seyn, sobald die erstern an sich schon die Neigung haben, just diese Organe auch im gesunden Körper feindselig zu berühren, und unendlich stärker, wenn zugleich die Tendenz in ihnen liegt, dieselben auf eine ihrem schon vorhandenen Leiden sehr ähnliche Weise zu affiziren. Eine verbrannte Hand wird schon in ziemlicher Entfernung von der Flamme, wo ein gesunder Theil kaum einige Wärme verspüren würde, einen heftigen Brennschmerz empfinden; so wie durch die homöopathisch angewendete Hitze der Brennschmerz sich vermindert, so vermindert sich auch die Empfindlichkeit des geheilten Gliedes für die Hitze.

(8) Wenigstens wird die kleine Gabe hier nichts wirken, und man wird sie bis zu einem ganzen Grane, vielleicht noch weiter, vergrößern müssen, um jenen Zweck – nicht für die Dauer, sondern auf eine kurze Zeit – zu erreichen.

(9) S. Organon der Heilkunde v. *S. Hahnemann*, § 164–165.

(10) S. Organon a. a. O.

(11) Ein Landmann, der durch einen homöopathischen Arzt von einer sehr schmerzlichen Krankheit, welche mehrere Arzneimittel in gehöriger Reihenfolge nöthig machte, befreit wurde, sagte am Ende der Kur sehr naiv: „Ihre Tröpfchen trafen immer gleich den kranken Fleck, als würden sie dahin gegossen."

(12) „Es würde Raserei und gänzliche Unkunde mit den Gesetzen des Lebens verrathen, wenn der Arzt bei heftiger Lungenentzündung, in der Blüthe des Scharlachs oder dem heftig delirirenden Typhuskranken u. s. w. positive Mittel reichen wollte, die jene Krankheiten zu erzeugen geeignet sind. Selbst in den kleinsten Dosen müssen diese hier, wo nicht den Tod, doch unfehlbar schwer zu verbessernden Nachtheil zur Folge haben", – so ruft Dr. *E. F. Groh* aus in der Isis, 1. Heft, 1822. Seite 129. – Raserei möchte ich nun eben das nicht nennen, man müßte denn in der Raserei eine schnelle und glückliche Kur verrichten können; aber mich dünkt vielmehr, es verrathe, wenn auch nicht just Raserei, doch Unkunde mit den Gesetzen des Lebens, so etwas niederzuschreiben und drucken zu lassen. Die genannten Uebel werden im Ernst durch homöopathische Mittel schnell und gefahrlos beseitigt, nur muß man sich nicht einbilden, daß unter homöopathischen Mitteln solche zu verstehen seyen, die just dasselbe Leiden hervorbringen, welches man damit zu heilen beabsichtigt, und etwa Blattern, Masern, Scharlach, Nervenfieber und Lues venerea u. s. w. durch Blattern, Masern, Scharlach, Nervenfieber, und syphilitisches Contagium heilen wollen, wie der Verfasser Seite 140 a. a. O. wirklich Lust zu haben scheint. Eine neue Mißdeutung des Wortes ὅμοιον ! Vergl. Reine Arzneimittellehre von *S. Hahnemann*, 3. Thl., Einleitung (Notabene), Seite III, und 4. Thl., Seite 247 und 248, Anmerk.

(13) Vergl. Reine Arzneimittellehre v. *S. Hahnemann*, 6. Thl., Einleitung.

(14) Ich entsinne mich eines Falles, wo eine Dame 6 Wochen lang an dem heftigsten, meist nächtlichen Zahnweh gelitten, und vielerlei dagegen ganz erfolglos angewendet hatte. Nachdem sie einige Tage alles Arzneiliche ausgesetzt hatte, bekam sie Einen Tropfen, welcher 1 Trilliontel Gran Chamille enthielt, worauf erst die Schmerzen eine halbe Stunde lang aufs fürchterlichste erhöhet wurden, und dann die vollständigste und dauerndste Befreiung von ihren Leiden eintrat.

(15) S. Reine Arzneimittellehre v. *S. Hahnemann*, 4. Thl., Seite 39, Anmerk.

(16) Sie können den ganzen Reichthum ihrer Heilwirkungen ungehindert entwickeln, weil eine Ausleerung ihrer Kraft durch ihre Kleinheit unmöglich gemacht wird; wie weit aber der homöopathische Arzt bei ihrer Verkleinerung gehen könne, um den Punkt zu treffen, wo sie nur so eben noch die zur Beseitigung der Krankheit nöthige Wirksamkeit besitzen, – das kann ihm nur die Erfahrung sagen. Nie wird er unbehutsam zu Werke gehen, sondern in jedem Falle die Verkleinerung möglichst weit treiben, und aus dem Grade der erfolgenden homöopathischen Verschlimmerung (die ihm gleichsam zum Leitsterne bei der Bestimmung homöopathischer Dosen wird) abnehmen, ob er künftig auf dieser Stufe stehen bleiben, oder in der Verminderung seiner Arzneigabe noch einen Schritt weiter gehen dürfe.

(17) S. Organon der Heilkunde, §§ 250 und 254 und Reine Arzneimittellehre, 3. Thl., Seite 50. Nur, wer mit unbefangenen, doch hellen Augen die Erfolge der homöopathischen Krankheitsbehandlung beobachtet, ist im Stande, sich einen lebendigen Begriff von der oft unglaublichen homöopathischen Erhöhung sowohl, als von der schnellen Beseitigung wichtiger Krankheiten zu machen, welche durch genau angemessene, in den kleinsten Gaben gereichte Mittel herbeigeführt werden.

(18) S. Reine Arzneimittellehre, 4. Thl., Vorbericht zu den Beobachtungen über den Campher.

(19) Als Besänftigungsmittel zu heftiger *Arsenikwirkung* (von einer Gabe, die ein Decilliontel eines Granes Arsenik in Auflösung enthielt) fand ich in einigen Fällen eine Tasse *Fliederthee* augenblicklich hülfreich, ohne deshalb das Wirkungsvermögen jenes Arzneimittels bis zum Mißlingen der Heilung herabgestimmt zu sehen. Der sogleich nach dem Genusse des Fliederthees erfolgende Schweiß schien den Ueberfluß der Arsenikwirkung hinwegzunehmen.

(20) Vergl. Homöopathische Heilungen v. *Ernst Stapf* im Archive für die homöop. Heilk. 1 (1822) 1, 68. Doch kann dieser bald nach dem Einnehmen entstehende wohlthätige Schlummer nur dann erfolgen, wenn die Gabe klein genug war, um ohne zu merkliche homöopathische Erhöhung die Krankheit sanft und schnell zu beseitigen.

Noch Etwas über die Kleinheit der homöopathischen Arzneigaben.

von

Gustav Wilhelm Groß

Gewiß hatte das Mißtrauen, welches die Aerzte in die Wirksamkeit der kleinen homöopathischen Arzneigaben setzten, bisher größtentheils – ja ich möchte sagen, fast immer – seinen Grund in einer zu materiellen Ansicht von den Wirkungen der Medikamente überhaupt. Man sah bei der Anwendung derselben nach enantio- oder allopathischen Heilgesetzen, wo ihre Wirkungsweise theils in gegentheiliger, theils in sehr entfernter oder gar keiner Heilbeziehung zu dem vorhandenen Krankheitsfalle stand, oft von den größesten Arzneigaben keinen Nachtheil, bisweilen nur geringe und in einigen eigenthümlichen Fällen sogar keine Wirkung erfolgen; – was war daher natürlicher, als daß man, um über die Möglichkeit eines Effekts so unendlich kleiner Arzneitheilchen, wie sie die, ihrem Wesen nach nicht gekannte, homöopathische Heilkunst zu reichen gebietet, zu entscheiden, sich des Maaßstabes der Enantiopathie und Allopathie bediente und (so im Geiste dieser letztern urtheilend) die Gabe von einem Milliontel-, ja Dezilliontel-Gran – als etwas Unerhörtes – lächerlich fand, und ihre Wirkung gleich Null zu setzen, sich berechtigt fühlte! – Was man tausendmal in großen Massen ohne Gefahr anwendete, und, um die Wirkung zu erhöhen, dem Gewichte nach zu verstärken für nöthig erachtete, das mußte doch offenbar eben nur durch seine Masse – also materiell – wirken, und was man nur materiell wirken sah, wie konnte das in einer unendlichen, grenzenlosen Verkleinerung, die fast jeden Begriff des Materiellen vernichtete, noch als wirksam gedacht werden!

Diese natürliche Ideenfolge ist es, welche mir den Unglauben der ärztlichen Welt an die Wirksamkeit so kleiner Arzneigaben immer noch am meisten begründet zu haben scheint; wenigstens erinnere ich mich nicht, den Umstand von vielen berührt gefunden zu haben, welchen der geistreiche Beurtheiler des 2ten Hefts des I. Bandes des Archivs f. d. hom. Heilk.[1] anführt, um jenen Unglauben zu motiviren, *„den Umstand nämlich, daß eine so kleine Arzneigabe fast ganz gegen die Einflüsse verschwinde, denen der auch noch so diät gehaltene Kranke unterworfen sey."*

Die Behauptung, daß „in jeder Speise, die der Kranke genießt, selbst in dem Wasser, das er trinkt, und in der Luft, die er athmet, sich wirksame Stoffe in größerer Menge finden, als sie ihm der (homöopathische) Arzt reicht, und von keinem dieser Stoffe Wirkungen gesehen werden, welche eine solche Wirksamkeit derselben wahrscheinlich machen," scheint allerdings alle Bedeutsamkeit homöopathischer Arznei-

---
[1] Die Anmerkungen befinden sich auf den Seiten 153–154

gaben gänzlich zu vernichten; allein der homöopathische Arzt könnte vielleicht den Satz umkehren und sagen: „Da ich durch vielfältige Erfahrungen die feste Ueberzeugung gewonnen habe, daß selbst die allerkleinsten homöopathischen Dosen immer noch eine hinlängliche Wirksamkeit behalten, um den Zweck zu erreichen, welchen ich als Heilkünstler beabsichtige, so läugne ich, daß in den unschuldigen Speisen, dem Wasser und der Luft, wie ich sie bei meinen Kranken zulässig finde, wirksame Stoffe, die an Bedeutung sich mit jenen Arzneitheilchen messen könnten, enthalten sind. Sie würden, wenn sie existirten, unfehlbar jede Wirkung meiner Arzneien beeinträchtigen, stören oder vollkommen aufheben, mithin die ganze Kur verderben und unnütz machen; da nun aber von alledem nichts geschieht, sondern die Kur unaufhaltsam von Statten geht, während die kleinen Arzneitheilchen, zur Bezeichnung ihrer noch hohen Kräftigkeit, sogar eine anfängliche Verschlimmerung des ursprünglichen Uebels hervorbringen, so fällt die eingebildete Anwesenheit jener Stoffe von selbst weg."

Der homöopathische Arzt findet, um die Wirksamkeit der kleinen Arzneigaben ungeschwächt zu erhalten, nur ganz indifferente, rein nährende und rein durstlöschende Speisen und Getränke für seine Kranken zulässig[2]); alles, was auch nur im Mindesten auf das Befinden des erkrankten Körpers eine Wirkung äußern könnte, sucht er mit strenger Gewissenhaftigkeit zu entfernen; selbst die Atmosphäre, welche den Leidenden umgiebt, berücksichtiget er genau und verhütet mit zarter Sorgfalt die Berührung von schädlichen Dünsten und Riechstoffen, die demselben nachtheilig werden, oder wenigstens die Kur stören könnten.

Wohl schwerlich dürfte das, was etwa die Chemie in den für indifferent erachteten Speisen und Getränken entdeckt hat, hinsichtlich seiner inneren Bedeutung den dynamisch-kräftigen Arzneipotenzen an die Seite zu setzen seyn. Wenn dem so wäre, so müßten jene Nahrungsmittel, von spezifisch reizbaren Individuen in größeren Portionen, bis zum Uebermaaße genossen, auf ähnliche Weise wie die Arzneien, dynamisch eingreifen und den lebenden Organismus in verschiedener vielfacher Richtung eigenthümlich pathologisch affiziren (wie wir auch wirklich zum Theil von den minder indifferenten und deshalb dem Kranken von dem homöopathischen Arzte nicht oder nur mit Einschränkungen gestatteten Speisen, z. B. Schweine-, Kalb- und Entenfleische, Zwiebeln, Meerrettig u. dgl. m. wahrnehmen); allein sie wirken dann, wie der Augenschein lehrt, nur mechanisch schädlich durch ihre Masse und bringen Nachtheil, wie jedes nimium in der Welt.

Es wäre zu wünschen gewesen, daß der geehrte Beurtheiler von den wirksamen Stoffen, die seiner Angabe nach mit jedem Kranken in Berührung kommen, mehrere namentlich bezeichnet hätte; vielleicht würde es sich dann doch ergeben haben, daß er die großen Einschränkungen nicht genug beachtet hätte, mit welchen die homöopathische Diätetik dem Kranken die nöthigen Speisen und Getränke erlaubt, so wie die Vorsicht, mit der sie das Erforderliche in seinen nächsten Umgebungen anordnet. Er hat nur den *Schwefel* genannt, welcher einen geringen Bestandtheil aller Nahrungsmittel ausmachen soll. Das wäre nun allerdings ein Stoff, der das Befinden eines krankhaft gereizten Organismus unter gewissen Bedingungen auch in sehr geringer Quantität umändern könnte. Allein ich frage: ist der Schwefel in anerkannt indifferenten Nahrungsmitteln ganz rein, ist er ungebunden und unverändert durch andere Stoffe darin enthalten? Ist er wirkliches Edukt, oder nur Produkt, das wir der Scheidekunst verdanken? Ich ersuche den achtungswerthen Gegner, diese Frage zu entscheiden. Was nicht wirklicher, reiner Schwefel ist, kann unmöglich als solcher wirken.

Doch wir setzen den Fall, daß in jeder Nahrung ein kleiner Theil reinen Schwefels vollendet enthalten wäre, oder daß er in der Vereinigung und Versetzung mit andern Stoffen immer noch, wie reiner Schwefel wirkte, so könnte ja seine Wirkung nur in dem einzigen Falle laut werden, wo das Individuum, welches ihn genösse, in denselben Theilen seines Organismus, die dieser Arzneistoff vorzugsweise zu affiziren pflegt, und auf eine sehr ähnliche Weise, als er seine Wirkung auf den gesunden Körper zu äußern geneigt ist, erkrankt wäre. Denn wer mit den Gesetzen der homöopathischen Heilkunst vertraut ist, weiß, daß die kleinen Arzneitheilchen, welche sie zu reichen für nöthig findet, nur da ihre Wirkung zu äußern vermögen, wo sie eine, derselben entsprechende (spezifische) Rezeptivität antreffen, d. h. wo sie in der nächsten verwandtschaftlichen Heilbeziehung zu der vorhandenen Krankheit stehen. Allopathische Arzneien, d. h. solche, die in gar keiner naturgesetzlichen Heilbeziehung zu dem Leiden des Organismus, mit dem sie in Berührung gebracht werden, stehen, pflegen in sehr kleinen Gaben nichts zu wirken. Wo nun aber alles vom bloßen Zufalle abhängt, möchte der in den Nahrungsmitteln angenommene Antheil von Schwefel höchst selten die zu seiner Wirkung nothwendigen Bedingungen, wie sie nur bei absichtlich unternommenen Kuren statt finden können, antreffen; er müßte meistentheils gar nicht bemerkt werden.

Ferner würde zur Wirkungsäußerung der angeblich in der Nahrung enthaltenen Schwefeltheilchen auch ein ähnliches Verfahren erforderlich werden, als der homöopathische Arzt bei der Bereitung seiner kleinen Arzneigaben anwendet. Nimmermehr würden diese feinen Theilchen das leisten, was wir von ihnen beobachten, wenn man sie durch bloßes mechanisches Theilen in dieser höchsten Verkleinerung darstellen könnte. Das Verdünnen der flüssigen Arzneistoffe durch fortwährendes inniges Vermischen mit unarzneilichen Flüssigkeiten, das Verkleinern der trockenen Droguen durch mehrstündiges Zusammenreiben mit Milchzucker ist mehr geeignet, die Arzneikraft zu entwickeln und weiter zu entfalten, als sie zu schwächen.[3]) Ein Tropfen, welcher ein Milliontel eines Tropfens der, aus der feingepulverten Ipekakuanhawurzel mit Weingeist bereiteten, Tinktur enthält, wirkt in der That mehr, als der dreißigste Theil eines Grans von jener Wurzel, zwar nicht so lange, aber eingreifender und schneller, als dieser – eine Thatsache, welche die Erfahrung, aber auch nur diese lehrt und bestätigt. Was also in den Nahrungsmitteln etwa von Schwefel enthalten seyn möchte, könnte auf keine Weise und in keiner Hinsicht mit dem Zehntausendtheilchen eines Granes, wie es der homöopathische Arzt zu seinen Zwecken zubereitet und in passenden Fällen anwendet, verglichen werden; seine Wirksamkeit müßte, gegen die Kräftigkeit des letzteren gehalten, in Nichts zerrinnen.

Gleiche Bewandtniß muß es mit allen übrigen Stoffen haben, die sich der Rezensent als wirksam, ja wirksamer, als die homöopathischen Arzneigaben und mit jedem Kranken durch die Nahrung in Berührung kommend, denkt.

Gegen die „übrigen Einflüsse, denen der Kranke dennoch unterworfen bleibt" (ich kann darunter nur diejenigen verstehen, welche außer dem Bereiche der strengsten Diätetik liegen, und die zu beschränken oder zu entfernen, nicht in der Macht des Arztes steht, wie etwa die täglichen klimatischen) behauptet sich die kleine Gabe wirklich, wie jede, auf homöopathischem Wege gelungene Heilung zur Genüge beweist. Wie kann es auch anders seyn? Ist doch das allerkleinste homöopathische Arzneitheilchen immer noch kräftig genug, die, seiner eigenthümlichen Wirkung entsprechende Krankheitsform, wäre sie auch von der hartnäckigsten Art und von der langwierigsten Dauer, selbst unter anfänglicher Steigerung aller Erscheinungen, in kurzer Zeit ganz und dauerhaft auszulöschen; – wie sollte es nicht jene genannten (unabwendbaren) Einflüsse viel eher noch und mit größerer Leichtigkeit besiegen, die bekanntlich bei weitem nicht stark genug sind, ein bedeutendes körperliches Leiden auch nur einigermaßen zu verändern![4]) Einflüsse hingegen, die sich mit den homöopathischen Arzneigaben in der That an Kräftigkeit messen, mithin die Wirkung derselben schwächen, stören oder gar aufheben könnten, entfernt der homöopathische Arzt, wie schon erinnert ward, mit strenger Sorgfalt aus dem Bereiche des Kranken, um seinen Bemühungen einen glücklichen Erfolg zu sichern.

Leider geschieht Trotz allen Vorkehrungen freilich dennoch bisweilen, was der achtungswerthe Beurtheiler fürchtet: ich meine, die kleinen homöopathischen Arzneigaben werden von mancherlei starkwirkenden Einflüssen, die mit dem Kranken in Berührung kommen, gleichsam verschlungen, und erscheinen dann ganz so wirkungslos, als man sich dieselben gemeinhin zu denken pflegt. Die unerläßlichen Bedingungen, unter denen allein die volle Wirkung der kleinen und kleinsten Arzneitheilchen möglich ist, und auf deren pünktliche Erfüllung der homöopathische Arzt deshalb auch bei der Uebernahme einer Kur mit allem Eifer dringt – nämlich gänzliche Entfernung aller und jeder fremdartigen Einflüsse aus der Nähe des Kranken – bilden nicht selten einen so grellen Kontrast mit den tadelnswerthen Angewöhnungen, die Luxus und Mode in das tägliche Leben verwebt haben, daß man lieber ein körperliches Leiden noch ferner erduldet, ehe man sich die Gewalt anthut, die geliebten Thorheiten abzulegen. Wo solche Gesinnungen gedeihen, ist freilich nicht der Wirkungskreis des homöopathischen Arztes; doch mag er sich Glück wünschen, wenn ihm der Widerspruch moderner Sitten offen und ohne Rückhalt entgegen tritt und man nicht unter der Maske einer nachgebenden Folgsamkeit ihn betrügt. Es begegnet ihm leider nicht ganz selten, daß man ihm die genaueste und pünktlichste Befolgung seiner diätetischen Anordnungen verspricht und heimlich die alte Lebensweise unverändert fortsetzt. Man glaubt, dies unbedenklich thun zu dürfen, da man, mit dem Geiste und den Bedürfnissen der homöopathischen Heilkunst im Mindesten nicht vertraut, die weit gehenden diätetischen Einschränkungen um so eher einer eigensinnigen Laune beizumessen geneigt ist, weil man von den allopathischen Aerzten dieses Einengen des freien Lebensgenusses nicht gewohnt ist. Nur der Umstand, daß der geübte Homöopathiker fast immer dieses heimliche Umgehen seiner Anordnungen und Vorschriften, aus dem Erfolge schließend, erkennt, kann einigermaßen das Unangenehme mildern, welches solche Collisionen zwischen Kunst und Vorurtheil nothwendig mit sich führen.

Die Wirkung der homöopathischen Gaben erscheint also nicht, „wenn es der homöopathische Arzt wünscht", sondern wenn die Bedingungen erfüllt werden, welche zur Aeußerung dieser Wirkung nöthig und unerläßlich, und die an mehreren Orten vollständig bezeichnet worden sind; sie wird vergebens erwartet, wo diese Bedingungen unerfüllt bleiben. Wie nun der „gesunde Menschenverstand" die indifferenten Nahrungsmittel und Getränke, welche der Homöopathiker seinen Kranken für zulässig erachtet, und die reine, nicht mit schädlichen Dünsten geschwängerte Luft, in welcher er sie athmen läßt, den homöopathischen Arzneipotenzen, die selbst in hoher Verkleinerung (wie ja jeder durch Versuche sich überzeugen kann) immer noch wirksam gegen Krankheiten bleiben, während jene nichts gegen dieselben vermögen, an Kräftigkeit gleichsetzen und „eben so viel Wirkung von ihnen erwarten kann", ist mir, ich gestehe es, nicht recht einleuchtend.

Gewiß ist der Umstand, daß der lebende Organismus gegen große Arzneigaben heftiger reagirt (als gegen kleinere) und sie wieder auswirft, sehr häufig Ursache, daß jene nicht so stark wirken, als man von ihnen im Verhältnisse gegen die Wirkung der kleinen homöopathischen Arzneitheilchen wohl erwarten sollte. Daß indessen immer hierin der Grund ihrer unschädlichen Wirkung zu suchen sey, erinnere ich mich nicht, behauptet zu haben, stimme auch ganz darin dem Rezensenten bei, daß jenes Auswerfen der überflüssigen Arzneikraft nicht immer sich ereigne. Es lassen sich noch mehrere andere Ursachen denken, welche jenen Hergang mit erklärlich machen helfen, wenn ich gleich gern zugestehe, daß er nicht selten von bis jetzt noch unbekannten Veranlassungen herrühren mag, wie so manche andere Erscheinung in der Natur, deren Grund wir nicht aufzufinden vermögen. So ist es z. B. wahrscheinlich daß die Gewohnheit, mehrere, oft viele, Arzneien zu Einem Behufe mit einander zu verbinden, ihre natürliche Wirkung eben so sehr schwächt und beeinträchtigt, als sie dieselbe offenbar auf vielfache Weise verändert. Und wie selten wird es sich ereignen, daß in einem Arzneigemische gerade das Mittel mit enthalten ist, welches dem vorliegenden Krankheitsfalle homöopathisch entspricht, und von welchem allein in so großer Gabe eine sehr heftige Wirkung zu erwarten wäre! – Denn Arzneien, die man nach enantio- oder allopathischen Heilgesetzen wählt, müssen, wie schon gesagt, in großen Gaben angewendet werden, wenn sie überhaupt etwas wirken sollen; – ein Milliontel, ein Deziliontel würde da wenig, würde gar keinen Effekt machen. Trifft es sich nun aber wirklich zufälliger Weise einmal, daß ein homöopathisch angemessenes Arzneimittel gegen eine Krankheit in Gebrauch gezogen wird, so muß, falls nicht das Widerstreben des Organismus revolutionäre Ausleerungen erregt, wodurch sich die überschüssige Arzneikraft entladet, oder eine Beimischung anderer wirksamen Dinge die Wirkung von jenem stört und schwächt, in den meisten Fällen, wenn nicht immer, durch die allzugroße Gabe ein Sturm in dem leidenden Körper erregt werden, der eher nachtheilig, als heilsam zu nennen ist.[5])

Uebrigens bescheide ich mich gern, daß meine Versuche, die Wirksamkeit der kleinen homöopathischen Arzneigaben theoretisch zu erklären, für den Allopathiker noch keine Ueberzeugung herbeiführen.[6]) Wenn eine solche Theorie den Homöopathiker ansprechen muß, weil sie, mit seinen Erfahrungen übereinstimmend, ein harmonisches Ganzes bildet, so wird man es dem allopathischen Arzte nicht verargen können, daß er die theoretischen Grundgesetze mit Mißtrauen betrachtet, aus denen wir Erfahrungssätze ableiten, die er noch nicht durch eigene Beobachtung bestätigt gefunden hat, und also vor der Hand noch nicht glauben kann. Es ist sogar höchst nöthig, daß in einer reinen Erfahrungswissenschaft, wie die Arzneikunst ist, nichts, wie sehr es auch den Schein der Wahrheit für sich habe, auf Treu und Glauben angenommen werde – und man darf es nicht bezweifeln, daß, wenn diese Maxime von jeher konsequent durchgeführt worden wäre, wenn auch nicht mehr Waitzen, doch weniger Spreu in der Medizin vorhanden seyn würde.

Wenn man nun aber auf der einen Seite den allopathischen Aerzten das volle Recht, an der Wirksamkeit der kleinen homöopathischen Gaben zu zweifeln, so lange sie noch nicht selbst Erfahrungen darüber gemacht haben, gern zugesteht, so trifft sie auf der andern Seite nicht mit Unrecht der Vorwurf, daß sie die Erfahrungen der homöopathischen Aerzte, als etwas schlechthin Unmögliches, geradezu verwerfen und keiner weitern Prüfung werth achten. Der geachtete Beurtheiler fügt nämlich seinem offenen Geständnisse, „daß hier nicht Theorie, sondern Erfahrung entscheiden müsse", noch die Frage bei: „aber wie ist diese möglich?" Wie anders soll sie erzielt werden, als durch Nachprüfungen, genau im Geiste der homöopathischen Heilkunst unternommen? Wer aber schon zum Voraus die Möglichkeit einer Erfahrung bezweifelt, der versperrt sich eben dadurch den einzigen Weg, zu einer sichern Ueberzeugung – sey sie für oder wider den streitigen Gegenstand – zu gelangen, weil er mit solchen Gesinnungen sich nie wird entschließen können, ihm eine ernstere Aufmerksamkeit zu schenken.

Wie wir es nun in der Arzneikunst für nöthig erachten mußten, keine angepriesene Entdeckung auf Treu und Glauben anzunehmen, so müssen wir, um konsequent zu bleiben, es als schädliche Voreiligkeit anerkennen, wenn neue Aussprüche, die paradox klingen und den bisherigen Ansichten scharf entgegentreten, ohne weitere Prüfung verworfen werden. Gesetzt auch, daß man nicht umhin könne, die Wirksamkeit der kleinen homöopathischen Arzneigaben, nach den bisherigen Ansichten über diesen Gegenstand, für unwahrscheinlich zu halten – unmöglich wird man sie nicht nennen können, ohne sich eines Leichtsinnes und der Unbilligkeit schuldig zu machen. Es würde wahrlich an die lächerlichste Abentheuerlichkeit gränzen, wenn irgend ein Arzt auf den Einfall gerathen könnte, blos aus Liebe zu einer Grille seinen Kranken so kleine Arzneigaben zu reichen, als es der Homöopathiker thut, und man müßte in der That den letzteren für wahnwitzig halten, wenn man der Idee auch nur einen Augenblick Raum zu geben vermöchte, daß er ohne triftige Ursache da Dezilliontelgrane stark genug finde, wo die gewöhnliche ärztliche Schule einen halben Gran schon für eine Kleinigkeit hält. Eine solche Inkonsequenz wird man von einem Manne, dem man gesunden Menschenverstand nicht abspricht, unmöglich erwarten können und folglich zuzugeben sich gedrungen fühlen, daß er, von einer vieljährigen Erfahrung geleitet, sich der Gründe seines Handelns klar bewußt seyn müsse.⁷) Was nun aber die Erfahrungen mehrerer Männer für sich haben, das kann man um so weniger ohne nähere Prüfung, mit dem Vorwurfe der Unmöglichkeit, von sich weisen. Ein Urtheil, das nur vorgefaßte Meinung zur Grundlage hat, ist eben darum kein Urtheil.

Nicht oft genug kann es wiederholt werden, daß die Homöopathie nur auf dem Wege der reinen Erfahrung sich prüfen lasse. Es ist ein unverdienter Vorwurf für die Bekenner dieses Systemes, wenn man hier und da der Idee Raum giebt, ein blinder Glaube sey die Triebfeder ihrer Hinneigung zu demselben gewesen. Denn wie könnte eine Neigung, die ein so unsicheres Motiv zur Basis hätte, von Dauer seyn? Müßte sie nicht in kurzer Zeit alle Nahrung verlieren, wenn sie nicht durch die Erfahrung gerechtfertigt würde? – Zudem ist ja die Homöopathie mit ihren Forderungen und Verheißungen gar nicht geeignet, Glauben zu erwecken; im Gegentheile tritt sie mit so paradoxen, allen bisherigen Ansichten widerstreitenden Behauptungen auf, daß sie, wie auch der Augenschein lehrt, auf allen Seiten Widerspruch und Unglauben erregt. – Wie überwiegend müssen daher die Beweise für dieselbe seyn, um an die Stelle so natürlicher Zweifel eine feste Ueberzeugung zu setzen, und ihren, scheinbar paradoxen Lehrsätzen Freunde zu erwerben! Diese Beweise lassen sich nicht mit einem Male gewinnen; man erlangt sie nur allmählig auf dem Wege der Erfahrung, den man stufenweise eben so verfolgen muß, wie ihn der Begründer des homöopathischen Systems gegangen ist. Auf keine andere Weise ist eine Entscheidung über den Werth oder Unwerth dieser neuen Lehre möglich, und auf keinem andern Wege haben die Bekenner derselben zu der nöthigen Ueberzeugung gelangen können. Wie leicht könnte auch der geehrte Gegner, welcher über die homöopathische Heilkunst, der er seine Aufmerksamkeit zu schenken angefangen hat, mit schätzenswerther Mäßigung spricht, von seinen geäußerten Zweifeln sich befreien, wenn er es nicht verschmähen wollte, auf dem bezeichneten Wege die ernste Prüfung derselben zu beginnen! Gewiß würde das Resultat seiner Untersuchung vortheilhaft für sie ausfallen. Doch sey's auch, daß er sich jetzt noch nicht dazu entschließt – schon seine freundliche Beachtung unseres vereinten Strebens beweist zur Genüge, wie sehr er, allem thörichten Absprechen feind, auch in den Ansichten des Gegners die Wahrheit zu suchen geneigt ist.

Anmerkungen

(1) Im Augusthefte d. Allgem. medizin. Annal. 1822.
(2) S. Ueber Diätetik im Geiste und nach den Bedürfnissen der homöopathischen Heilkunst. Von *Ernst Stapf.* Arch. hom. Heilk. 2 (1823) 1, 1-83.
(3) S. Reine Arzneimittellehre von *S. Hahnemann,* 6. Bd., Einleitung.
(4) Vielleicht trägt auch die Gewöhnung das ihrige dazu bei, daß wir von den äußern Einflüssen, die uns täglich umgeben, keine Veränderung unseres Befindens – selbst im gereiztesten Zustande nicht – weiter erleiden, während die kleinsten Arzneistoffe, mit denen wir

höchst selten in Berührung kommen, bei angemessener Rezeptivität unseres Körpers sehr mächtig auf uns einwirken.

(5) Erst in diesen Tagen fand ich diese Voraussetzung aufs Neue bestätiget. Die Verordnung eines Gemisches aus *Electuarium Sennae, Sulphur* und *Nitrum depuratum* in den gewöhnlichen Gaben bei einer Hämorrhoidalkolik, für die der Schwefel das spezifische homöopathische Heilmittel war, bewirkte ungeachtet der Beihülfe der Sennesblätter durchaus nicht die Stuhlausleerungen, welche man beabsichtigte, und die der Schwefel allein, in großen Gaben, so gern erregt. Der Kranke fühlte sein Uebel unglaublich verschlimmert, hatte vor dem quälenden Stuhlzwange keinen Augenblick Ruhe, wälzte sich, unter folternden Schmerzen im Unterleibe, herum, vertrug nicht die leiseste Berührung der schmerzlich empfindlichen und wie unterschworen deuchtenden Bauchbedeckungen, verfiel endlich in heftige konvulsivische Zuckungen der Glieder, und begann wachend und im Schlummer zu deliriren. Diese ganzen Erscheinungen finden sich in höchster Aehnlichkeit unter den Erstwirkungen des Schwefels wieder (vergl. Reine Arzneimittellehre von *S. Hahnemann,* 4. Bd.) ein vollgültiger Beweis, wie sehr der (hier homöopathische) Schwefel die übrigen Mittel überstimmt hatte. Auch waren es nur die Antidote des Schwefels, welche dieses künstliche Leiden allmählig aufzuheben und den vorigen Zustand wieder herzustellen vermochten. Wer schon öfters Gelegenheit gehabt hat, sich von der Wirksamkeit eines Zehntausendtheiles eines Grans Schwefel in geeigneten Fällen deutlich zu überzeugen, der wird gewiß nach Erfahrungen, wie die obige, seine homöopathische Anwendung in großen Gaben immer für ein Wagstück halten.

(6) Indessen ist es dem menschlichen Geiste Bedürfniß, von dem, was er in der Erfahrung als thatsächlich erkannt hat, auch die Gründe aufzusuchen und sich eine Theorie zu bilden; ja, es läßt sich voraussetzen, daß auf diesem Wege am ersten die Schaar von Trugschlüssen zu vermeiden sey, der man bei jeder Theorienbildung auf umgekehrtem Wege nur zu häufig begegnet; und gesetzt auch, daß man irre und den feststehenden Erfahrungssätzen unhaltbare Gründe unterlegte, so ist auf jeden Fall dieser Irrthum unschädlicher, als wenn man zum Voraus die Theorie hinstellt und das, was erst später die Erfahrung geben soll, der voreiligen Erklärung unterordnet.

(7) Wie das ganze homöopathische System sich nur auf Erfahrung stützt, so ist der Begründer desselben auch zu der hohen Verkleinerung seiner Arzneigaben nicht mit einem Male gelangt, sondern die Erfahrung ward ihm hier ebenfalls Richtschnur seines Verfahrens. So empfahl er noch vor 20 Jahren (s. Heilung und Verhütung des Scharlachfiebers, Gotha 1801) eine Belladonnaverdünnung von $1/24000000$ eines Grans zur Verhütung des Scharlachs, und ließ den Kindern nach Verhältniß ihres Alters 1-13 und mehr Tropfen, Erwachsenen bis 40 Tropfen davon auf die Gabe reichen; jetzt reicht er einen Tropfen, der ein Dezilliontel eines Grans Belladonna enthält, zur Gabe überhaupt (s. Reine Arzneimittellehre, 1. Bd., 2. Aufl.). Wie würde er wohl bis zu diesem Grade von Verkleinerung seiner Arzneidosen haben gelangen können, wenn er nicht in vieljähriger Erfahrung die Ueberzeugung gewonnen hätte, daß er so seine Absicht leichter und sicherer zu erreichen vermöge. Und gesetzt die größeren Dosen wären überall nicht schädlich (wie sie es in der That meistentheils sind), und wirkten nur etwas heftiger, als zur Absicht des Heilkünstlers nöthig ist, so wäre dies schon ein hinreichender Grund, den kleineren den Vorzug zu geben. Ein weiser Mann wählt zu seinen Zwecken stets die angemessensten und besten Mittel, nicht die weniger brauchbaren, und verrichtet das nicht mit großem Kraftaufwande, was er mit einem sehr geringen bewerkstelligen kann.

Reflexionen über die Kraftentwicklung der Arzneien durch Reiben und Schütteln

von

Friedrich Jakob Rummel

> *Der Mensch, als Diener und Ausleger der Natur, weiß und versteht gerade so viel, als er von der Ordnung der Natur entweder durch angestellte Versuche, oder durch Beobachtung bemerkt hat; hierüber hinaus weiß er nichts und versteht er nichts.*
> BACO

Mit Wenigem viel auszurichten, war von jeher das ausschließliche Geheimniß ausgezeichneter Menschen, und die Menge staunte, weil sie *klein* – der Masse nach – mit *schwach* – den Kräften nach – für gleich bedeutend hielt. Der Gabenkleinheit der homöopathischen Arzneien ging es nicht anders, und sie ist noch immer der Stein des Anstoßes; gegen sie, als eine Lächerlichkeit, eifern die Gegner, über sie, als etwas Unglaubliches, schütteln selbst Männer den Kopf, welche der Homöopathie willig ihre Vorzüge zugestehen.

Zu sehr dürfen wir uns wohl darüber nicht wundern, denn die Neuheit und Unerhörtheit der Entdeckung setzte gewiß HAHNEMANN in eben so großes Staunen als alle, denen er sie mittheilte. Der menschliche Verstand will das begreifen, was er für wahr halten soll und er bezweifelt so lange das Gehörte, das allen seinen bisherigen Erfahrungen zu widersprechen scheint, bis er eine Ausgleichung dieses Zwiespalts gefunden hat, oder bis wiederholte sinnliche Beschauungen ihm über die Wahrheit seiner Beobachtung keinen Zweifel mehr lassen.

Man fände hier Stoff genug gegen die Inconsequenz des Menschengeistes zu eifern, der bei den größten Unbegreiflichkeiten, wie der thierische Instinkt, die Sprache und die Mittheilung der Gedanken durch todte Schrift sind, täglich ohne Beachtung vorüber geht, einzig und allein weil die Gewohnheit das Wunderbare davon abgestreift hat, und doch jede neue Entdeckung als unmöglich bezweifelt und vornehm verspottet; allein es möchte leicht den Schein gewinnen, als wolle man die Vortheile ganz verkennen, die dieses Zweifeln gehabt, und die Entdeckungen vergessen, zu denen dieses Streben, Übereinstimmung in sein Wissen zu bringen, ihn geleitet hat. Dieß wäre noch dazu gefährlich in einer an mystischen Träumereien so reichen Zeit, wo man das Gefangennehmen der Vernunft unter den Glauben von vielen Seiten als allein seligmachend preißt, und wo man selbst der Homöopathie die freilich ganz unerweißliche Beschuldigung gemacht hat, daß sie zum Mysticismus führe. Wie grundlos und ganz aus der Luft gegriffen diese Anklage ist, weiß jeder, der die nüchterne Naturbeobachtung der Homöopathen, ihre vielfach wiederholten Versuche an Gesunden und ihre reinen Erfahrungen an Kranken, so wie den wahren Criticismus HAHNEMANNS kennt; allein auch hier gilt der alte Spruch: *calumniari audacter, aliquid semper haerebit.* Vertheidigt also auf der einen Seite der tiefe Criticismus HAHNEMANNS, der nicht nur die Schwächen einzelner Systeme aufspürt, sondern genau die Grenzen bestimmt, in denen sich unsre Forschung in der Medicin und in den andern Naturwissenschaften halten muß, wenn sie nicht jenseits des Wissens ins Reich der Hypothesen gerathen will, vertheidigt uns diese Kritik, wie von selbst, gegen jene Verläumdung, so giebt doch auf der andern Seite die neue Entdeckung der wunderbaren Potenzirung der Arzneikräfte und der Gebrauch, den die Homöopathie von diesem Funde macht, den Gegnern einen Scheingrund von unserer Leichtgläubigkeit, von unserm Hange zum Wunderbaren zu reden. Um also selbst den Schein zu meiden, um zu zeigen, daß nur Leidenschaftlichkeit und Unwissenheit die Homöopathen Mystiker nennen konnte, dürfen wir die Anforderung nicht von uns weisen, eine Aufklärung dieser Dunkelheiten, so weit sie möglich ist, und eine Ausgleichung aller Widersprüche zu geben, die zwischen unsern und den Erfahrungen der Allopathen zu herrschen scheinen.

Dieß ist auch bereits geschehen; an mehrern Orten des Archivs und in HAHNEMANNS Schriften finden sich geistreiche Widerlegungen der gemachten Einwürfe und Aufklärungen über die neue Entdeckung durch Anführung passender Analogieen. Sonach möchte es fast überflüssig scheinen, wieder darauf zurück zu kommen, wenn nicht diese Zweifel an eine so außerordentliche Potenzirung der Arzneikräfte fast die einzigen Einwürfe wären, die man den Homöopathen macht, und wenn sie nicht durch ihre stete Wiederholung eine scheinbare Wichtigkeit erhielten, und so der Verbreitung dieser Heilmethode schadeten. Den Schwachen hält man durch diesen vornehmen Scepticismus von einer nähern Prüfung zurück, der Träge entschuldigt seine Indolenz, mit der er eine siegende Wahrheit möglichst lange von sich abhält, durch die augenscheinliche Unmöglichkeit, wie er zu sagen beliebt, und gewinnt so wenigstens Zeit gegen die immer mächtiger hervorbrechende Wahrheit.

„Was wirklich ist, muß doch auch möglich sein," hat HAHNEMANN den Zweiflern zugerufen; und dagegen sollte man denken, ließe sich nichts einwenden. Alle Ärzte sind in der Lage, sich über die Wahrheit des Experiments Gewißheit verschaffen zu können durch eigne, sorgfältig angestellte Nachversuche, und sie würden auf diesem Wege bald ihre vorgefaßte Meinung ändern, denn was das Auge sieht, glaubt das Herz. Wollen sie das nicht, so sollten sie wenigstens den Grund dieser Unterlassungssünde nicht verschweigen, denn ihre Gewissenhaftigkeit ist es wahrlich nicht; dieß glaubt ihnen kein Mensch, so oft sie es versichern; das höchste, was sie dabei wagten, ist, daß sie den Kranken nicht heilten; was ihnen doch in tausend Fällen zustößt, ohne daß diese schmerzliche Erfahrung sie abhielt, den nächsten Kranken wiederum mit den widersinnigsten Arzneigemischen zu bestürmen und ihm – noch dazu zu schaden.

Anders verhält es sich mit den Philosophen, Physikern und dem wahrhaft gebildeten Publikum, das jetzt alle Fortschritte der Cultur und Wissenschaft beachtet; allen diesen ist größtentheils der Weg der eignen Anschauung versperrt, und sie fordern daher Übereinstimmung mit der allgemeinen Lehre, wenn sie ein erzähltes Faktum für wahr halten sollen.

Ließe sich denn diese Übereinstimmung nicht nachweisen? – Es gilt hier den Versuch. – Die Theorie ist einmal das Bedürfniß des menschlichen Geistes; aber es liegt im Gange der fortschreitenden Entwicklung, daß die Theorie immer einen Schritt hinter der Erfahrung zurück ist. In allen gesellschaftlichen Einrichtungen läßt sich dieses Gesetz nachweisen, und es hat, um nur eins zu erwähnen, lange vor den Theorieen unserer Staatswissenschaften mehr oder weniger gut eingerichtete Gesellschafts-Vereine gegeben. In den Naturwissenschaften ist es nicht anders, und der öftere Wechsel der Theorieen erklärt sich daraus; denn es ist fast unmöglich, daß die ersten Erklärungs-Versuche allen Anforderungen entsprechen sollten, die eine spätere Zeit und neue gereiftere Erfahrungen an sie machen können. Es genügt daher, wenn die ersten Versuche nur die Erscheinungen möglichst erklären und mit der allgemeinen Lehre übereinstimmen, ohne daß es zu ihrer besondern Empfehlung gereicht, dem eben modischen philosophischen System zu sehr zu huldigen; und auch in diesem unvollkommnen Zustande ist ihnen der Nutzen nicht abzusprechen. Der Ähnlichkeit wegen führen wir hier gern ein Beispiel aus der Geschichte der Astronomie an. Die Wahrheit des Copernikanischen Systems, das jetzt kaum noch die römische Curie zu bezweifeln wagt, war entdeckt, ohne den verdienten Beifall zu finden, und selbst ein TYCHO stand als sein Gegner auf; da erklärte DESCARTES durch seine hypothetischen Wirbel dieses System und erwarb ihm dadurch täglich neue Verehrer, während das des TYCHO schnell in der allgemeinen Meinung sank. Die Wirbel des CARTESIUS sind fast vergessen, und lange hat die wahre Naturansicht die Theorie überdauert, der sie ihre Verbreitung dankt. Erst einen NEWTON mußte die Welt erwarten, um durch seine Lehre von der Gravitation sich alle Zweifel lösen und alle Erscheinungen mathematisch berechnen zu lassen.

Zwei Wege giebt es überhaupt, die der forschende Geist nach dem Tempel der Wahrheit wandern kann, den der Spekulation und den der Induktion; also auch hier. Wir können nicht lange zweifelhaft seyn, welchen wir betreten sollen. Keine der Wahrheiten, die das Wohl des Menschengeschlechts und dessen Fortbildung gefördert haben, danken wir der Metaphysik; überall, wo sie in der Wissenschaft, noch mehr wo sie ins Leben eingriff, hat sie mehr verwirrt als aufgehellt. Die lautere Christuslehre hat eben so viel Auswüchse dem träumerischen Neuplatonismus zu danken, als dem Egoismus und der consequenten Herrschsucht einer Priesterkaste. Wenn dieß schon in den reinern Wissenschaften geschah, wie viel mehr muß es im Erfahrungswissen der Fall sein, von dem wir ohne sinnliche Anschauungen gar keinen Begriff hätten. Kein COPERNIKUS, kein NEWTON, kein HAHNEMANN hat seine Entdeckungen der Spekulation zu danken. Erst als man diesen Weg verließ, erst als der große BACON eine neue Bahn in den Wissenschaften brach, begann ein regeres und gedeihlicheres Leben, und die Geschichte der Medicin zeigt seit seiner Zeit ein stetes, mehr oder weniger glückliches Ringen, aus den Schlingen der Metaphysik sich heraus zu winden. Wer dieß begriffen hat und es weiß, daß das Vorauseilen der Chemie und Physik eben darin seinen Grund hat, daß diese Wissenschaften den falschen Weg früher als die Arzneikunde verließen, der kann den Versuch nicht von neuem wagen wollen.

Um unsern Standpunkt zu bezeichnen, wählten wir obiges Motto und nannten die Abhandlung Reflexionen. Der menschliche Geist reflektirt nämlich, wenn er die einzelnen Erscheinungen und Erfahrungen untersucht, aber nicht als einzelne, sondern in so fern sie ein Ganzes bilden, um so das Allgemeingültige, die Beziehung des Einzelnen zu dem Ganzen aufzufinden. So nähern wir uns dem Wesen der Dinge, ohne es je ganz ergründen zu können, denn die schaffende Weisheit verhüllte gütig *die Wahrheit* mit einem Schleier, die unser schwaches Auge nur blenden, nicht erhellen würde. So ordnet sich willig auch das, was einzeln und oberflächlich angeschaut, dem allgemeinen Gesetze zu widerstreben scheint, diesem unter.

Betrachten wir auf diese Weise die Natur, und sondern alles das ab, was blos zufällig, blos formell an den Gegenständen erscheint, so bleibt uns endlich der zu ihrem Bestehen nöthige Begriff von *Materie* und *Kraft*. Diese Begriffe sind die Grundlage alles unsers Philsophirens, ohne ihre Annahme ist jede weitere Untersuchung unmöglich. Es kann uns hier ganz gleichgültig seyn, ob man, der gewöhnlichen Ansicht und Tradition folgend, die Materie als Substrat (das früher Existirende) der Kräfte betrachten, oder die Materie, nach Kant's Vorgange, erst durch entgegengesetzte Kräfte sich bilden lassen und so mit Schelling annehmen will, daß die Materie in Conflikt zweier sich entgegengesetzten Kräfte – der Attraktions- und Repulsions-Kraft – als Einheit gegeben sei, es kann uns, wie gesagt, jede dieser Annahmen gleichgültig sein, da ihre Widerlegung oder Begründung uns auf den Weg der Spekulation führen würde. Wir setzen demnach Materie und Kraft als etwas Gegebenes voraus, ohne ihr unbezweifeltes Dasein, die Möglichkeit ihres Entstehens, erst beweisen zu müssen; da es hier nur darauf ankommt, die Gesetze ihrer Wirksamkeit möglichst genau zu ergründen.

Materie ist uns demnach das in absoluter Ruhe den Raum Erfüllende, Kraft das in der Zeit Thätige.

Indem wir aber die Begriffe von Kraft und Materie so streng zerspalten, dürfen wir nicht vergessen, daß dieß eine bloße Verstandesoperation zum Behufe einer nähern Untersuchung ist. In der Natur sind beide stets und durchaus im nothwendigen Verein, oder wie Hahnemann sagt: „Alles in der Natur lebt." Wir kennen keine Kraft, die nicht an Materie gebunden wäre, und keine Materie ist aller Kraft beraubt; was wir stets sehen, wenn wir nur verstehen, sie zu entwickeln.

Die Materie kommt bei unserer Untersuchung nicht ferner in Betracht, und wir wenden uns daher sogleich zu den Kräften, deren Gesetze wir eben nachzuweisen und zu entwickeln haben.

Zur Erklärung der Erscheinungen genügt dem menschlichen Geiste nicht die Annahme einer Kraft, denn diese würde in ihrer Unbeschränktheit gedacht alles Dasein vernichten, sondern es sind zwei Kräfte nöthig, die sich gegenseitig beschränken. Sie sind die *Attractions-* und *Repulsions-Kraft*.[1] Auf diese beiden Kräfte lassen sich alle Naturkräfte, als Modifikationen einer von beiden, zurückführen, alle Erscheinungen kann man von ihnen ableiten, selbst die psychischen Vorgänge unter ein solches Schema bringen, wie Haß und Liebe.

So ist nun der Punkt gewonnen, an den wir unsere Reflexionen anknüpfen können. Die Repulsions- und Attraktionskraft sind also wirkliche kosmische Kräfte, woraus von selbst folgt, daß sie keiner weitern Erklärung fähig noch bedürftig sind. Man hat zwar den Einwurf gemacht, daß sie eigentlich nichts erklärten, aber er ist falsch, wie NEWTONS Beispiel an der Gravitation und den großen Resultaten, die eine consequente Durchführung seiner Ideen gehabt hat, deutlich zeigt. Diese Kräfte sind also mehr als blose Allegorieen, mit denen die Philosophie zur Schaustellung ihres Witzes so häufig spielt; ihre Bezeichnungen, wenn gleich nicht ganz frei von Nebenbegriffen, sind passender als die Sehnsucht, von der KEPLER sprach, die nach ihm Materie zu Materie ziehen sollte, und verleiten zu keiner Unklarheit der Begriffe, wie dieß die Sprache der neuen Philosophen nur zu oft thut.

Die Gesetze der *Attraktionskraft* sind ziemlich genau untersucht; NEWTON erhob die Gravitation zur Grundkraft des Weltgebäudes und es ist wahrhaft erstaunlich, zu welchen folgereichen Resultaten in der Astronomie eine consequente Durchführung dieser Ideen und ihre mathematische Begründung geführt hat. Durch sie war es möglich, daß die Vermuthung, ohne zu irren, selbst der Erfahrung lange Zeit voraus eilen konnte. So kannte z. B. NEWTON die langsamen Pendelschwingungen am Äquator, und schloß daraus auf eine stärkere Schwerkraft an den Polen und daraus wieder auf eine Abplattung der Erde in diesen Gegenden, obgleich die damaligen Messungen eher eine Ausdehnung an den Polen vermuthen ließen. Neuere Messungen haben seine Vermuthungen bestätigt. Aber er ging noch weiter, wohin ihm keine Messung folgen kann, und auch da mag er wenig geirrt haben; aus den Umlaufszeiten ihrer Trabanten schloß er auf die Dichtigkeit der Planeten.

Ueberhaupt ist die mathematische Begründung dieser Ideen das größte Verdienst NEWTONS und muß allein hinreichen, ihn unsterblich zu machen. Wir führen als Beispiele hier nur an, die genaue Berechnung fallender Körper und ihrer gleichförmig wachsenden Beschleunigung, so daß die Strecken des Raumes, durch welche ein Körper in einem bestimmten Zeitraume fällt, wie die ungeraden Zahlen zunehmen; ferner die Entdeckung, daß die Schwerkraft unserer Erde bis auf den Mond wirkt, aber stets im umgekehrten Verhältniß des Quadrat's der Entfernung abnimmt. Aus allen diesen schloß er auf eine Anziehungskraft der andern Weltkörper unter einander und berechnete sie, indem er als Hauptgesetz anerkannte: die Gravitation eines Körpers zu dem andern verhält sich direkt, wie die Masse des einen und umgekehrt,

---

[1] Die Attraction, deren Richtung eine *centrale* ist, als unendliche gedacht, wie man zur Konstruktion der Materie nöthig hat, erscheint uns dann als Condensationskraft, und ist als solche objektlos, weil sie ohne eine Gegenwirkung zu finden die Materie bis zur höchsten Kleinheit zusammenziehen, also wirkliche Vernichtung bezwecken würde; ein Gleiches gilt von der Repulsionskraft, deren Richtung die *peripherische* ist, und die ins Unendliche fortwirkend, als unendliche Extensions- oder Expansions-Kraft durch zu große Ausdehnung über alle Grenzen des Raums hinaus alle Materie vernichten würde.

wie das Quadrat der Entfernung beider Körper. Daraus erklärte sich denn ungezwungen die Ungleichheit des Mondumlaufs, die eliptische Gestalt der Planetenbahnen, die Verrückung der Nachtgleichen, die Perturbationen der Planetenbahnen durch ihre gegenseitige Einwirkung und sehr viele andere Erscheinungen, die alle frühern Hypothesen zusammengenommen nur höchst mangelhaft erklärten.

Die Gesetze der Attraktionskraft möchten demnach seyn:
1. Ihre Richtung ist stets die centripetale, daher immer gradlinig, so lange sie frei wirkt.
2. Ihr Streben ist absolute Ruhe.
3. Sie wirkt über die Grenzen des Körpers hinaus.
4. Sie wohnt jedem Körper inne.
5. Mit der Nähe des Mittelpunktes wächst ihre Kraft, also auch die Schnelligkeit, mit der sie andere Körper anzieht.

Diese Gesetze konnten wir nicht mit Stillschweigen übergehen, da wir sie denen der Expansionskraft gegenüberstellen müssen, die uns nun als der eigentliche Zweck unserer Untersuchung allein beschäftigen werden.

Die *Expansivkraft* ist zwar in ihren mannigfaltigen Erscheinungen häufig untersucht worden, aber sie entbehrt noch eine gleiche mathematische Begründung, wie wir sie bei der Gravitation fanden. Der Grund, daß sie sich bisher standhaft dem Rechenexempel des Mathematikers entzog, liegt gewiß zum Theil in ihrer eigenthümlichen Natur, ihrer steten Beweglichkeit und ihrem Hinüberwirken auf andere Dinge, größtentheils aber an dem Schauplatze, auf dem sie ihre Wirkungen entwickelt, ich meine das Leben, dessen eigentliches Wesen eben darin besteht, die Materie den allgemeinen Gesetzen zu entziehen und unter sein eines Gesetz zusammenzuzwingen. Wollten wir den Widerstand, den die Schwerkraft dem Blutumlauf im thierischen Körper entgegensetzt, in Zahlen ausdrücken, so geriethen wir auf eben so ungewissen Boden.

Nennen wir hier zuerst die Erscheinungen, die wir glauben als Wirkungen der Expansivkraft betrachten zu können, weil wir in ihnen die Gesetze dieser Kraft wiederfinden. Sie sind: Elektricität, Magnetismus, Licht, Wärme, Schall, Gerüche und dann die große Klasse der specifischen Kräfte, wodurch eben erst die verschiedenen Körper eine besondere Individualität und für uns unterscheidbare Eigenschaften erhalten.

Es leuchtet ein, daß diese Modifikationen der Expansivkraft wie von selbst in zwei Klassen zerfallen, deren erste alle die Erscheinungen umfaßt, die eine nachweisbare Wirkung auch in der anorganischen Natur zeigen, wie die Elektricität, der Magnetismus, das Licht, die Wärme und der Chemismus, davon andere hingegen ihre Unterscheidbarkeit erst von dem Organismus empfangen, auf welchen sie einwirken, wozu wir Licht, Wärme, Schall, Gerüche und die specifischen Kräfte der Körper rechnen. Ein Beispiel wird dies am besten erläutern: das eine Agens, die künstlich hervorgerufene Elektricität, erscheint unter mehrern Modifikationen, je nachdem es dieses oder jenes Sinnesorgan erregt, dem Auge als Funke – Licht – dem Ohr als Knistern – Schall – der Nase als eigenthümlicher Geruch, dem Gefühlsinn als

Wärme oder als Stichschmerz, verschieden nach seiner verschiedenen Anwendungsart.

Wir finden hier zwar ein und dasselbe Agens unter beiden Klassen wieder, aber dies beruht allein auf einer Unvollkommenheit der Sprache, die nur eine Bezeichnung für diese zwiefachen Beziehungen hat, z. B. Licht für den Eindruck auf unser Auge und für die chemisch wirkende Lichtpotenz; ja für das, was wir oben specifische Kräfte nannten, fehlt ihr ein allgemeiner Name ganz; in der anorganischen Natur erscheinen diese specifischen Kräfte unter der Form des Chemismus im Organismus als arzneiliche, d. h. ihn auf bestimmte Art umstimmende, also beim normalen Zustande als krankmachende; im kranken Zustande, wenn sie passend gewählt sind, als heilende, als Arzneien und Heilmittel.

Da obige Eintheilung der Kräfte, nicht auf ihrem Wesen, sondern auf der Beziehung beruht, in der sie zur organischen oder anorganischen Natur stehen, so dürfen wir hier eine kurze Erörterung über den Organismus nicht ganz von der Hand weisen.

Es hat von jeher Schwierigkeiten gehabt, den Begriff eines *Organismus* genau zu bestimmen; man hat, je nachdem man von diesem oder jenem Standpunkte ausging, ihn bald im weitern, bald im engeren Sinne genommen. So nahm man als Unterscheidendes an, daß der Organismus aus eigener innerer Kraft lebe, und so ein geschlossenes Ganzes darstelle, dessen einzelne Theile alle zu einander und zum Ganzen als Mittel und Zweck erschienen; in diesem Sinne hat man von Erdorganismus, ja selbst von Staatsorganismus gesprochen. So weit gestellt, enthält der Begriff viel zu viel Fremdartiges, als daß wir ihn bei unserer Untersuchung zu Grunde legen könnten. Der Organismus unterscheidet sich unserer Meinung nach am stärksten vom Anorganischen dadurch, daß er durch seine Kraft (sein Leben) lauter ungleichartige Stoffe unter ein Gesetz und in eine Form zusammenzwingt, und daß diesem Gesetz alle neu aufgenommenen Stoffe folgen müssen, während das Unorganische in großen Massen aus gleichartigen Theilen auftritt. Daher bleibt das Unorganische bei allen Trennungen doch unzerstört, dagegen die durch den Tod von der Macht des Lebens befreiten Elemente sich zu dem Ähnlichen nach den Wahlverwandschaften gesellen. Die aufsprühenden und in dem Funken wieder zur Indifferenz ausgeglichenen Elektricitäten bleiben daher immer und ewig dasselbe, und können in jedem nächstfolgenden Augenblicke unter günstigen Umständen wieder als elektrische Phänomene erscheinen; nicht so das Leben; einmal durch den Tod zerstört, erwacht es nie wieder zu seiner vorigen Individualität, sondern die Stoffe kehren ins Reich des Unorganischen zurück, bis vielleicht ein anderes Leben sie für eine Zeitlang wieder unter sein Gesetz zwingt. Im Anorganischen ist zwar auch ein stetes Auflösen und Verbinden, aber kein Schaffen, wie wir es im Organismus sehen, der, ein ewiges schöpferisches Wunder, nie zu einer Maschine herabsinkt. Eine eben so merkwürdige Erscheinung, die der anorganischen Welt gänzlich fehlt, ist die Gewohnheit, deren Gesetz so mächtig wirkt, daß sie öfters selbst andern, den Organismus inwohnenden Gesetzen in den Weg tritt, und ihre Ordnung abändert oder beschränkt.

Von unserer Abschweifung, die die Hindernisse einer mathematischen Berechnung in den Conflikt dieser Kräfte mit der organischen Welt nachzuweisen versuchte, kehren wir zu der Repulsivkraft zurück, um auf ihr Verhältniß zu der anorganischen Natur noch einen Blick zu werfen. Hier lassen sich die Gesetze, denen diese Kraft folgt, wirklich berechnen und in Zahlen ausdrücken. So hat man die Schnelligkeit des Lichts aus den Verfinsterungen der Jupiterstrabanten gemessen und gefunden, daß es die 21 Millionen Meilen, die die Entfernung der Sonne von der Erde ungefähr beträgt, in 8 Minuten 7 Secunden durchläuft, so kennt man die Gesetze seiner Rückstrahlung, seiner Brechung und weiß sie zu berechnen; so ist den Physikern seine verschiedene Wirkung auf glatte und rauhe, helle und dunkle Körper nicht entgangen, so wie genaue Beobachtungen die chemischen Veränderungen, die das Licht überhaupt, und besonders das farbige Licht in verschiedenen Graden auf die Körperwelt äußert, nachgewiesen haben.

Der menschliche Verstand, der stets die Einheit in der Mannichfaltigkeit zu finden strebt, hat auch bereits versucht, mehre der Erscheinungen, die wir oben als Modifikationen der Expansivkraft bezeichneten, von einem Agens abzuleiten, also den Versuch, den wir in größerm Umfange wagen, schon gemacht. Die Electricität hat ihm die Kraft geschienen, von der sich Licht, Wärme, Magnetismus und Chemismus am ungezwungensten herleiten ließen, selbst das Leben wollte man gar zu gerne als eine bloße galvanische Operation darstellen. Wie viel Wahres oder Falsches diese Ansicht habe, können wir hier nicht weiter erörtern, genug daß wir sie als geschichtlich da seiend erwähnen und hier nur kurz noch einige wenige bekannte Erfahrungen anführen, die für sie sprechen.

Licht und Wärme sieht die neuere Naturansicht sehr allgemein als Wirkung der Electricität an, und die Gründe dafür sind zu bekannt, als daß wir sie hier wiederholen müßten. Seit die Unvollkommenheiten des antiphlogistischen Systems des LAVOISIER immer deutlicher hervortreten, seit DAVY die Erden und Alkalien mittelst einer großen voltaischen Säule als Metalloxyde nachwies, hat das elektrische System, das den chemischen Prozeß seinem Wesen nach für einen galvanischen ansieht, und die verschiedene chemische Affinität dem Körper von ihrer + und − Electricität herleitet, in der Chemie immer mehr Beifall gefunden. Neuere Erfahrungen ließen auch die magnetischen Erscheinungen in diesen Kreis ziehen. ÖRSTEDT lehrte zuerst den Einfluß der voltaischen Säule auf den Magnet kennen und seitdem beschäftigt der Elektromagnetismus alle Physiker. Für die Verwandtschaft beider Kräfte sprechen ferner SAVARY'S Versuche, der durch elektrische Entladungen Nadeln, wenn sie nur klein genug waren, magnetisch machen konnte. Sehr merkwürdig und beweisend ist in dieser Hinsicht die Erfahrung des Herrn SCORESBY, der als Kapitain das Schiff New-York führte, das auf seiner Reise nach London zwei Blitze trafen. Alle Messer und Gabeln auf dem Schiffe waren magnetisch geworden; eine Seeuhr, die in 24 Stunden kaum um $1/10$ Sekunde abwich, kam so in Unordnung, daß sie während der Fahrt um 34 Stunden vorging, und daß sie ihre Bewegung veränderte, je nachdem man sie legte. Den Grund fand man darin, daß ihre sämmtlichen Theile stark magnetisch geworden waren. Bei den Magnetnadeln, die alle neben einander lagen, zeigte sich die Wirkung des Blitzes verschieden, bei einigen war der Magnetismus verstärkt, bei andern verringert oder ganz verschwunden, bei einigen waren die Pole umgekehrt.

Wir sind, wie wir eben bemerken, mehr als es für unsern Zweck nöthig war, auf Einzelheiten eingegangen, allein das Interessante dieser Erfahrungen mag uns entschuldigen. Die Elektrizität, als eine Modifikation der Expansivkraft, deren Erscheinungen alle den Gesetzen jener Urkraft folgen, kann uns natürlich auf unserm Standpunkte nicht zur Erklärung der Phänomene genügen, wie wir sie suchen, am wenigsten, wo wir ihre Spuren in dem Organischen verfolgen.

Wir stellen daher die Gesetze der Expansivkraft hier ganz kurz auf und versuchen dann ihre Nachweisung in den verschiedenen Modifikationen. Sie sind:

1. Die Richtung der Expansivkraft ist centrifugal. Daraus geht hervor, daß man eigentlich von einer gradlinigten Richtung nicht reden kann, indem sie stets als Masse, als Continuum sich ausbreitet.

2. Reibung ist das hauptsächlichste Erregungsmittel ihrer Thätigkeit; da Bewegung das Wesen dieser Kraft ist und diese im Raum, der nicht leer ist, sich ohne Vordrängung, ohne Zusammentreffen mit einer andern nicht denken läßt, da ferner Kraft stets an Materie gebunden ist, so wird auch Reibung sie oft begleiten.

3. Sie läßt sich von einem Körper auf den andern übertragen, der sie nicht besaß.

4. Sie wirkt mehr oder weniger über die Grenzen des Körpers hinaus, an den sie ursprünglich gebunden ist.

5. Bei der Schwerkraft sahen wir in der Nähe des anziehenden Mittelpunktes ihre Gewalt wachsen; ob diesem analog, und dem eigenen Wesen der Expansivkraft entsprechend, mit ihrer weitern Aufschließung, also auch mit ihrer Entfernung vom ausstrahlenden Mittelpunkte, ihre Kraftentwicklung wachse, ob dies in ähnlichen quadratischen Verhältnissen wie bei der Schwerkraft geschehe, ob vielleicht nur die Geschwindigkeit ihrer Bewegung wachse, alles dies dürfen wir nur als eine Vermuthung aufstellen, da wir es sicher nur bei der Einwirkung der Arzneien auf den Organismus nachweisen können.

Es liegt in dem Zweck dieser Abhandlung, die überhaupt mehr Andeutungen, als eine ausführliche Erörterung dieser Ideen geben sollte, daß wir die Nachweisung der andern Gesetze in den dahin gehörenden Erscheinungen nur kurz berühren, dagegen die Entwickelung und Potenzirung durch Reiben am meisten berücksichtigen.

Licht und *Wärme* können wir füglich zusammen betrachten, da der Unterschied größtentheils auf der verschiedenen Entwickelungsstufe beruht, in der sich diese Kraft befindet; und da Licht eigentlich doch nur die Einwirkung dieses Agens auf das für sie empfängliche Auge bezeichnet. Beide strahlen bekanntlich aus einem Fokus gleichmäßig sich verbreitend aus; und daß Reibung ihr hauptsächlichstes Erregungsmittel ist, sehen wir täglich in vielen der Anwendungsarten, die wir in unseren Künsten und Handwerken davon machen; so wie die Mittheilung derselben an dunkle und kalte Körper kaum der Erwähnung bedarf. Wie weit ferner ihre Wirkung reicht, sehen wir in jeder Nacht an dem gestirnten Himmel, der ja allein durch sein Licht von seinem Daseyn uns Kunde giebt. Welche unendliche Entwickelung oder Verdünnung der Lichtatome, wenn ich so sagen darf, muß statt finden, ehe der

Glanz vom Sirius, noch mehr, ehe der Schimmer eines Nebelsternes bis zu uns dringt, wie weit muß diese unendliche Verbreitung in dem ganzen, viele Milliarden Quadratmeilen enthaltenden Raum, worin man in jedem Punkte denselben Fixstern sieht, die stärkste Verdünnung, die je ein Homöopath versucht hat, hinter sich lassen. Täglich sieht man die chemische Einwirkung des, durch den Raum von 21 Millionen Meilen verdünnten Sonnenlichtes, man sieht, daß das noch weiter entwickelte Fixsternlicht nicht mehr bemerkbar auf eine gefärbte Flüssigkeit, wohl aber auf das feinere Reagens, das menschliche Auge, wirkt, und dennoch will man nicht zugeben, daß eine metallische Auflösung, deren 3te, also millionenfache Verdünnung noch von dem chemischen Reagens getrübt wird, in seiner decillionfachen Potenzirung das kranke, und durch seine Krankheit noch empfänglicher gestimmte, menschliche Leben afficiren, und dadurch, bei Angemessenheit des Mittels, auch heilen könne. Welche Befangenheit, welche muthwillige Verkennung eines so deutlich sprechenden Naturgesetzes! – – Man hat oft gesagt und wieder gesagt, daß der ganze Fixsternhimmel verlöschen könne und wir es erst nach Jahren merken würden. Diese Behauptung scheint aber mehr geeignet, uns einen Begriff von der staunenswürdigen Größe des für uns sichtbaren Weltalls zu geben, als daß sie wirklich auf Wahrheit beruhte, denn sie geht von der gewiß falschen Voraussetzung aus, daß die Geschwindigkeit des Lichtes eine stets gleichmäßige sei. Wie aber, wenn diese Bewegung eine steigend beschleunigte wäre, wenn das Licht hier, der Potenzirung der Arzneien analog, mit seiner Entfernung vom leuchtenden Mittelpunkte, wie an Ausbreitung im Raum, so auch an Schnelligkeit in der Zeit gewönne, würde das nicht viele Erscheinungen besser erklären? Wäre es nicht so, welcher undenkbare Lichtglanz müßte die Nähe der Sonne umfließen, vermögend den nahen Merkur in seine Atome aufzulösen!

Die *Elektricität* scheint zwar mehr einer gradlinigten Richtung zu folgen, als daß sie sich als Continuum gleichmäßig verbreitete, aber wir finden den Grund leicht in der größern und geringern Leitungsfähigkeit der Körper, die sie antrifft. Schon die bloße Berührung dazu fähiger Körper, zumal wenn eine Flüssigkeit nicht fehlt, ist hinreichend, sie zur Thätigkeit zu erwecken in der Voltaischen Säule u. s. w.; aber ein Hauptmittel zu ihrer Erregung bleibt das Reiben. Welche unendliche Menge wahrnehmbarer Elektricität kann durch fortgesetztes Reiben aus einem einzigen Glascylinder entwickelt werden, ohne daß je eine Abnahme bemerkbar würde. Für die Möglichkeit einer Übertragung der Elektricität auf nicht elektrische Körper spricht schon die Eintheilung in Leiter und Nichtleiter. Eben so sehen wir in den furchtbar schönen Entladungen eines starken Gewitters ihre Wirkung in der Ferne; noch mehr aber beweißt dieß eine wahrscheinlich elektrische Erscheinung, das Nordlicht; dieses wirkt nach Arago selbst in den Gegenden, wo es nicht gesehen werden kann, weil es den Horizont nicht mehr erreicht, doch noch merklich auf die Magnetnadel. Ob die Elektricität durch Verbreitung einer größern Entwicklung fähig sey, darüber zu urtheilen, gehn uns alle Data ab.

Wenn die Elektricität mehr der Fläche folgt, so soll die Wirkung des *Magnetismus* der Linie folgen; aber dieß Mehr schließt nicht aus, daß er nicht auch in alle Gegenden seiner Umgebung thätig einwirke, wie wir bei jedem starken Magnet die Anziehungskraft auch außer der Richtung der Pole bemerken. Noch deutlicher spricht wohl dafür die verschiedene Abweichung der Magnetnadel in verschiedenen Weltgegenden, die zugleich ein Zeugniß für seine Wirkung auf die Ferne ablegt. Bekanntlich kann man Eisenstangen durch Hämmern magnetisch machen, also durch stets wiederholte Stöße und Erschütterungen; da nun Reibung nichts ist, als ein unaufhörlich kleines Stoßen, so beweißt dieß deutlich für die Anwendung obiger Gesetze auch auf den Magnetismus. Übertragen läßt sich ebenfalls die magnetische Kraft schon durch Berührung, noch mehr durch regelrechtes Streichen.

Der *Schall* verbreitet sich von seinem Entstehungsorte nach allen Richtungen gleichmäßig, wenn ihm nicht besondre Hindernisse im Wege stehn. Reibung ist sein Erregungsmittel in sehr vielen Fällen, bei den meisten musikalischen Instrumenten, und selbst beim Sprechen; bei Blaßinstrumenten vertritt das schnelle Bewegen, also Schütteln der Luft, diese Stelle, oder ist vielmehr eins, da Schütteln das Reiben des Flüssigen ist. Auf die Annahme, daß die Fortpflanzung des Schalles eine gleichförmige sei, hat man die Berechnung seiner Geschwindigkeit gegründet, und sie 887 Par. Fuß in der Sekunde berechnet, während sich in der Wirklichkeit doch eine Geschwindigkeit von 1038–1040 Fuß findet. Sollte sich dieses bedeutende Mehr nicht eher aus der stets wachsenden Beschleunigung erklären lassen, da die Ausrede von verschiedener Elastizität und Dichtigkeit des Mediums sehr viele Einwürfe zuläßt? Die Übertragung des Schalles von einem tönenden Körper auf andere ist zu bekannt, und wir erwähnen hier nur, daß die Leitungsfähigkeit, wenn man so sagen darf, eine sehr verschiedene ist, und daß sich Töne durch sogenannte Communicationsröhren viel weiter als in der Luft deutlich wahrnehmbar fortpflanzen. So konnte BIOT an dem einen Ende einer Pariser, 2928 Fuß langen, Wasserleitung Worte deutlich vernehmen, die an dem andern Ende gesprochen wurden, während dieß in freier Luft kaum 70 Fuß weit möglich ist.

Von den *Gerüchen* gilt ganz dasselbe; Reiben entwickelt den Geruch selbst an Dingen, die außerdem geruchlos sind, wie bei dem Stinkstein, dem Horn. Meilenweit sind starke Gerüche bemerkbar, und wie leicht sie von einem Dinge auf ein geruchloses sich übertragen lassen, zeigt jeder Körper, der nur in der Nähe des Moschus gelegen, ohne je in eigentliche Berührung damit gekommen zu seyn.

Die *Arzneikräfte* folgen eben diesen Gesetzen; dieses spricht sich vorzüglich deutlich bei der homöopathischen Bereitungs- und Anwendungsart aus. So neu die Entdeckung, so groß und wichtig sie auch ist, so daß sie schon allein hingereicht hätte, HAHNEMANN unsterblich zu machen, so sind es doch nur die allbekannten Gesetze der Expansivkraft, denen diese Potenzirung folgt. Von dem ersten arzneilichen Tropfen theilt sich die Arzneikraft jedem Theilchen der 100 Tropfen Weingeist, mit welchen sie zusammengeschüttelt wird, gleichmäßig und innig mit; und jeder Tropfen dieser ersten Verdünnung thut dieß eben so gut mit wieder 100 Tropfen Weingeist; so, aber auch nur so wäre es möglich, endlich einen ganzen Ozean mit der Arzneikraft des einen Tröpfchens zu schwängern, wenn nämlich jeder Tropfen der ersten, und wiederum jeder Tropfen aller nachfolgenden 28 Verdünnungen bis zur Decillion potenzirt würde, aber nicht, wenn man nach dem lächerlichen Vorschlage der Übelunterrichteten oder Übelwollenden einen Tropfen in den Genfersee schüttete. Warum nicht? – Eben weil in so großen Massen das innige Schütteln, also auch das innige Reiben der Wasseratome mit der arzneikräftigen Flüssigkeit rein unmöglich ist.

Wie hauptsächlich und allein Reiben es ist, das die schlummernde Kraft erweckt, sieht man an vielen in rohem Zustand fast unwirksamen Dingen, wie Gold, Kiesel, Kohle, die durch fortgesetztes Reiben zu den wohlthätigsten Arzeneien werden. Bei dieser Bereitungsart wird offenbar auf den Milchzucker, den man dazu verwendet, die Arzneikraft übergetragen, wenn man will, der Milchzucker von der Arzneikraft angesteckt. Dieser Übergang der Kraft von einem Stoffe auf den andern, zeigt sich noch deutlicher bei der Bereitungsart der antipsorischen Arzneien; hier empfängt bis zur millionfachen Verdünnung der dazu verwandte Milchzucker die Kraft der Arznei, um sie, von der 4ten Potenzirung an, dem Weingeiste mitzutheilen, und so wird es möglich, in dem Weingeiste an sich unauflösliche Dinge, wie Graphyt, Zink, Kieselerde u. s. w. aufzulösen. Daß Reiben und Schütteln es ist, was den schlummernden Keim zu dem gewaltigen Leben erweckt, zeigt sich ferner deutlich in der Erfahrung der Homöopathen, die dieses Schütteln bei sehr kräftigen Arzneien auf zwei Armschläge beschränken müssen, um ein für den Heilzweck passendes Medicament zu erhalten. Noch vor Kurzem sah ich von der Decillionfachen Potenzirung der Kalkerde, in der Gabe von 2 Streukügelchen gegeben, einen heftig jückenden Ausschlag über den ganzen Körper, bei einer bejahrten Frau ausbrechen, die nie einen solchen gehabt zu haben versicherte. Die Tinktur war aus Unkunde mit 6 Schüttelschlägen bei jeder Verdünnung bereitet. Ein Gleiches gilt von der Tinctura Droserae; diese heilt schnell und sicher den Keichhusten nur dann, wenn sie mit zwei Schüttelschlägen bis zur Decillion verdünnt ist; ist sie aber stärker geschüttelt, so ist die eintretende homöopathische Verschlimmerung bei empfindlichen Subjekten so stark, daß die ersten Tage eine deutliche Vermehrung aller Zufälle entsteht, und die Heilung nur sehr langsam und unvollständiger geschieht.

Eine unmittelbare Berührung der Stoffe ist zu ihrer Kraftäußerung eben so wenig nöthig als bei den andern Modifikationen der Expansivkraft; schon das Riechen an den, mit arzneilichen hochpotenzirten Tinkturen befeuchteten, Streukügelchen reicht in vielen Fällen zur Heilung hin. Der Dunst, den kräftige Arzneien während ihrer Verdünnung entwickeln, vermag sehr oft bei gesunden Personen schon viele Arzneisymptome hervorzubringen.

Die Erfahrung der Homöopathen, daß durch diese Operation der Verdünnung die Entwicklung der Arzneikräfte zunimmt, daß also mit der Entfernung von dem eigentlich ausstrahlenden Mittelpunkte des unverdünnten Arzneitropfens die Flüchtigkeit und Eindringlichkeit stets wachse, diese Erfahrung ist viel bespöttelt, aber nicht widerlegt worden. Herr D. BRANDES[2] glaubt uns aufs Haupt geschlagen zu

---

[2] Man s. die Recension seines Schriftchens gegen Homöopathie in diesem Hefte des Archivs. *Stapf* – Es handelt sich hier um *Rudolf Brandes*, Beleuchtung der Homöopathie vom pharmaceutischen Standpunkte. Meyer, Lemgo 1828. Die erwähnte Rezension steht im Arch. hom. Heilk. 7 (1818) 2, 118–125. (Anm. d. Hrsg.)

haben, wenn er uns die Wahl anbietet, ob wir lieber ein Glas mit Schwefelsäure, oder eine Limonade, der man einen Tropfen dieser Säure zugesetzt hat, trinken wollten, und giebt dadurch ein glänzendes Beispiel seines Scharfsinnes, den überhaupt die Gegner so zu sagen massenweise in diesem Streite zu entwickeln pflegen. Wer hat denn je so etwas behauptet? Warum verdünnten denn die Homöopathen die an sich kräftigen[3] Arzneien, wenn sie ihnen nicht dadurch ihre ätzende, chemisch einwirkende Fähigkeit nehmen wollten? Was brachte denn HAHNEMANN auf den ersten natürlichen Gedanken der Verdünnung, bei dessen Ausführung er eben die Potenzirung der Arzneikräfte entdeckte? Eben diese Schädlichkeit größerer Gaben, die die Erfahrung täglich in den unglücklichen Kuren der Allopathen nachweist! – Geben denn die Freunde größerer Gaben die Schwefelsäure Unzenweise? Und warum thun sie das nicht? – Nach ihrem Grundsatze: viel hilft viel, müßte doch die blutkühlende, beruhigende Kraft, die sie der Schwefelsäure in mäßigen Gaben zuschreiben, in ganz großen Gaben noch auffallender hervortreten. Aber die Erfahrung unserer Praktiker ist klüger als der vorlaute Spott, und kennt den Unterschied zwischen chemisch ätzender Einwirkung und dynamischer Kraft, den man freilich bei der Beschäftigung zwischen Retorten und Schmelztiegeln, über welche hinaus sich Herr BRANDES zu seinem eigenen Besten nicht verirren sollte, nicht wahrnimmt.

Potenzirte Verdünnung ist der Ausdruck, den HAHNEMANN recht passend für eine Sache wählte, zu deren Bezeichnung die Sprache kein eigenes Wort hat, eben weil man diese Operation vor ihm noch gar nicht kannte. Angemessener zu dem Heilzweck, nicht tödtlicher, giftiger werden die Arzneien durch dieses potenzirende Verdünnen; zum Aufschließen der ruhenden schlummernden Kraft ist es nur bei einigen Arzneien durchaus nöthig, z. B. bei dem Lycopodium; aber die Billion-Potenzirung dieser Arznei ist für den kranken Organismus noch viel zu stark und heftig wirkend, „erst bei der Sextillion-Verdünnung fängt diese Arznei an, brauchbar zu werden," sagt HAHNEMANN. Was liegt denn Widersinniges in dieser Behauptung, der die Erfahrung so treu zur Seite steht? – Man würde doch mißverstanden werden, wenn man noch andere Beispiele anführte, denn die Gegner lieben nun einmal an alle dem zu deuteln, was ein Homöopath sagt, sonst könnte man den Geldumlauf als eine ähnliche Erscheinung anführen, wodurch die Wirksamkeit ohne Masse-Vermehrung wächst. Eine Summe Geld bleibt dieselbe, sie mag ungenutzt im Kasten liegen oder schnell von einer gewerbfleißigen Hand in die andere fließen; aber dort nützt sie nichts dem geizigen Besitzer, während sie hier jedem der momentanen Einhaber einen reinen Gewinn abwirft.

Hiermit endigen wir unsere Reflexionen, deren Mangelhaftigkeit der Verfasser am stärksten fühlt; genug aber glaubt er gethan zu haben, wenn daraus klar hervorgeht, daß die Potenzirung der Arzneien durch Reiben und Schütteln keine Ausnahme von dem allgemeinen Naturgesetze macht, sondern auf dem eigenthümlichen Wesen der Expansivkraft beruht, unter deren Schema sich auch die Wirkungen der Arzneikräfte bringen lassen.

[3] Es giebt bekanntlich Substanzen, die im rohen Zustande fast unarzneilich, erst durch Reiben ihre Kräfte entfalten.

Erfahrungen über die Fortpflanzung der Arzneikraft der homöopathischen Heilmittel, nebst einigen Ideen über die Weise dieser Fortpflanzung

Von

Ssemen Nikolajewitsch von Korsakoff

(Aus dem Französischen des Originals)

> *There are more things in heaven and earth, Horatio,*
> *Than are dreamt of in your philosophy!*
> SHAKESPEARE, Hamlet I. 4.

1. In einer dem Stifter der Homöopathik jüngst übersandten Note habe ich ein schnelles und leichtes Verfahren beschrieben, die homöopathischen Mittel bis zu einem unglaublich hohen Grade zu verdünnen, und zugleich der Wirkungen erwähnt, welche ich namentlich von der 1000 Centesimalverdünnung des Schwefels und der 150 Centesimalverdünnung des Quecksilbers erhalten habe.

2. Seitdem habe ich den Schwefel bis zur 1500 Centesimalverdünnung gebracht, und stets gefunden, daß seine Arzneikraft, anstatt durch diese unerhörte Zertheilung zu erlöschen, vielmehr die wohlthätigen Wirkungen um so deutlicher hervortreten ließ.

3. Bis zur 1000 Verdünnung hatte ich mich des Schneewassers bedient; zu den übrigen 500 dagegen nahm ich nur gewöhnliches Quellwasser, ohne Nachtheil für den Erfolg meiner Operation.

4. Ob nun gleich die Verfahrungsart, deren ich mich zur Erreichung dieses außerordentlichen Grades von Verdünnung bedient hatte, über das wirkliche Vorhandensein der Arzneikraft in der Auflösung durchaus keinen Zweifel ließ, so übersteigt doch die Annahme so unendlich vieler Bruchtheilchen, als in diesen äußersten, noch immer wirksamen Verdünnungen angenommen werden müßten, in Wahrheit alle Fassungskraft, und veranlaßte mich, um vor jeder etwanigen Täuschung sicher zu sein, die Sache einer neuen Reihe von Prüfungen zu unterwerfen.

5. Schon oft sind von den Gegnern der Homöopathik sehr triftige Einwendungen gegen das Dasein solcher Bruchtheilchen gemacht worden, indem sie durch arithmetische Berechnungen bewiesen, daß eine dezillionfache wirkliche Zertheilung, wo der Nenner des Bruchs doch nur 60 Nullen hat, in das Reich der Unmöglichkeit gehöre. Was müßten sie vollends von einem Bruche sagen, wo 3000 solcher Nullen dazu gehören, um jene 1500 Verdünnung auszudrücken?

6. Und dennoch lagen die Beweise der fast noch vollkommneren Wirksamkeit eines bis zu dieser unglaublichen Verdünnung gebrachten Mittels allzu unbestreitbar vor Augen. Worin konnte also der Irrthum liegen? Vielleicht in der Erklärungsweise

jener wirkenden Qualitäten selbst? Wenn diese Mittheilung keine materielle wäre – wie ich bisher geglaubt – beruhte sie etwa auf einer Fortpflanzung durch Ansteckung (*infection*) oder vielleicht selbst auf einer Art von Moleculenerzeugung? – So gestellt, gewann die Frage allerdings ein ganz anderes Ansehen. Erschien sie, bei einer Annahme rein materieller Zertheilung der Arzneitheilchen unstatthaft, ja vielleicht wirklich absurd; so tritt sie dagegen, so („dynamisch") erfaßt, unterstützt von einer Menge von täglichen Faktis in der Natur, die kein Physiker und Mathematiker zu beseitigen wagt, als ganz vernünftig auf.

7. Um mich von der Wahrheit der einen oder der andern dieser letztgenannten Ansichten zu überzeugen, habe ich die hier folgenden Versuche angestellt, und bin auf diese Weise zu, in der That ganz unerwarteten Resultaten gelangt.

8. Ich nahm ein einziges trocknes Streukügelchen der 1500sten Verdünnung des Schwefels, that es in ein Gläschen, das mit etwa 1000 gewöhnlichen Zuckerstreukügelchen gefüllt war, verkorkte es, und schüttelte die Kügelchen eine Minute lang stark durcheinander. In dieses Glas ließ ich psorische Kranke riechen; und alle empfanden sehr bald Symptome, wie sie der Wirkung des Schwefels eigen sind.

9. Andre dafür geeignete Kranke ließ ich aus demselben Gläschen ein einziges Streukügelchen innerlich nehmen, und alle haben die wohlthätigen Wirkungen des Schwefels erfahren, die er in hoher Verdünnung auszuüben pflegt.

10. Ich mischte unter die einfachen Zuckerstreukügelchen, womit ich ein andres Fläschchen angefüllt, ein einziges mit der dezillionfachen Verdünnung des Schwefels befeuchtetes, und stellte das Fläschchen, nachdem ich es eine Minute lang durchgeschüttelt, auf 24 Stunden ruhig hin. Hierauf nahm ich das mit der Arzneisubstanz imprägnirte Kügelchen wieder heraus (das leicht zu erkennen war, weil einmal mit Weingeist befeuchtete und wieder trocken gewordene Streukügelchen ihren Glanz verlieren, und eine dunklere Färbung erhalten), und ließ dann Kranke entweder nur in das Fläschchen riechen, das jetzt bloße Zuckerkügelchen – wiewohl binnen 24 Stunden mit dem arzneilichen Kügelchen in Berührung gestanden – enthielt, oder ließ auch eines jener Kügelchen innerlich nehmen; und ich machte in beiden Fällen jedesmal die sichere Erfahrung, daß alle einzelnen Streukügelchen des Gläschens vollkommen so wirkten, als ein mit der dezillionfachen Schwefelverdünnung befeuchtetes selbst gewirkt haben würde.

11. Dieselben Versuche stellte ich mit Streukügelchen an, die mit den dezillionfachen Verdünnungen von *Rhus, Ignatia, Mercur* u. a. m. befeuchtet waren, und jedesmal erhielt ich die respektiven, jedem dieser Arzneistoffe eigenthümlichen Effekte.

12. Ich nahm ein einziges, trocknes, mit Schwefel $\overline{X}$ imprägnirtes Streukügelchen, und that es in ein Glas, das bis zur Hälfte angefüllt, 123 Gran an Zuckerstreukügelchen enthielt, die, wenn man 110-111 Streukügelchen auf einen Gran rechnet, eine Summe von mehr als 13,500 Stück ausmachten. Ich schüttelte das Glas fünf Minuten lang durch; und alle Streukügelchen dieser Menge erhielten so, wie durch Ansteckung (*contagio*), die Eigenschaft, auf den Organismus die Wirkung des Schwefels auszuüben.

13. Ich ließ mir ein Taschen-Etui mit 30 Gläschen verfertigen. Diese füllte ich zur

Hälfte mit Zuckerstreukügelchen an, und that in jedes ein einziges mit der dezillionfachen Verdünnung der gewöhnlichsten Medikamente befeuchtetes Streukügelchen. Darauf schüttelte ich das ganze Etui eine Minute lang; und alle Arzneien dieser kleinen Apotheke sind vollkommen kräftig, und bringen jede ihre respektiven Wirkungen auf die Kranken hervor. Ich habe mich ihrer jetzt schon in mehr als 300 Fällen bedient, und überzeuge mich immer mehr von ihrer Wirksamkeit.

14. Auf diese Weise hätte der Homöopathiker eine neue Methode, seine Heilmittel zu vervielfältigen und zu erneuern; und da diese eben so bequem als zweckdienlich ist, so wünsche ich mir Glück dazu, sie hier bekannt machen zu können.

15. Sollten indessen die Medikamente, auf diese Weise bereitet, durch das häufige Aneinanderreiben der Kügelchen in den portativen Apotheken mit der Zeit sich nicht zu einem zu hohen Grade von Kraft potenziren? Wird nämlich durch fortgesetztes Schütteln die Kraft der homöopathischen Arzneien im trocknen Zustand wirklich ebenso immer stärker entwickelt, wie im flüssigen, so wäre jene Potenzirung allerdings unvermeidlich, und in dem Falle, die in meinem Briefe an Herrn Hofrath HAHNEMANN (Archiv 8, 1829, 2, 161) erwähnte Methode vorzuziehen, indem mit 1 oder 2 Tropfen direkt befeuchtete Streukügelchen in kleinen Klümpchen zusammenkleben, und auf diese Weise in dem Gläschen unbeweglich bleiben. Die Erfahrung wird übrigens auch hierüber am beßten entscheiden.

16. Die Möglichkeit der Uebertragung von Arzneieigenschaften auf einen trägen (indifferenten) Körper, ohne flüssiges Medium, ohne Reibung, ohne einige Mengung oder materielle Zertheilung, ist ein neues Faktum im Reiche der Homöopathik, und für die Theorie der Wissenschaft gewiß von großer Beachtung.

17. Durch die oben mitgetheilten Erfahrungen ist erwiesen, daß die, durch eine nur kurz dauernde Bewegung und Reibung unterstützte Berührung eines arzneilichen Atoms hinreicht, um alle seine Eigenschaften einer verhältnißmäßig ungeheuren Menge von träger (indifferenter) und trockner Materie mitzutheilen. Ein so merkwürdiges Faktum läßt sich durchaus nicht anders erklären, als durch eine Art von arzneilicher *Contagion* oder *Ansteckung,* eine (dynamische) Uebertragung von Kräften und Eigenschaften: denn hier fällt jeder Schein einer materiellen Zertheilung, der bei den flüssigen Verdünnungen noch möglich wäre, durchaus weg.

18. Es scheint sogar, daß die Uebertragung oder Fortpflanzung der Arzneikraft von Schicht zu Schicht (*de proche en proche*) – („wie durch Leiter?") – wirkt, d. h. daß die 14 oder 15 Streukügelchen, die sich in unmittelbarer Berührung des arzneilichen befinden, dessen Eigenschaften nicht nur sehr schnell in sich aufnehmen, sondern auch die Fähigkeit erhalten, diese auf alle andern um sie her zu übertragen; denn sonst wäre es in der That schwer zu erklären, wie jene sämmtlichen 13,500 Streukügelchen, deren ich oben (§ 12.) erwähnte, in der Zeit von wenigen Minuten mit der arzneilichen Kraft des Einen so hätten imprägnirt werden können, daß sie vollkommen wie dieses selbst wirkten.

19. Da nun die Erfahrung beweiset, daß arzneiliche Eigenschaften auf träge (indifferente) Materie durch Berührung übertragen werden können, ohne alle wirkliche Zertheilung; so lassen sich gerechte Zweifel dagegen erheben, daß jene hohen

(sogenannten) *Verdünnungen* der homöopathischen Mittel wirkliche Theilungen seien, die in der That allen mathematischen und physischen Gesetzen geradezu widersprechen.

20. Dürfte man nämlich nicht vielmehr annehmen, daß die materielle Centesimalverdünnung nur bis zu dem Momente wirklich statt findet, wo der Arzneistoff auf seine spezifische Atome reduzirt ist? Vielleicht ist diese Reduktion schon bei der million- oder billionfachen materiellen Zertheilung des Grans, welcher zur Verdünnung genommen wird, zu Stande gebracht – ein Zerkleinerungsgrad, der freilich durch chemische Reagentien schon nicht mehr wahrnehmbar, aber doch nicht absolut unbegreiflich ist.

21. Es ließe sich also denken, daß die arzneilichen Atome, von allen heterogenen Theilen befreit, hierdurch eine Kraft gewönnen, die sie vorher nicht besessen; denn es gilt wohl als eine von allen großen Geistern anerkannte Wahrheit, daß die Kraft und die Eigenschaften der Agentien der Natur in dem Maße sich entwickeln und hervortreten, als sie von der sie bindenden Materie frei werden. HAHNEMANN selbst hat die Erfahrung gemacht, daß sogenannte unauflösliche Substanzen durch Zertheilung bis zum Milliontel sich ohne allen Rückstand in Flüssigkeit auflösen lassen. Eben so ausgemacht ist es ferner, daß fast ganz indifferente oder wenigstens nur sehr schwach auf den Organismus wirkende Körper durch einen gewissen Grad von Zertheilung so starke arzneiliche Kräfte gewinnen, daß man bei der homöopathischen Anwendung derselben vorsichtig sein muß. Als Beispiele dieser Art brauche ich nur die Kieselerde, den Bärlappstaub oder selbst das Küchensalz zu erwähnen, die zu einem hohen Grad von Verdünnung gebracht, ganz unverhältnißmäßig kräftigere und ganz andre Wirkungen entwickeln, als sie in ihrem gewöhnlichen Zustande besitzen.

22. Reicht nun eine million- oder billionfache Zertheilung eines Grans hin, um Medikamente auf ihre spezifischen Atome zu reduziren; wie wäre dann die Fortsetzung der Uebertragung ihrer Eigenschaften auf die weiteren Verdünnungen anders zu erklären, als durch die Fähigkeit, die sie erlangen, diese ihre Qualitäten anderen indifferenten Molecülen durch bloße Ansteckung, durch Contagion mitzutheilen? – denn ein Atom läßt sich nicht weiter theilbar denken! Zum augenscheinlichen Beweise hievon dienen jene trocknen, mit der ganzen arzneilichen Kraft imprägnirten Streukügelchen, bei denen an eine wirkliche substanzielle Vertheilung des Arzneistoffes gar nicht zu denken ist.

23. Geschieht die Fortpflanzung so vieler kontagiöser Krankheiten übrigens nicht auf dieselbe Weise? Der Ansteckungsstoff der Pest, der Pocken, der Lustseuche, der Psora, an und für sich unwahrnehmbar für unsere Sinne, pflanzt sich durch Gegenstände fort, die in Berührung mit Personen waren, welche an jenen Krankheiten litten. Sehen wir hier nicht den Ansteckungsstoff sich von Individuen auf Individuen übertragen, und so sich von Stelle zu Stelle mehr oder weniger schnell über ganze Nationen verbreiten?

24. Existirt also in der Natur ein Prozeß zur Vervielfältigung von Krankheiten; läßt sich dann die Wirksamkeit der homöopathischen Verdünnungen nicht als auf

demselben Prinzip beruhend ansehen, nur als eine für die leidende Menschheit wohlthätige Anwendung desselben Gesetzes?

25. Es ließen sich noch andere Fakta anführen, um zu beweisen, daß Bewegung und Reibung so oft die Mittel in der Hand der Natur sind, um Veränderungen und ganz neue Eigenschaften in den Körpern hervorzurufen: z. B. die Art der Entwickelung und Fortpflanzung des Wärmestoffs, der Elektrizität, des mineralischen und des animalischen Magnetismus.

26. Auch die Gährung ist ein Fortpflanzungs- und Entwickelungsmittel spezifischer Qualitäten. Die geringste Menge eines Ferments reicht bekanntlich unter günstigen Umständen hin, um eine allgemeine Bewegung der Molecüle einer flüssigen Masse hervorzubringen, und endlich die Eigenschaften dieser Masse völlig umzuändern.

27. Selbst die Befruchtung, das Keimentwickeln, und die oft so außerordentliche Vermehrung von Individuen des Pflanzen- und Thierreichs haben vielleicht etwas analoges mit dem Verfahren, dessen die Homöopathen sich zur Fortpflanzung der Kraft ihrer Arzneien bedienen; doch keine Erklärungsweise scheint mir der Wahrheit so nahe zu kommen, als die Vergleichung mit der Fortpflanzungsart kontagiöser Krankheiten, nämlich durch Ansteckung.

28. Diese Ansicht, auf obige leicht nachzuprüfende Erfahrungen und auf überall bekannte Fakta gestützt, deren Realität keinem Zweifel unterliegt, würde eine vernünftige Erklärungsweise des homöopathischen Verfahrens gewähren, dessen Nullität alle diejenigen zu behaupten das Recht haben, welche durch arithmetische Rechnungen die Unmöglichkeit beweisen können, Verdünnungen einer Substanz bis auf einen Grad zu treiben, wie ihn die Homöopathen postuliren, und dessen Unstatthaftigkeit selbst diese letzten Versuche von mir zu bestätigen scheinen.

29. Läßt man aber die Hypothese gelten, daß die arzneiligen Atome indifferenten Körpern ihre Eigenschaften, ebenso wie Contagien die ihrigen, mittheilen; so wird man sich auch erklären können, wie es zugeht, daß beide nach und nach an Intensität schwächer werden. In dem Maße nämlich, als die homöopathischen Verdünnungen immer höher getrieben, oder, was dasselbe ist, wiederholt werden, vermindert sich die Stärke ihrer Primärwirkungen, und die homöopathischen Verschlimmerungen verschwinden zuletzt, während die Reaktion des Organismus oder die Heilwirkung fortwährend zunimmt. – Beim Auftritt kontagiöser Krankheiten, wo die Keime derselben noch in ihrer vollen ursprünglichen Kraft sind, wüthen diese Krankheiten besonders heftig, und durchlaufen ihre Stadien in dem befallenen Individuo in der kürzesten Zeit. Sobald sie sich aber ausgebreitet und schneller oder langsamer tausende von Menschen nach und nach angesteckt haben, fängt die Heftigkeit der Symptomen an nachzulassen, und die Seuche nimmt vor ihrem gänzlichen Aufhören gemeinlich einen milderen, minder tödtlichen Charakter an. – Vielleicht gelänge es aufmerksamen Beobachtern, in den Individuen, die von solchen heftigen Kontagien befallen, aber geheilt worden waren, bleibende Nachwirkungen derselben in ihrer Organisation zu entdecken, ähnlich den Nachwirkungen der homöopathischen Mittel.

Es war mein Wunsch, durch Mittheilung der obigen Beobachtungen und meiner darauf gegründeten Ansichten über die Fortpflanzungsweise der Arzneikraft der homöopathischen Mittel, die Aufmerksamkeit der Homöopathiker und aller denkenden Aerzte auf genauere Untersuchungen aller der Umstände hinzuleiten, durch welche die Agentien der Natur, die auf den menschlichen Organismus einwirken, in dieser ihrer Wirksamkeit wesentlich begünstigt oder zurück gehalten werden. Eine ernsthafte und genaue Beschäftigung mit diesem Gegenstande kann von den wichtigsten Folgen für die ganze Menschheit sein. Nicht nur kann sie zu einer immer größern Vervollkommnung des homöopathischen Heilverfahrens führen, sondern möglicherweise selbst auf Mittel leiten, jede Art von Ansteckung schnell und kräftig zu verhüten, und so der Verbreitung jener schrecklichen Seuchen, die das Menschengeschlecht verheeren, einmal ein sicheres Ziel zu setzen.

Tarussovo, den 7. (19.) Juni 1831.

Bemerkungen über ein völlig sicheres und leichtes Verfahren, die homöopathischen Arzneien zu jedem beliebigen Grade zu potenziren, so wie über einige Resultate der Anwendung bis auf eine bis jetzt noch unbekannte Höhe potenzirter Arzneien

von
Ssemen Nikolajewitsch von Korsakoff
(Aus dem Französischen des Originals)

Bei Gelegenheit einer Reihe von Versuchen, welche ich zu näherer Bestimmung des Grades der sogenannten Verdünnung der Arzneistoffe, auf welchem die Wirkung derselben auf den menschlichen Organismus aufhört, anzustellen beschloß, überzeugte ich mich bald, daß ich, um hundertfache Verdünnungen (divisions centiemes) darzustellen, eine ungeheure Menge Gläser, Korkse und dergleichen nöthig haben würde, und wurde dadurch veranlaßt, ein leichteres und ökonomischeres Verfahren zu suchen. Ich bin dabei auf den Gedanken gekommen, ein und dasselbe Glas vielmal zu demselben Zwecke zu benutzen, und zwar so, daß der Inhalt des Glases (erste Verdünnung $1/100$) weggeschüttet, das Glas so ausgeschwenkt werde, daß nur Ein Tropfen darin bleibe, wozu dann neue Verdünnungsflüssigkeit (99 Tropfen) geschüttet, und so fort, bis zum beliebigen Verdünnungsgrade verfahren werde. Die Erfahrung lehrt, daß, trotz alles Ausschwenkens eines, mit einer Arzneiflüssigkeit gefüllten Glases, an den Wänden desselben davon so viel hängen bleibt, daß es vollkommen hinreichend ist, der hinzukommenden Verdünnungsflüssigkeit die arzneilichen Eigenschaften mitzutheilen.

Mein Verfahren dabei ist folgendes:

1. Mittels einer kleinen, sehr genauen Wage, welche auf $1/100$ Gran anschlägt, versicherte ich mich, daß in einem Glase von der angegebenen Größe und Gestalt[1], welches, nachdem man es mit reinem Wasser gefüllt, ganz einfach ausgeschüttet wurde, doch immer $3\,1/2$ Gran Wasser im Innern zurück bleiben.

2. Wenn aber das Glas, nachdem man es so ganz einfach ausgeleert, durch einen heftigen, abwärts geführten Schlag, nochmals stark geschüttelt wird, um den Inhalt desselben auszuleeren, so bleibt, nach dieser Operation, doch noch ein voller Gran Wasser in dem Glase zurück.[2]

3. Ich goß hierauf zur Probe 100 Gran reines Wasser in ein Glas, machte ein Zeichen in der dadurch gegebenen Wasserhöhe, und dieses Glas dient dann für immer als Maaß der bestimmten Wassermenge, welche zu weitern Verdünnungen nöthig.

---

[1] Die Anmerkungen befinden sich auf S. 177.

Mein Verfahren, die sogenannten Verdünnungen selbst zu bewerkstelligen, ist nun folgendes.

1. Man nimmt ein, dem ersteren ähnliches Glas, und gießt, mittels des angegebenen Maaßes, 100 Tropfen reinen Wassers hinein; auch in diesem Glase bezeichnet man die Wasserhöhe und läßt hierauf den Einen Tropfen der zu verdünnenden Flüssigkeit hineinfallen.

2. Man stemmt hierauf den Boden des Glases gegen den Daumen der rechten Hand, und indem man mit dem Mittelfinger derselben Hand die Oeffnung des Glases verschließt[3]), schüttelt man das Glas stark 2 mal, um so den Inhalt desselben innigst zu vermischen.

3. Man schüttet hierauf den etwas schäumenden Inhalt des Glases in ein leeres Gefäß und schüttelt dann das Glas mittels eines kräftigen, abwärts geführten Armschlags, um so viel als möglich von dem Rückstande zu entleeren. In dem Glase bleibt dann als Rückstand Ein Tropfen der ersten Verdünnung ($1/100$).

4. Man gießt hierauf von neuem Wasser in dasselbe Glas bis zu dem 100 Gran andeutenden Zeichen, verschließt es wieder mit dem Finger, schüttelt es stark 2 mal, gießt den Inhalt aus und behält Einen Tropfen der zweiten Verdünnung ($1/10000$) darin.

5. Auf diese Weise fährt man fort, das Glas mit Wasser zu füllen, mit dem Finger zu verschließen, es zweimal stark zu schütteln, es zu entleeren, einen Theil des Restes des Inhalts auf die angegebene Weise zur Erde fallen zu lassen und die Zahl der vollendeten Operationen zu bemerken, bis Nr. 29.[4])

Statt nun das Glas weiter mit Wasser zu füllen, schüttet man 100 Tropfen Alcohol hinein, schüttelt es mit zwei Armschlägen und nachdem es mit einem neuen, gutpassenden Korks wohl verstopft worden, bezeichnet man darauf, wie auf der Etikette, den Namen des Arzneistoffes, den Grad der Verdünnung (X) und den Datum der Operation.

Dieses ganze, höchst einfache Verfahren dauert höchstens 10 Minuten und kostet, wie man sieht, nur Ein Glas und 100 Tropfen Alcohol, um die dreißigste Potenzirung darzustellen.

So sicher nun auch diese Methode ist, die höchsten Verdünnungen der Arzneikörper auf die leichteste und am wenigsten kostspielige Weise darzustellen; so könnte man doch vielleicht einige Bedenklichkeiten dabei erheben, besonders hinsichtlich der dabei zu erreichenden höchsten Genauigkeit der quantitativen Verhältnisse.

Dieß würde allerdings nicht ganz ohne Grund seyn; doch möge man wohl bedenken, daß diese strengste Genauigkeit bei der gewöhnlichen Verdünnungsweise ebenfalls nicht statt findet, indem man, bei der Verschiedenheit der Tropfen, nie gewiß sein kann, daß eine Verdünnung mathematisch genau die septillionste, oder oktillionste, oder dezillionste sei. Ich kann versichern, daß einige Tropfen[5]) weniger als $34/100$ Gran wiegen, während andere $52/100$ wiegen, was eine Differenz von 100 zu 150 auf 100 macht. Endlich darf man hieraus auch keine Folgerungen auf die ärztliche Praxis ziehen, denn es ist schwer, wohl gar unmöglich, die Verschiedenheit der Wirkung eines Arzneistoffes in der 29. oder 30. Verdünnung wahrzunehmen.

Da ich nicht mit destillirtem Wasser versehen war, bediente ich mich zu diesen Versuchen des aus geschmolzenem Eis gewonnenen Wassers, und habe damit die glänzendsten Relultate erhalten. Ich nehme an, daß auch reines Regenwasser mit demselben Erfolg angewendet werden könnte, so wie jedes andere reine Wasser.[6])

Zu Erlangung eines glücklichen Erfolgs, ist es nöthig, daß die Gläser, welche zu der Operation verwendet werden, möglichst genau die oben angegebene Beschaffenheit haben. In einem kleinern Glase hängt das Wasser sich zu stark an den Wänden an, und die Menge des Rückstandes nach dem Ausgießen ist zu groß, und überdem bleibt nicht ein hinlänglicher Raum übrig, das Wasser durch die Armschläge gehörig zu schütteln und so die innigste Vermischung zu bewerkstelligen, und ist das Glas zu groß, so führt dieß andere bedeutende Nachtheile mit sich.

Streukügelchen, mit auf obige Weise erlangten Verdünnungen befeuchtet, zeigen sich bei Kranken gleich wirksam, als solche, welche mit auf gewöhnliche Weise verdünnten Arzneistoffen geschwängert worden sind; eine Behauptung, wozu mich die vielfachsten und sichersten Erfahrungen berechtigen.

Nachdem ich nun in dem angegebenen Verfahren ein sicheres und leichtes Mittel gefunden, die höchsten Arzneiverdünnungen zu bereiten, nahm ich mir vor, Versuche anzustellen, auf welchem Grade der Verdünnung die Arzneien aufhören, auf den menschlichen Körper zu wirken. Ich wählte hierzu vorerst den *Schwefel*, als denjenigen Heilstoff, welcher bei Heilung chronischer Krankheiten am öftersten in Anwendung kömmt, und begann einen, bereits bis zur dezillionfachen Verdünnung potenzirten Tropfen *Tinctura sulphuris* immer weiter zu potenziren, und gelangte dadurch zu einer Höhe, welche, nach Art der Homöopathie, mit CCCXXXIII bezeichnet werden müßte.[7])

Wenn man nun fragt, bei welchem Grade der Verdünnung die homöopathische Heilwirkung eines Heilstoffes aufhöre, so kann ich getrost antworten, daß die 1000ste Zentesimalverdünnung des Schwefels noch sehr stark auf den menschlichen Organismus einwirkt. Unter meinen Augen hat sie bei vielen Kranken eine große Anzahl Symptome entwickelt, welche sich mit so großer Schnelligkeit folgten, daß mir kaum Zeit blieb, sie aufzuzeichnen. Auch die mit dieser Verdünnung befeuchteten Streukügelchen haben auf viele Personen mit entschiedenem Erfolg gewirkt.

Auch der *Merkur* bis zur Verdünnung L (a la 150^e division centesimale) gebracht, hat unter meinen Augen bei Kranken bedeutende Erscheinungen hervor gebracht. Ich kann für jetzt nichts Bestimmtes über die besondern Eigenschaften dieser höchsten Verdünnungen hinzufügen, außer, daß ihre Wirkung äußerst schnell (rapide) und weit kürzer dauernd, als die der X (Dezillion) erschienen. Uebrigens haben sie bei Kranken, bei welchen die 30ste Verdünnung des Schwefels keine Wirkung hervorbrachte, bedeutende Arzneisymptome entwickelt.

Gern gestehe ich, daß alles dieß sehr unglaublich scheinen mag, und ich selbst habe mich noch nicht ganz von dem Erstaunen erholt, welches ich bei diesen Wahrnehmungen empfunden habe. Jeder aber, dem es daran liegt, sich durch eigne Erfahrung von der innern Wahrheit dieser Mittheilungen zu überzeugen, kann dieß ja auf dem angegebenen Wege sehr leicht, und ich bin versichert, daß die Ungläubigsten selbst dabei zur Erkenntniß der Wahrheit der homöopathischen Heillehre gelangen werden.

Anmerkungen

(1) Der Herr Verf. legte eine Zeichnung dieses Glases bei, welche ich leider nicht im Stande bin, hier wiederzugeben, weshalb ich mich mit der wörtlichen Beschreibung derselben begnügen muß. Das Glas faßt eine halbe Unze Wasser, hat ganz die Gestalt eines gewöhnlichen zylindrischen Glases mit eingetriebenem Stöpsel, wird jedoch statt dessen mit einem gut passenden Korks verschlossen. Von Bedeutung dürfte auch die Gestaltung der Mündung seyn, worüber jedoch auf der Abbildung nichts angedeutet wird. (*Stapf*)

(2) Gewiß wird es den Lesern dieses interessanten Aufsatzes angenehm sein, die Ansicht unsres verehrten Herrn Hofrath *Hahnemann* über diese Verdünnungsmethode kennen zu lernen; ich freue mich, in nachfolgendem mittheilen zu können, wie sich derselbe in einem Briefe an mich über diesen hochwichtigen Gegenstand ausgesprochen hat. (*Stapf*)
„Zur Bereitung so ungeheuer hoch potenzirter Verdünnungen der Arznei-Substanzen ist das Verfahren des edeln *Korsakoff* so sinnreich als zweckmäßig; man wird beim Nachversuchen mittels sehr empfindlicher Wagen finden, daß ein Fläschchen von angegebener Form beim kräftigen Ausspritzen von 100 Gran darin enthaltenen Wassers fast ziemlich genau nur einen Gran Wasser an seinen Wänden zurückbehält, was die ferneren Verdünnungen sehr sicher und zuverlässig macht, so daß man nichts dagegen einwenden kann und so die Operation unglaublich vereinfacht und erleichtert wird."

(3) Nicht vorsichtig genug kann man bei dieser Operation sein, um nicht durch irgend an dem Finger befindliches Fremdartiges, die Arznei zu verunreinigen, weswegen es höchst nöthig ist, jedesmal vor der Operation sich mit reinem, am besten destillirtem Wasser – nicht Seifenwasser – sorgfältig zu waschen. (*Stapf*)

(4) Will man niedrigere Verdünnungen zum Gebrauche aufbewahren, so kann man bequem schon bei der 6ten oder 9ten, der 12ten oder 18ten oder 24ten Verdünnung Alcohol statt Wasser, und bei den folgenden wieder Wasser nehmen, wo man dann das Produkt in ein besonderes Glas schüttet und so aufbewahrt. (*Stapf*)

(5) Es ist hier die Rede von höchstrektifizirtem Weingeist: die Wassertropfen wiegen ungefähr das doppelte.

(6) Regenwasser, auf zweckdienliche Weise gesammelt, ziehe ich jedem destillirten Wasser bei weitem vor, da letzteres so leicht, wenn auch nicht gerade chemisch nachweißbaren Verunreinigungen ausgesetzt ist. Alles Wasser, welches zu Verdünnungen verwendet wird, muß chemisch rein sein; gewöhnliches, wenn auch im gemeinen Sinne reines Wasser, ist gänzlich unzulässig. (*Stapf*)

(7) Ich kann nicht umhin, diese ganze, schwer zu verdeutschende Stelle des Originals hier wörtlich mitzutheilen: „De centiemes en centiemes, de millions en millions, de decillions en decillions, de centillions en centillions, je suis parvenu enfin a la *millieme* division centesimale du soufre, c'est a dire, a une fraction, qu'on devrait nommer la centieme partie dun Trillion de Trigesillion de Tricentillion. Exprimée arithmetiquement elle aurait pour numerateur l'unité et pour denominateur aussi l'unité suivi de *deux mille zeros*." (*Stapf*)

Einiges über die Potenzirung der Arzneistoffe

von

Karl Georg Christian Hartlaub

Die Lehre von der Gabengröße ist derjenige Zweig unserer Kunst, dessen Ausbildung in den letzten Jahren die homöopathischen Aerzte vorzugsweise beschäftigt hat; und dies mit Recht. So viel aber auch schon darüber gesagt worden ist, scheint doch die Entscheidung der Frage: welche Dosis in jedem gegebenenFalle die zweckmäßigste sei, noch sehr fern zu liegen. Abgesehen davon, daß die Sache überhaupt sehr schwierig ist, stellt sich namentlich ein zweifaches Hinderniß ihrer Entscheidung hemmend entgegen. Das eine liegt in der Forschungsweise vieler Aerzte. Es giebt nämlich deren, die dabei nicht vorurtheilslos, wie es doch bei einer Erfahrungswissenschaft durchaus nöthig ist, zu Werke gehen, sondern gleich a priori annehmen, daß die von HAHNEMANN vorgeschriebenen kleinen Gaben nichts oder nicht genug leisten, ohne sich vorher von der Richtigkeit oder Unrichtigkeit dieser Annahme durch Erfahrung überzeugt zu haben. Ein gewisser Materialismus, der ihnen von der Allöopathie her noch anhängt, so wie die irrige Meinung, daß die vermehrte Größe der Gabe den Mangel der specifischen Paßlichkeit der Arznei ersetzen könne, mögen vielleicht dieser Annahme mit zum Grunde liegen.

Das andere Hinderniß ist, daß es überhaupt noch gar nicht genau ausgemittelt worden, in wie weit die von HAHNEMANN erfundene Zubereitungsweise unserer Arzneien eine Steigerung (Potenzirung), und in wie weit sie eine Verminderung (Verdünnung) der Kräfte derselben bewirke. Daß durch sie, bei den meisten Droguen wenigstens, eine Potenzirung bewirkt werde, kann wohl nicht mehr zweifelhaft sein; bis wir aber nicht wissen, ob z. B. die 15. oder die 30. Zubereitung irgend einer Arznei sich im höchsten Grade der Entwickelung ihrer Kräfte befinde, so lange wissen wir auch noch nicht, von welchen von beiden wir den besten Erfolg zu erwarten haben. Diesem Gegenstande müssen die Aerzte alle Aufmerksamkeit widmen. Ich selbst besitze darüber noch zu wenige und zu wenig geordnete Erfahrungen, um schon jetzt etwas Bestimmtes darüber sagen zu können; nur so viel bemerke ich für jetzt im Allgemeinen, daß mir die höheren Arzneimischungen (auch mit den entgegengesetzten Namen: Potenzirungen, Verdünnungen benannt) mehrentheils energischer zu wirken geschienen haben als die niedrigeren, und daß ich auch in denen Fällen, die zu ihrer Heilung einen nachhaltigeren Impuls von der Arzneiwirkung erforderten, mit den höheren Arzneimischungen, je nach Umständen mehr oder weniger oft wiederholt, den vollkommensten Erfolg erreichte, mit wenigen Ausnahmen.

Aus meinen Beobachtungen scheint mir hervorzugehen, daß die Potenzir-Fähigkeit der Arzneikräfte sich weiter erstrecke, als einige Aerzte in der neuern Zeit haben zugeben wollen, so z. B. hat mir die 12. Mischung von Chamille immer das geleistet, was Chamille überhaupt leisten kann, und ich habe nicht nöthig gehabt, zur 6. oder 3. herabzusteigen. Man kann mit größter Wahrscheinlichkeit annehmen, daß die verschiedenen Arzneien, je nach ihren physischen Eigenschaften, eine verschiedene Potenzir-Fähigkeit haben, so daß bei der einen vielleicht schon bei der 12. Mischung die höchste Entwickelung ihrer Kräfte erreicht ist, während man dazu bei einer anderen bis zur 30. und wohl noch höher steigen muß. Deshalb erachte ich auch die von HAHNEMANN verlangte Nro. 30 als Norm für alle Arzneistoffe für naturwidrig. Jedenfalls aber liegt es im Interesse unserer Kunst, daß wir uns stets, auch bei leichten Erkrankungen, derjenigen Arzneibereitung bedienen, in welcher die Heilkräfte sich auf dem möglichst höchsten Punkte ihrer Entwickelung befinden. Schwache Präparate können den Erfolg nur unsicher machen, wogegen wir aber eine zu große Energie der Arzneiwirkung immer durch eine beliebige Verkleinerung der Dosis mäßigen können; denn es ist durchaus nicht, wenigstens nicht immer, gleich viel, ob man so oder so viel, einen Tropfen oder einige Streukügelchen gebe, wie Manche in der neuern Zeit anzunehmen scheinen.

Um das an sich sehr schwierige Geschäft, die End-Potenzirung einer jeden Arznei, von wo ab ihre Kräfte nicht weiter entwickelt, sondern geschwächt und verdünnt werden, zu erforschen, einigermaßen zu erleichtern, dürfte es wohl erlaubt sein, die sämmtlichen geprüften Arzneistoffe in verschiedene Klassen zu theilen. Die Erden und die Metalle, die Mineralsäuren, die Salze, die Pflanzen-, die Thier- und die brennbaren Stoffe, bilden alle eben so viele Klassen, davon jede wahrscheinlich eine vor der anderen verschiedene Potenzirfähigkeit darbieten wird. Ausnahmen werden Statt finden. So kann man wohl mit ziemlicher Sicherheit annehmen, daß z. B. die 30. Bereitung von der Kalk- und von der Bittererde auf ziemlich gleicher Stufe der Potenzirungsscala stehen, während hingegen ein Pflanzenstoff schon bei einer viel tieferen Nummer den höchsten Grad seiner Kräfteentwickelung erreicht hat und bei Nro. 30 sich schon wieder im Depotenzirungszustande befindet.

III. BIOGRAPHIEN DER AUTOREN

Moritz Müller (1784–1849)

Versucht man die Bedeutung der Anhänger HAHNEMANNS nach ihrer Wirkung auf die Nachwelt zu beurteilen, so gebührt MORITZ WILHELM MÜLLER unter den hier ausgewählten Homöopathen der oberste Rang; denn MÜLLER war es, der mit seinen grundsätzlichen Überlegungen zur Homöopathie im ersten Aufsatz des Archivs für die homöopathische Heilkunst den Weg für eine neue Richtung innerhalb der Homöopathie wies, die er selbst die „freie" nannte[1] und die heute unter der Bezeichnung „kritisch-naturwissenschaftliche" bzw. „naturwissenschaftlich-kritische" Homöopathie fortlebt.[2]

MORITZ MÜLLER wurde am 11. August 1784 zu Klebitz bei Wittenberg als Sohn eines Pastors geboren.[3] Er studierte zunächst in Wittenberg, danach in Leipzig Medizin und promovierte dortselbst im Jahre 1810 mit der Arbeit „De febre inflammatoria" zum Doktor der Medizin. Nach seiner Promotion führte MÜLLER fast ein Jahrzehnt lang eine gutgehende Praxis, bis er, veranlaßt durch den Tod seiner Tochter, der sein Vertrauen in die Diagnostik und Arzneimittellehre der herkömmlichen Medizin aufs tiefste erschütterte, sich den Schriften SAMUEL HAHNEMANNS zuwandte.[4] Er studierte zuerst die Arzneimittellehre, dann das *Organon*[5] und begann noch im selben Jahr, homöopathisch zu behandeln. Der Erfolg überzeugte ihn so sehr, daß er schon wenige Monate später öffentlich für die Homöopathie eintrat[6], was ihm von seinen ärztlichen Kollegen und Freunden Hohn und Spott oder Verachtung einbrachte. Trotz seiner homöopathischen Heilerfolge wurde MÜLLER jedoch kein unbedingter HAHNEMANN-Anhänger. Er versuchte eher zwischen beiden Heilarten – der homöopathischen und der allopathischen – zu vermitteln, als den Graben, den die Homöopathen aufgerissen hatten, noch zu vertiefen. Die vermittelnde, frei homöopathische Heilart, als deren Hauptvertreter sich MÜLLER in dieser frühen Zeit sah, „wies darauf hin, dass sie einen ungeheuren Fortschritt in der Wissenschaft machen lehre, der, wenn dem ältern und dem neuern Heilverfahren die Existenz *nebeneinander* gestattet werde, endlich zur Entdeckung der gemeinschaftlichen Wurzel beider Heilverfahren, sonach zum Verein unter wissenschaftlichen gemeinsamen

---

[1] Vgl. *Müller* (1837) 12; s. auch oben S. 11.
[2] Zur Entwicklung dieser Richtung vgl. *Volckmar Bartels*: Beiträge zur Geschichte der naturwissenschaftlich-kritischen Richtung in der Homöopathie. Schwabe, Leipzig 1933; *Rudolf Tischner*: Hahnemann und die naturwissenschaftlich-kritische Richtung in der Homöopathie. AHZ 185 (1937) 311-322, insbes. 318-322; ferner *Mehlhose* (1941) 42f.
[3] Zur Biographie *Müllers* vgl. *Franz Hartmann*: Nekrolog. AHZ 38 (1849) 33-41; *Haehl* (1922) I 448-451; *Tischner* (1939) 424-430.
[4] *Müller* (1837) 7f.
[5] *Hartmann*, Nekrolog (s. Anm. 3) 37, setzt diese Beschäftigung *Müllers* mit der Homöopathie ins Jahr 1819, *Müller* selbst spricht vom Jahr 1820.
[6] In einem Artikel mit dem Titel „Prüfet Alles und das Gute behaltet" in der Leipziger Zeitung vom 23. Januar 1821.

Principien führen werde."[7] Bei dieser Anschauung ist MÜLLER nach eigenem Zeugnis zeit seines Lebens geblieben, „nur der Homöopathie allmälig immer eine höhere, doch nie eine absolute und ausschliessende Dignität zuerkennend."[8]

Die fehlende Bereitschaft MÜLLERS, der Schulmedizin ganz zu entsagen und ausschließlich der Homöopathie zu dienen, führte schon bald zum Konflikt mit HAHNEMANN. Dieser hatte zwar anfangs die Arbeiten MÜLLERS gelobt, doch dabei stets seiner Hoffnung und Erwartung Ausdruck gegeben, daß MÜLLER bald zu den reinen Anhängern übertreten werde.[9] Als dies nicht geschah, versuchte HAHNEMANN, ihn unter Druck zu setzen;[10] doch MÜLLER blieb bei seiner Überzeugung.[11] Allerdings gab er im Jahre 1826 seine Mitarbeit an der Redaktion des Archivs auf, weil er zu bemerken glaubte, daß sie STAPF, dem strengen Hahnemannianer, „lästig zu werden anfange".[12] MÜLLER hat danach nur noch sehr wenig im Archiv veröffentlicht.[13]

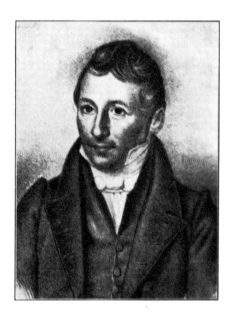

Abb. 1: Moritz Wilhelm Müller (1784–1849). Aus: Richard Haehl: Samuel Hahnemann. Sein Leben und Schaffen. Bd. 1. Schwabe, Leipzig, 1922, 449.

[7] *Müller* (1837) 12f.
[8] A.a.O. 13.
[9] Vgl. etwa seinen Brief an *Stapf* vom 17. Oktober 1825: „Was Sie mir von M. Müller's tieferes (!) Eindringen zur Reinheit der Kunst berichten, freut mich; es wäre auch Schade, wenn ein so guter Kopf auf halbem Wege stehen bleiben sollte." Eine Abschrift dieses Briefes findet sich als Nr. 412 im Homöopathie-Archiv, Stuttgart.
[10] Vgl. *Müller* (1837) 17f.
[11] Vgl. den 2. Teil seiner „Vertheidigung der Homöopathie gegen Wedekind" im Arch. hom. Heilk. 5 (1826) 2, 87-103, insbes. 95-100.
[12] *Müller* (1837) 18.
[13] Vgl. unten sein Schriftenverzeichnis.

Trotz des Rückzugs aus der publizistischen Tätigkeit blieb MORITZ MÜLLER auch in den folgenden Jahren der Homöopathie eng verbunden: der „Verein zur Beförderung und Ausbildung der homöopathischen Heilkunst", der im Jahre 1829 gegründet wurde und seit 1832 den Namen „Homöopathischer Zentralverein" erhielt, profitierte in reichem Maße von seiner Aktivität, und das Leipziger homöopathische Krankenhaus wäre ohne seine kluge Planung und energische Durchsetzungskraft kaum so rasch zustande gekommen. Doch gerade sein Einsatz für das Krankenhaus war es, der den schwelenden Konflikt mit HAHNEMANN zum Ausbruch brachte. Mitten in die Vorbereitungen für die Eröffnung platzte der Aufsatz HAHNEMANNS im Leipziger Tageblatt,[14] in dem er in polemischer, ja unflätiger Weise die Vertreter der freien Richtung in der Homöopathie angriff und sie als homöopathisch-allopathische Zwitter, als Krypto- und als Bastardhomöopathen beschimpfte. Wenn auch dieser Angriff HAHNEMANNS vordergründig nur die Vorgänge um das Krankenhaus betraf, so war doch die Auseinandersetzung, die darauf folgte, für die Richtungskämpfe in der Homöopathie von grundsätzlicher Bedeutung.[15]

MORITZ MÜLLER war es, dem in dieser Auseinandersetzung die Rolle des Wortführers der freien Homöopathen zufiel. In einem Brief an HAHNEMANN vom 19. November 1832 wies er den Anspruch des Begründers der Homöopathie zurück, unumschränkte Autorität zu sein, und lehnte jeden Dogmatismus in der Heilkunst ab.[16] HAHNEMANN ließ dieses Schreiben unbeantwortet. Gleichwohl waren die besonneneren Homöopathen um eine Versöhnung mit HAHNEMANN bemüht; sie erfolgte offiziell am 11. August 1833 in Köthen mittels einer Erklärung über die „Hauptpfeiler der Homöopathik", die von beiden Seiten unterschrieben wurde. Der Frieden war aber, jedenfalls für MORITZ MÜLLER, nur äußerlich; zu sehr divergierten die Anschauungen, zu despotisch war HAHNEMANNS Auftreten und zu tief die Kränkung, die MÜLLER von HAHNEMANN erfahren hatte. MÜLLER zog sich von den Aktivitäten des Vereins und des Krankenhauses zurück. Er meldete sich aber mehrfach in der AHZ zu Wort, sei es, daß er Ausschnitte aus seinen Vorlesungen veröffentlichte, sei es, daß er neue Literatur zur Homöopathie besprach, sei es, daß er den Begründer der Homöopathie in den Mittelpunkt seiner Ausführungen stellte, um sich selbst zu rechtfertigen.[17]

Anläßlich einer kritischen Betrachtung der fünften Auflage des *Organon* hat er noch einmal für die Berechtigung des eklektischen Vorgehens in der Medizin plädiert und das Verhalten HAHNEMANNS gegenüber den freien Homöopathen als unwissenschaftlich gebrandmarkt. Da diese Bemerkungen eine Art abschließendes Urteil über die Rolle HAHNEMANNS abgeben, sei ein Auszug hier wiedergegeben: „ ... aber die

---

[14] „Ein Wort an die Leipziger Halbhomöopathen", erschienen am 3. November 1832.
[15] Hierzu vgl. oben S. 11, Anm. 11; ferner *Wilhelm Katner*: Der politische Hahnemann. In: Medizingeschichte im Spektrum. Festschrift für Johannes Steudel. Hrsg. v. *Gernot Rath* u. *Heinrich Schipperges*. Steiner, Wiesbaden 1966 (= Sudhoffs Arch. Beih. 7), 73-77.
[16] Der Wortlaut des Briefes ist abgedruckt in *Müller* (1837) 38-41.
[17] S. unten das Schriftenverzeichnis.

Schmähungen Andersdenkender, mit denen Hahnemann seine Leser ergötzt, so ausgesucht sie in ihrer Art seyn mögen und so ansprechend sie für eine lebenskräftige Schuljugend erscheinen dürften, sind weder eine Zierde des Handbuchs der Homöopathie, noch eine Stütze der Hahnemannschen Lehren und wiegen in der Wissenschaft federleicht. Die Geschmähten werden immer die Homöopathie und Hahnemanns Verdienste von Hahnemanns Persönlichkeit zu unterscheiden wissen. Seine Gunst oder Ungunst ist ein ganz gleichgültiges Ereigniß, jene nie wünschenswerth, diese, unter solchen Umständen als ehrenvoll, erfreulich. Das Urtheil der Geschmähten über homöop. Gegenstände wird nach wie vor ungetrübt bleiben und das Für oder Wider blos nach ihren wissenschaftlichen Ueberzeugungen ausgesprochen werden."[18]

MÜLLERS besonnene Souveränität, seine charakterliche Integrität und sein undogmatisch-wissenschaftlicher Geist werden in diesem Passus hinreichend deutlich. Anders als etwa GRIESSELICH zeigte er sich in seiner Auseinandersetzung mit HAHNEMANN allein der Sache verpflichtet und wurde gerade dadurch nicht nur zu dessen erstem, sondern wohl bestem, jedenfalls aber seriösestem Kritiker, der dem Entwicklungsprozeß der Homöopathie die naturwissenschaftliche Richtung wies, in der Spätere wie SCHULZ und WAPLER, ihn rechtfertigend, weitergingen.

Seit dem Ende der dreißiger Jahre zurückgezogen und, was die öffentliche Fachdiskussion betraf, eher schweigsam lebend, nahm MÜLLER doch Anteil an den Aktivitäten des „freien" Vereins für Homöopathie in Leipzig bis zu seinem Tod, der ihn am 24. September 1849 ereilte.

Schriftenverzeichnis[1]

Etwas zur Beurtheilung der kritischen Hefte des Hrn. Dr. und Prof. Jörg. Arch. hom. Heilk. 1 (1822) 2, 55–126; 3, 1–116
Zur Aufklärung einiger Mißverständnisse über Homöopathie. Arch. hom. Heilk. 2 (1823) 1, 125–145
Praktische Fragmente, die Homöopathie betreffend. Arch. hom. Heilk. 3 (1824) 1, 1–63
Zu Einer Rezension ein und vierzig Noten. Arch. hom. Heilk. 3 (1824) 1, 110–137
Vertheidigung der Homöopathie gegen Wedekind. Arch. hom. Heilk. 5 (1826) 1, 116–141; 2, 87–103

---

[18] Reflexionen. Vorläufige Gedanken beim Lesen der 5ten Auflage des Organons. AHZ 3 (1834) 172.

[1] In den Schriftenverzeichnissen sind jeweils die wichtigeren Arbeiten der Autoren zur Homöopathie aufgeführt. Bei Autoren mit reicher literarischer Produktion in den verschiedenen homöopathischen Periodika, wie etwa bei *Groß*, wurden in erster Linie die im „Archiv für die homöopathische Heilkunst" erschienenen Aufsätze berücksichtigt. Bei *Wolf* und *Korsakoff* wurde auf ein eigenes Schriftenverzeichnis verzichtet.

Uebersicht der neuesten polemischen Aufsätze über Homöopathie. Arch. hom. Heilk. 5 (1826) 2, 104–135

Zur Geschichte der Homöopathie. Aus Acten gezogen, mit Anmerkungen. Arch. hom. Heilk. 8 (1829) 3, 1–48; 10 (1831) 1, 1–56

Cholera, Homöopathik und Medizinalbehörde in Berührung. Thatsächliches, zum Besten des homöopathischen Stiftungsfonds herausgegeben von dem Leipziger Localverein homöopathischer Aerzte. Schumann, Leipzig 1831

Es ist Herrn Dr. Siebenhaar in Dresden nicht gelungen, sich zu rechtfertigen. Arch. hom. Heilk. 10 (1831) 3, 118–135

Vortrag (= Beilage B zur Versammlung des Vereins für die homöopathische Heilkunst in Naumburg, den 10. August 1831). Arch. hom. Heilk. 11 (1831) 1, 74–83

Rechtfertigung des Dr. Jos. v. Bakody in Raab gegen die grundlosen Angriffe zweier dasiger Aerzte, mit gerichtlich beglaubigten Belegen. Schumann, Leipzig 1832

Vortrag (= Beilage B zur Feier des 10. Augusts 1832, des Reformationsfestes der Heilkunst). Arch. hom. Heilk. 12 (1832) 2, 70–74

Bemerkungen zu dem vorhergehenden Aufsatze (Entgegnung Hahnemann's auf die Frage: Was heißt allöopathisiren in der Homöopathie in Nr. 22 des 1sten Bandes. AHZ 2 (1833) 1–3). II. AHZ 2 (1833) 3–8

Bruchstücke über Homöopathie. Arch. hom. Heilk. 13 (1833) 1, 93–122

Vortrag (= Beilage A zu *Ernst Stapf:* Clinicum homoeopathicum. Eröffnet zu Leipzig am 22. Januar 1833). Arch. hom. Heilk. 12 (1833) 2, 172–177

Reflexionen. Vorläufige Gedanken beim Lesen der 5ten Auflage des Organons. AHZ 3 (1834) 167–172

Die Homöopathie im Jahre 1836. AHZ 8 (1836) 226–232; 241–246

Bruchstücke über Homöopathie. Aus dessen in den Jahren von 1829 bis 1833 gehaltenen Vorlesungen. AHZ 9 (1836) 67–79; 81–86; 97–103; 298–303; 305–312; 327–329; 346–348; 359–362; 10 (1836) 22–25; 38–41; 57–61; 10 (1837) 214–218; 232–235; 245–249; 262–266; 273–277; 289–293; 11 (1837) 17–22; 33–38; 49–54; 65–69

Zur Geschichte der Homöopathie. Reclam, Leipzig 1837

Georg August Benjamin Schweikert (1774–1845)

GEORG AUGUST BENJAMIN SCHWEIKERT wurde am 25. September 1774 in Ankuhn bei Zerbst als Sohn eines Pfarrers geboren.[1] Nachdem er zunächst auf Wunsch seines Vaters das Studium der Theologie in Wittenberg aufgenommen hatte, wechselte er bereits nach zwei Semestern Studienfach und -ort und widmete sich fortan mit Eifer und Hingabe dem Studium der Medizin in Jena, wo er am 5. Oktober 1799 mit der Dissertation „De pollutionibus" zum Doktor der Medizin und Chirurgie promoviert wurde.

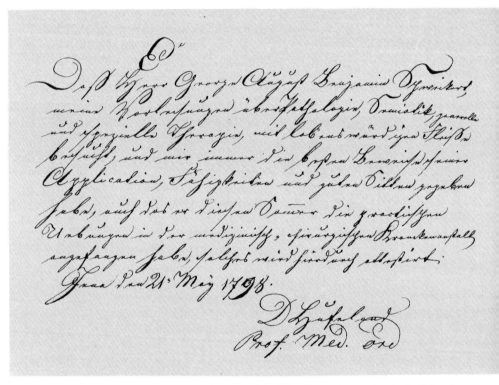

Abb. 2: Zeugnis von Christoph Wilhelm Hufeland für Georg August Benjamin Schweikert, ausgestellt zu Jena am 21. Mai 1798. Beglaubigte Kopie aus dem Jahre 1813. Homöopathie-Archiv, Stuttgart, Nr. S1/2.1e.

---

[1] Zu seiner Biographie vgl. den Nekrolog in der AHZ 31 (1846) 321-325 (anonym); *Johannes Schweikert*: Beiträge zur Geschichte der Homöopathie in Schlesien. AHZ 121 (1890) 193-201, insbes. 193-196; *Haehl* (1922) I 455-458.

Bald danach ließ er sich in Zerbst als praktischer Arzt nieder, verließ jedoch nach dem frühen Tod seiner ersten Frau diesen Ort bereits im Jahre 1801, um sich, ausgerüstet mit Zeugnissen seiner Lehrer JUSTUS CHRISTIAN VON LODER und CHRISTOPH WILHELM HUFELAND, in Wittenberg zu habilitieren. Als Privatdozent hielt er Vorlesungen über Geburtshilfe, wurde nach einigen Jahren Stadtphysikus und Stadt-Accoucheur, 1807 Mitglied des Magistrats und veröffentlichte in diesen Jahren verschiedene Arbeiten, insbesondere zu geburtshilflichen Fragen. Hier lernte er auch MORITZ MÜLLER kennen. Als im Jahre 1817 die Universität von Wittenberg nach Halle verlegt wurde, ging SCHWEIKERT nach Grimma und wurde dort Stadt- und Schulamtsphysikus.

Obwohl SCHWEIKERT schon seit 1820 die Schriften HAHNEMANNS studiert hatte, bedurfte es der homöopathischen Heilung eines hartnäckigen Leberleidens, das jeder allopathischen Behandlung getrotzt hatte, um ihn vom Wert der neuen Methode zu überzeugen. MORITZ MÜLLER war es, der ihm die Anwendung eines homöopathischen Mittels empfahl und auf diese Weise SCHWEIKERT zu einem zunächst gemäßigten Anhänger der Homöopathie machte. Seine Bekehrung und seinen Übertritt zur neuen Heilkunst gab er im Jahre 1825 öffentlich bekannt.[2] Noch im selben Jahr versuchte er in einer längeren Abhandlung im Archiv seine Auffassungen über die Grundzüge der Homöopathie darzustellen.[3] Erfolgreiche Behandlungen und tieferes Eindringen in das Wesen der Homöopathie ließen SCHWEIKERT sehr rasch zu einem enthusiastischen Verfechter der neuen Lehre[4] und zu einem der strengsten Hahnemannianer[5] werden.

Wann SCHWEIKERT den Begründer der Homöopathie persönlich kennengelernt hat, läßt sich aus den vorhandenen Quellen nicht sicher feststellen. Die Nekrologe und Würdigungen SCHWEIKERTS nennen zwar keine Jahreszahl, legen aber alle den Schluß nahe, daß SCHWEIKERT den Meister schon sehr bald nach seiner Bekehrung in Köthen aufgesucht habe. Die Briefe HAHNEMANNS aus den zwanziger Jahren, die der Sohn SCHWEIKERTS im Jahre 1891 veröffentlicht hat,[6] bestätigen dies nicht: den Brief vom 24. November 1826 schließt HAHNEMANN mit den Worten: „Kann ich Sie noch vor meinem Ende einmal sehen und sprechen, so werde ich mich freuen."[7] Und auch

---

[2] Schreiben des Dr. *Schweickert*, Schulamts- und Stadt-Physikus und Arzt an der Königl. Sächsischen Landschule zu Grimma, an Dr. Müller in Leipzig. Arch. hom. Heilk. 4 (1825) 1,97-108.

[3] Vgl. oben S. 38–48

[4] Vgl. *Schweikert* (s. Anm. 1) 193: „Nach und nach wurde er (= *Schweikert sen.*) so fest überzeugt von der Wahrheit und Vortrefflichkeit der neuen Heilart und wurde ein solcher Enthusiast, dass sein Geist Tag und Nacht damit beschäftigt war, dass beispielsweise fast kein Mittagessen verging, wo das Thema der Homöopathie nicht zur Sprache gekommen wäre."

[5] Vgl. *Müller* (1837) 13; *Haehl* (1922) I 217; *Tischner* (1939) 413.

[6] *Johannes Schweikert*: Briefe Hahnemann's an Dr. Benjamin Schweikert. AHZ 122 (1891) 193-197.

[7] Als Datum dieses Briefes wird allerdings von *Richard Haehl* (Neue Hahnemann-Funde. AHZ 172, 1924, 233) der 24. November 1834 angegeben, und dies wird durch eine handschriftliche Korrektur des Datums auf dem Brief (Homöopathie-Archiv, Stuttgart, Nr. 391)

der Brief vom 17. August 1827 endet mit dem Wunsch nach persönlicher Bekanntschaft.[8] Nimmt man noch eine Äußerung HAHNEMANNS vom 5. April 1828 hinzu, in der er SCHWEIKERT verspricht, ihm ein selbstverfertigtes Symptomen-Lexikon zu zeigen, „wenn Sie mir einmal die Ehre Ihres Besuches gönnen", so drängt sich der Eindruck auf, als ob HAHNEMANN derjenige gewesen sei, der die Verbindung mit SCHWEIKERT gesucht, ihn zur persönlichen Kontaktaufnahme gedrängt habe.

Wie immer sich aber die Beziehung zwischen SCHWEIKERT und HAHNEMANN in ihren Anfängen auch entwickelt haben mag, so besteht nicht der geringste Zweifel, daß SCHWEIKERT sich sehr rasch des uneingeschränkten Vertrauens von seiten HAHNEMANNS erfreuen durfte. HAHNEMANN fühlte sich ihm, der ihm unter seinen Anhängern altersmäßig näher stand und der, ebenso wie er selbst, viele Jahre lang als allopathischer Arzt gewirkt hatte, bevor er zur Homöopathie übergewechselt war, gerade dadurch stark verbunden;[9] er war voll des Lobes über die „Materialien zu einer vergleichenden Heilmittellehre zum Gebrauch für homöopathisch heilende Aerzte", die SCHWEIKERT in den Jahren 1826 bis 1830 herausbrachte und deren zweites Heft er HAHNEMANN widmete,[10] und seine Hochschätzung für SCHWEIKERTS Person wie auch seine Arbeitsweise ließen ihn SCHWEIKERT im Jahre 1828 zur Mitarbeit an einem Register für die Symptome der antipsorischen Arzneien auffordern,[11] worauf SCHWEIKERT auch einging.[12]

Im Jahre 1830 gründete SCHWEIKERT, nach Auskunft seines Sohnes auf Anregung HAHNEMANNS, die „Zeitung der naturgesetzlichen Heilkunst, für Freunde und Feinde der Homöopathik", von der jeweils zwei Bände pro Jahr erschienen und die ab dem vierten Band unter dem veränderten Titel „Zeitung der homöopathischen Heilkunst für Aerzte und Nichtärzte" erschien. Zielsetzung dieses Periodikums war die Verbreitung der Homöopathie unter den Laien: „Ein Blatt also, welches ... den Nichtarzt mit dem Standpunkte, auf welchem die Homöopathie gegenwärtig in allen ihren

---

scheinbar bestätigt. Der Hinweis im Brief auf den Anfang eines Werkes, das *Schweikert* gerade an *Hahnemann* gesandt hatte, muß sich jedoch auf die „Materialien" (s. S. 190 u. 191) beziehen, wodurch die frühe Datierung gesichert wäre.

[8] „Ist es Ihnen möglich, mir recht bald die Ehre Ihrer persönlichen Bekanntschaft zu gewähren, so werden Sie viel Freude machen Ihrem ganz ergebensten Samuel Hahnemann."

[9] Vgl. den Brief vom 24. November 1826 (s. Anm. 7): „Ich selbst, zuerst in gleichem Falle mit Ihnen ... weiss am besten, wie viele Selbstverleugnung dazu gehört, den alten gewohnten Ideengang zu verlassen ... um der Wahrheit auf dem mühsam abgeräumten Boden Eingang, freien Eingang zu verschaffen." Abgedr. in AHZ 122 (1891) 193.

[10] Vgl. den Brief vom 17. August 1827: „Sie haben mir mit Ihrer Dedication viel Freude gemacht." Abgedr. in AHZ 122 (1891) 194.

[11] Vgl. den Brief vom 5. April 1828: „Würde Ihnen bei der Ansicht diese Unternehmung gefallen und Sie wollten Mitarbeiter nach diesem Schema werden, so würde mir's angenehm sein." – Zu diesem Projekt vgl. *Richard Haehl* (s. Anm. 7) 226.

[12] *Schweikert* übernahm zunächst den Phosphor zur Bearbeitung, vgl. den Brief *Hahnemanns* vom 10. Februar 1829 an ihn: „Die Arbeit des registrirten Phosphors scheint mir nicht übel". Abgedr. in AHZ 172 (1924) 227.

Beziehungen sich befindet, genau und wahrhaft, bekannt macht, dürfte wohl an der Zeit, allgemein nützlich und soll der Zweck dieser Zeitschrift seyn."[13]

Welche Rolle die Favoritenstellung SCHWEIKERTS bei HAHNEMANN in der Affäre um das Leipziger homöopathische Krankenhaus gespielt hat, ist mehrfach in allen Einzelheiten geschildert worden, so daß hier auf eine detaillierte Darstellung der Vorgänge verzichtet werden kann.[14] Erwähnt sei nur, daß SCHWEIKERT, Mitbegründer des Homöopathischen Zentralvereins, am 10. August 1831 in Naumburg zu dessen Direktor gewählt wird, daß er in dieser Funktion auf der Jahresversammlung 1832 die Errichtung des Krankenhauses zu forcieren versucht, im November desselben Jahres zum Krankenhausdirektor gewählt wird, die Wahl jedoch vorerst nicht annimmt. Zum 1. Januar 1834 übernimmt SCHWEIKERT dann doch die Leitung des Krankenhauses, legt sie allerdings schon nach weniger als zwei Jahren wieder nieder, um sich 1836 in Breslau niederzulassen.

SCHWEIKERT hatte schon in der Zeit zwischen 1830 und 1835, bekannt geworden durch seine Zeitung und durch einige glückliche Heilungen an Mitgliedern der schlesischen Aristokratie, mehrfach Patienten in Schlesien aufgesucht und sie homöopathisch behandelt, was ihm dort den Ehrentitel „Reiseapostel für Homöopathie" eingebracht hatte. Nach seiner endgültigen Übersiedelung nach Breslau verbreitete eine ausgedehnte und rasch anwachsende Praxis sowohl seinen Ruf wie den der Homöopathie. Dieser durchaus erwünschte und angestrebte Erfolg forderte allerdings einen Tribut: SCHWEIKERT mußte seinen Vorsatz, die Herausgabe seiner Zeitung nach einer kurzen Unterbrechung wieder aufzunehmen,[15] fallen lassen; der elfte Band vom Jahre 1835 blieb der letzte.

Am 25. Dezember 1845 beendete ein Herzschlag das aktive Leben eines Arztes, der die Entwicklung der Homöopathie in ihrer Frühzeit entscheidend mitgeprägt hat.

Schriftenverzeichnis

Schreiben des Dr. *Schweickert*, Schulamts- und Stadt-Physikus und Arzt an der Königl. Sächsischen Landschule zu Grimma, an Dr. Müller in Leipzig. Arch. hom. Heilk. 4 (1825) 1, 97-108

Materialien zu einer vergleichenden Heilmittellehre zum Gebrauch für homöopathisch heilende Aerzte, nebst einem alphabetischen Register über die positiven Wirkungen der Heilmittel auf die verschiedenen einzelnen Organe des Körpers und auf die Functionen derselben. 4 Hefte. Brockhaus, Leipzig 1826-1830

---

[13] *Georg August Benjamin Schweikert*: Ueber die Bedeutung und den Zweck dieser Zeitschrift. Ztg. naturgesetzl. Heilk. 1 (1830) 3.

[14] Vgl. z. B. *Müller* (1837) 23-95; *Hartmann* 40 (1851) 305-313; 321-328; 337-340; *Haehl* (1922) I 221-229; II 310-325.

[15] Ztg. hom. Heilk. 11 (1835) 416.

Aphoristische Reflexionen, entstanden beim Vergleichen des allopathischen Verfahrens mit dem homöopathischen am Krankenbette. Arch. hom. Heilk. 7 (1828) 1, 1-18

Quod bonum felix, faustum fortunatumque summum numen esse jubeat. (= Beilage A zur Feier des 10. Augusts 1832, des Reformationsfestes der Heilkunst). Arch. hom. Heilk. 12 (1832) 2, 52-69

Zeitung der homöopathischen Heilkunst. Für Aerzte und Nichtärzte. Zugl. u. d.T.: Zeitung der naturgesetzlichen Heilkunst für Freunde und Feinde der Homöopathik. 11 Bde. Arnold, Dresden u. Leipzig 1830-1835

Die Rede des Herrn Dr. *Goldmann*, Pfarrers zu Grossdahlum im Braunschweigischen, gehalten am 10. August 1835 in der Versammlung der homöopathischen Aerzte und Freunde der Homöopathie zu Braunschweig. Hrsg. zum Besten der homöopathischen Heilanstalt zu Leipzig von *Georg August Benjamin Schweikert*. Schumann, Leipzig 1835

Allgemeinverständliche Übersicht der Homöopathie. Aus dem Engl. des *Thomas Everest* übers. von einer dankbaren Verehrerin der Homöopathie. Hrsg. zum Besten der homöopathischen Heilanstalt zu Leipzig von *Georg August Benjamin Schweikert*. Schumann, Leipzig 1835

Vorwort in: *Fielitz, Heinrich August:* Materialien zu einer künftigen allgemeinen Medizinalverfassung für Homöopathie. Schumann, Leipzig 1835

Paul Wolf (1795–1857)

PAUL WOLF wurde am 24. Februar 1795 in Dresden geboren.[1] Das Studium der Medizin begann er zunächst in Leipzig, wurde 1813 während der Befreiungskriege Hilfswundarzt in Dresden und setzte danach sein Studium in Prag fort, wo er sich vor allem der Chirurgie widmete. Auf Empfehlung seines dortigen Lehrers in der Chirurgie IGNAZ FRANZ FRITZ ging WOLF dann nach Jena, um dort am 23. Oktober 1817 bei LORENZ OKEN zum Doktor der Medizin zu promovieren; anschließend unterzog er sich an der medizinisch-chirurgischen Akademie in Dresden der Staatsprüfung, die er trotz erheblicher Schwierigkeiten, die ihm aus der Tatsache, daß er Jude war, erwuchsen, mit glänzendem Erfolg bestand. Danach ließ er sich in seiner Vaterstadt als praktischer Arzt nieder.

Unbefriedigt von der damaligen Medizin begann WOLF bereits in den frühen zwanziger Jahren, sich mit den Grundlagen der Homöopathie zu befassen, und studierte vor allem HAHNEMANNS Arzneimittellehre gründlich. Den privaten theoretischen Studien folgte im Jahre 1824 eine ausführliche Diskussion mit den beiden in der Homöopathie schon seit längerem bewanderten homöopathischen Ärzten KARL FRIEDRICH TRINKS (Dresden) und FRANZ HARTMANN (Zschopau) in Freiberg, welche nicht nur HARTMANN zur Abfassung seiner homöopathischen Therapie anspornte, sondern auch und vor allem PAUL WOLF endgültig zu einem überzeugten Anhänger der Homöopathie machte. Über dieses für die Homöopathie folgenreiche Gespräch gibt es einen anschaulichen Bericht von HARTMANN: „Da war es, wo Trinks, Wolff und ich uns, im Jahre 1824, zusammenfanden und bei einem freundschaftlichen Abendessen uns so in die Homöopathie, und insbesondere in ihre Arzneimittellehre vertieften, daß der grauende Morgen uns in unserm Gespräch überraschte ... Dies war der Zufall, durch den meine Idee zur Reife kam. ... Wolff namentlich war es, der mit 4 Bänden von Hahnemanns Materia medica versehen, mir mit Fragen über die Wirkung der vorhandenen Mittel in den verschiedenen mit Collectiv-Namen bezeichneten Krankheiten so scharf zusetzte, daß mir erst da ihre Wirkungen recht klar vor Augen standen ... Darum bin ich den beiden Männern, Wolff und Trinks noch heute dankbar verpflichtet, denn ihnen verdanke ich die Andeutung zu einer künftigen homöopathischen Therapie."[2] Bald nach diesem Gespräch trat PAUL WOLF öffentlich zur Homöopathie über.

Durch glückliche Heilerfolge erwarb sich WOLF eine große Zahl von Anhängern und eine ausgedehnte Praxis. Hochgestellte Persönlichkeiten suchten seinen ärztli-

---

[1] Zu seiner Biographie vgl. *Veit Meyer*: Paul Wolf. AHZ 53 (1857) 20; 158-160; *Bernhard Hirschel*: Hofrath Dr. Paul Wolf (gest. am 2. Januar 1857). Ein Lebensbild. Neue Zschr. hom. Klin. 2 (1857) 22-24; *Erich Haehl*: Paul Wolf und seine 18 Thesen. Dtsch. Zschr. Hom. 12 (1933) 292-295.

[2] *Hartmann* (1850) 375f.

chen Rat, und aus vielen Teilen Europas erreichten ihn Briefe von Kranken, die seine Hilfe erbaten. Äußeres Zeichen des hohen Ansehens, dessen sich WOLF erfreute, waren verschiedene Ehrungen: so wurde er im Jahre 1835 zum korrespondierenden Mitglied des Badischen Homöopathischen Ärztevereins ernannt, 1836 erhielt er den Braunschweigischen Heinrichsorden und 1838 ernannte ihn der Herzog von Altenburg zum herzoglich-sächsischen Hofrat.[3]

Eine persönliche Beziehung zum Begründer der Homöopathie hat WOLF offenkundig nicht gesucht.[4] Er war ein durchaus eigenständiger Denker, wofür schon seine zwei Aufsätze im Archiv für die homöopathische Heilkunst aus den Jahren 1831 und 1832 Zeugnis ablegen, in denen er sich als einer der ersten für eine Gabenwiederholung ausgesprochen und bestimmte Regeln für sie zu finden gesucht hat.[5]

WOLFS bedeutendste Leistung für die Homöopathie war zweifellos die Abfassung der sogenannten „Achtzehn Thesen", die auf der Magdeburger Tagung des homöopathischen Zentralvereins 1836 verlesen und von den Mitgliedern einstimmig als gemeinsame Lehrmeinung angenommen wurden.[6] Die Thesen weisen PAUL WOLF als einen kritischen Anhänger der Homöopathie aus. Motivation und Zielsetzung ihrer Niederlegung war das Bestreben, die Auseinandersetzung zwischen der Homöopathie und der Allopathie, die in einer Phase heftiger Richtungskämpfe innerhalb der Homöopathie häufig der klaren Abgrenzungen entbehrte und demzufolge vielen Mißverständnissen ausgesetzt war, auf eine feste Grundlage zu stellen, indem WOLF den gemeinsamen Standpunkt der meisten Homöopathen zu den wichtigsten Fragen ihrer Lehre festhielt. Die Gemeinsamkeit wurde noch dadurch gesichert, daß sowohl FRIEDRICH RUMMEL als auch GUSTAV WILHELM GROSS, das heißt also sowohl ein Vertreter der vermittelnden Richtung als auch einer der konservativen, die Thesen vor ihrer Verlesung durchgesehen und etwas modifiziert hatten.

Daß die Situation der Homöopathie in dieser Zeit eine Selbstbesinnung und Standortbestimmung notwendig machte, ergibt sich auch daraus, daß im selben Jahr 1836 noch zwei weitere Aufklärungsschriften über das Wesen der Homöopathie erschienen: GOTTLIEB MARTIN WILHELM LUDWIG RAU (1779–1840) gab in Gießen sein „Sendschreiben an alle Verehrer der rationellen Heilkunst nebst Thesen über Homöopathik" heraus, in der Hygea erschien ein „Offenes Bekenntnis über Heilkunst im Allgemeinen und Homöopathie ins Besondere" von LUDWIG GRIESSELICH und FRIEDRICH LUDWIG SCHRÖN.[7] Allen drei Schriften ist gemeinsam, daß zwischen

---

[3] Nach *Hirschel* (s. Anm. 1) 22 erfolgte diese Ernennung bereits im Jahre 1836, die Verleihung des Ordens dagegen einige Jahre später.
[4] Weder die Quellen noch die Sekundärliteratur geben einen Anhaltspunkt dafür, daß *Wolf* mit *Hahnemann* in Verbindung gestanden hätte; um so mehr muß es überraschen, daß *Hirschel* (s. Anm. 1) 23 *Wolf* als „Lieblingsjünger" *Hahnemanns* bezeichnet.
[5] Praktische Andeutungen. Arch. hom. Heilk. 11 (1831) 1, 33-46; 12 (1832) 2, 1-38.
[6] Vgl. oben S. 49–74. – Über die Abstimmung berichtet *Gustav Wilhelm Groß*: Die Versammlung des homöopathischen Zentralvereins am 10. August 1836 in Magdeburg. Arch. hom. Heilk. 16 (1837) 1, 171f.
[7] Hygea 3 (1836) 321-354.

der Lehre HAHNEMANNS und der Homöopathie, wie sie sich im Jahre 1836 darstellte, ein Unterschied gemacht, daß also die reine Homöopathie HAHNEMANNS als eine überwundene Stufe im Entwicklungsgang der Homöopathie aufgefaßt wird. Sie unterscheiden sich darin, daß sowohl RAU als auch WOLF in erster Linie eine Diskussionsbasis gegenüber der Allopathie schaffen wollten, GRIESSELICH und SCHRÖN jedoch auch und gerade die scharfe und klare Abgrenzung gegenüber dem Hahnemannismus anstrebten.[8]

Wenngleich die Annahme der von WOLF formulierten 18 Thesen durch den Zentralverein ein entscheidendes Datum in der Geschichte der Homöopathie und ihres Selbstverständnisses darstellte,[9] spielten sie dennoch in der Diskussion mit der Allopathie nicht die Rolle, die ihnen zugedacht war. Dies ist einem unglücklichen Zufall zuzuschreiben. Es war geplant, die Thesen in HUFELANDS Journal zu publizieren, wo sie von der Schulmedizin kaum übersehen worden wären. Doch HUFELANDS Tod verhinderte ihre Veröffentlichung in seinem Journal;[10] so erschienen sie, die im Grunde den Sieg der freieren, fortschrittlichen Richtung der Homöopathie über die konservative festschrieben, im Archiv und eröffneten paradoxerweise gerade den Band, der nach der Intention der beiden Herausgeber die „reine Homöopathik" wieder in den Vordergrund rücken sollte.[11] Die Veröffentlichung der Thesen im Archiv hatte aber zur Folge, daß sie von der Schulmedizin kaum zur Kenntnis genommen wurden und deren Auseinandersetzung mit der neuen Lehre sich weiterhin auf die Schriften HAHNEMANNS konzentrierte.

WOLF, dessen Verdienst durch dies unglückliche Schicksal seiner Thesen nicht geschmälert wird, hat sich im weiteren Verlauf seines Lebens kaum noch schriftlich zur Homöopathie geäußert. Seine ausgedehnte und erfolgreiche Praxis aber, die er bis zu seinem Tode am 2. Januar 1857 in Dresden ausübte, trug dazu bei, den Ruf der neuen Heilkunst in Sachsen und über Sachsen hinaus zu verbreiten und zu festigen.

---

[8] Zu den Thesen *Wolfs* vgl. vor allem *Hans Wapler*: Hufelands Schriften über die Homöopathie und die Achtzehn Thesen von Dr. Paul Wolf. Schwabe, Leipzig 1921; *Volckmar Bartels:* Beiträge zur Geschichte der naturwissenschaftlich-kritischen Richtung in der Homöopathie. Diss. med. Berlin 1933; *Tischner* (1939) 512–517.
[9] Vgl. *Haehl* (s. Anm. 1) 294: „So werden die Thesen Wolfs von den meisten homöopathischen Aerzten auch heute noch als ihr Glaubensbekenntnis angesehen."
[10] Vgl. *Groß* (s. Anm. 6) 171.
[11] Vgl. oben S. 13f.

Karl Gottlob Caspari (1798–1828)

KARL GOTTLOB CASPARI wurde am 9. Februar 1798 in Zschortau bei Delitzsch, im damals preußischen Herzogtum Sachsen, als Sohn eines Landgeistlichen geboren.[1] Mit 12 Jahren kam er auf die königliche Landesschule Pforta bei Naumburg und bezog im Jahre 1816 die Universität Leipzig, um sich dem Studium der Medizin zu widmen. Sein ausgeprägtes Interesse für die chirurgischen Wissenschaften führte ihn nach zwei Jahren vorübergehend nach Dresden an die medizinisch-chirurgische Akademie, bevor er im Jahre 1822 mit der Dissertation „De jejunii in morbis sanandis usu" in Leipzig zum Doktor der Medizin und Chirurgie promoviert wurde. Danach hielt er ein Jahr lang Vorlesungen für junge Wundärzte.

Seit dieser Zeit begann sich CASPARI auch für die Homöopathie zu interessieren und legte im Jahre 1823 seine ersten Erfahrungen darin in einer Monographie nieder.[2] Wenn er sich in dieser Schrift auch noch sehr kritisch gegenüber der neuen Heilkunst und insbesondere ihrem Begründer ausspricht, so erhält die Arbeit doch schon dadurch ihre Bedeutung, daß in ihr zum ersten Mal die Homöopathie vom Standpunkt der Schulmedizin beurteilt und in vielem positiv bewertet wird. Mit vertiefter Kenntnis und größerer praktischer Erfahrung wurde CASPARI rasch zu einem Befürworter und Anhänger der Homöopathie, ohne allerdings die Verbindung zur Allopathie ganz aufzugeben. Seine ausgedehnte Praxis mit vielen erfolgreichen Behandlungen erwarb ihm einen hohen Bekanntheitsgrad. Angebote, als Leibarzt fürstlicher bzw. gräflicher Häuser nach Österreich oder Rußland zu gehen, wurden ihm unterbreitet, er erhielt einen Ruf auf die neu zu errichtende Professur für Homöopathie an der Universität Krakau –: CASPARI schlug alles aus und blieb in Leipzig.

Hier entfaltete er eine überaus rege schriftstellerische Tätigkeit, deren wichtigste Kennzeichen der Trend zur Popularisierung und die Entwicklung neuer Gattungen für die Homöopathie waren. Die Popularisierungstendenz wird am ehesten am Beispiel des „homöopathischen Haus- und Reisearztes" deutlich, der erstmals 1826 in Leipzig erschien und bis 1835 bereits fünf Auflagen erlebte. Die starke Nachfrage nach diesem Hilfsbuch für Laien, welches im Bereich der Homöopathie das erste seiner Art war, weist auf die große Beliebtheit derartiger Literatur. CASPARI erntete mit dieser Schrift für ein nichtärztliches Publikum allerdings nicht nur Anerkennung; denn obwohl gerade die Laien ein wichtiger Faktor für die Ausbreitung der Homöo-

---

[1] Zu Leben und Werk *Casparis* vgl. Neuer Nekrolog der Deutschen 6 (1828) T. 1, 105–107; Nekrolog im Arch. hom. Heilk. 7 (1828) 2, 165–172 (anonym); *Haehl* (1922) I 436; *Haehl* gibt fälschlicherweise als Initiale für den zweiten Vornamen ein „W" an; *Tischner* (1939) 430–432

[2] Meine Erfahrungen in der Homöopathie. Vorurtheilsfreie Würdigung des Hahnemannschen Systems, als Versuch, dasselbe mit den bestehenden Heilmethoden zu vereinigen. Hartmann, Leipzig 1823

pathie waren, lehnten die strengeren Homöopathen eine allzu starke Popularisierung ihrer Lehre ab, da sie darin die Gefahr einer unzulässigen, den Grundsätzen der Homöopathie zuwiderlaufenden Vereinfachung sahen.

Auch HAHNEMANN äußerte sich in einem Brief an STAPF vom 1. September 1825 sehr kritisch über CASPARI: „Caspari müsste sich noch sehr bessern, wenn er etwas mehr und besseres als Schaden für die gute Sache thun sollte; mir scheint er ein insanabile caput, der sich nur gross und breit damit machen will, dass er quer drein raisonnirt und dies und jens (!) besser wissen will. Er ist uns, was Karlstadt für Luther war, ein Störer des Guten."³

CASPARIS „Homöopathisches Dispensatorium für Aerzte und Apotheker", das 1825 in Leipzig erschien, ist die erste homöopathische Arzneibereitungslehre und als solche von Bedeutung, wenngleich nicht nur die zeitgenössische Kritik, sondern auch die der späteren Zeit dem Verfasser erhebliche Fehler und etliche Flüchtigkeiten vorwarf.⁴

In Übereinstimmung mit seiner Ausbildung, während der er sich schon vorzugsweise mit der Chirurgie beschäftigt hatte, blieb CASPARI auch als Homöopath diesem Zweig der Medizin zugetan. In einem Aufsatz im Archiv setzte er sich mit dem Problem auseinander, wie die Grenzen der Chirurgie schärfer zu bestimmen und der Kreis der Indikationen der Chirurgie zugunsten der Homöopathie zu verkleinern seien.⁵

Mit der auf mehrere Bände angelegten „Bibliothek für die homöopathische Medizin und Materia medika" verfolgte CASPARI das Ziel, „nicht sowohl Krankenberichte, Heilungsgeschichten und einzelne in die Therapie einschlagende Notizen zusammenzustellen, als dem medizinischen Publiko die Resultate einer Reihe von Beobachtungen in ein Ganzes vereinigt vorzulegen".⁶ Der erste Band dieser Reihe behandelt die Pathologie, der zweite die allgemeine homöopathische Diagnostik, der dritte Band, den KARL GEORG CHRISTIAN HARTLAUB nach dem Tod seines Freundes herausgab,⁷ ist der allgemeinen homöopathischen Therapie gewidmet. Beigefügt ist jedem Band ein ausführliches Kapitel über jeweils ein besonderes Heilmittel, und zwar über den Mesmerismus, die Elektrizität sowie über den Galvanismus und den Magnetstein. Mit diesem Versuch einer zusammenfassenden Darstellung der homöopathischen Medizin hat sich CASPARI sogar die Anerkennung HAHNEMANNS erworben, den er in seinem frühesten homöopathischen Werk ja ziemlich heftig angegriffen hatte; in einem Brief an STAPF vom 6. September 1827 schreibt der Meister: „Caspari hat Kopf; das müssen wir gestehen. Es ist doch viel Gutes in seiner Pathologie. Ich wünschte wohl,

---

³ Abgedr. in AHZ 151 (1905) 19
⁴ Vgl. z. B. die Rezension im Arch. hom. Heilk. 4 (1825) 3, 111–117, deren Verfasser mit dem Pseudonym „Philalethes" unterzeichnet hat; nach *Haehl* (1922) I 421 verbirgt sich dahinter *Ernst Stapf*; vgl. ferner *Tischner* (1939) 586
⁵ Etwas über den Einfluß der Homöopathie auf die Chirurgie. Arch. hom. Heilk. 4 (1825) 2, 1–28
⁶ Vorwort zum 1. Band, Leipzig 1827, V
⁷ Zu dieser Freundschaft vgl. unten S. 218

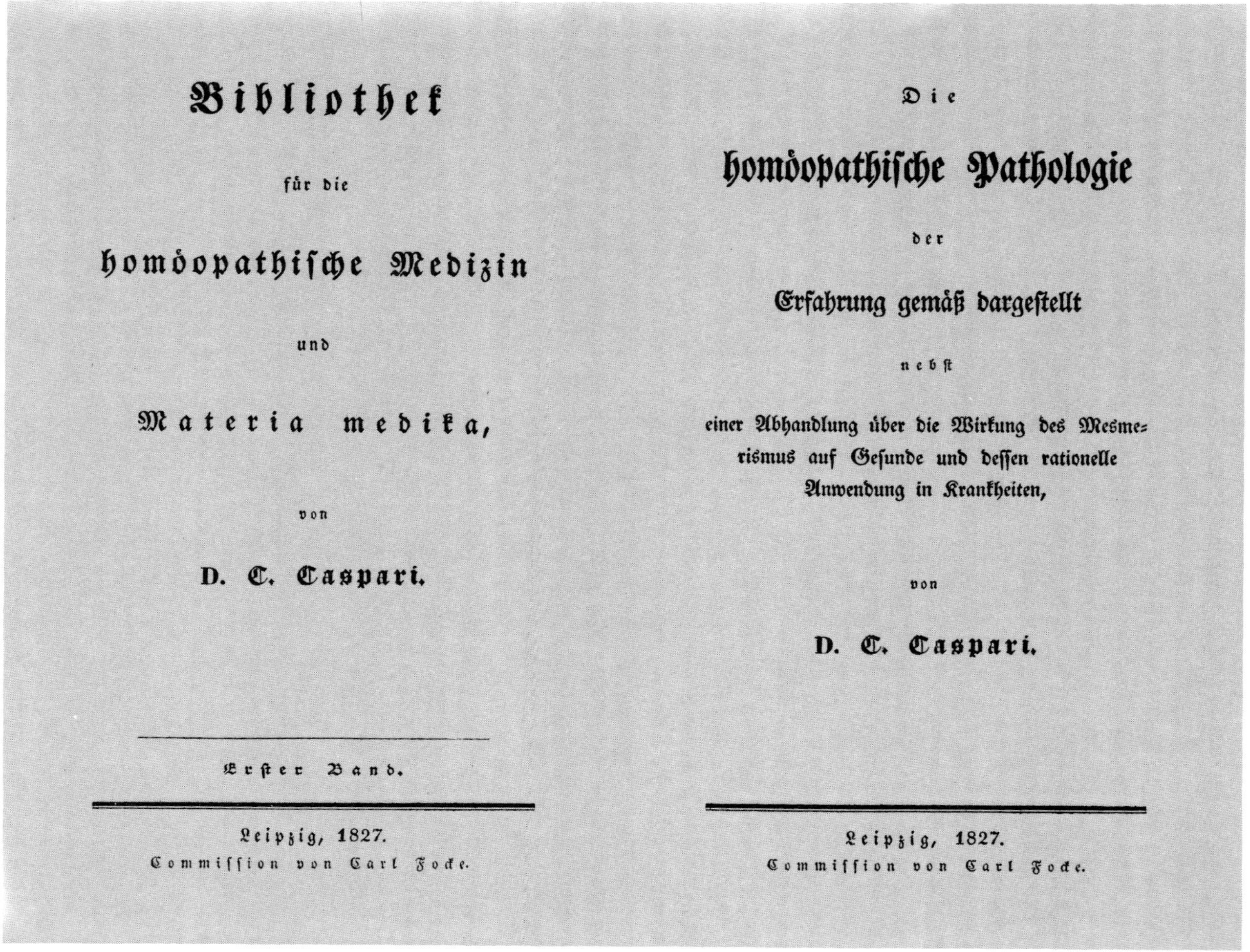

Bibliothek

für die

Homöopathische Medizin

und

Materia medica,

von

D. C. Caspari.

Erster Band.

Leipzig, 1827.
Commission von Carl Focke.

Die

Homöopathische Pathologie

der

Erfahrung gemäß dargestellt

nebst

einer Abhandlung über die Wirkung des Mesmerismus auf Gesunde und dessen rationelle Anwendung in Krankheiten,

von

D. C. Caspari.

Leipzig, 1827.
Commission von Carl Focke.

Abb. 3

daß man ihm Gelegenheit gäbe, sich uns zu nähern. Was er gegen mich geschrieben hat, verzeihe ich ihm von Herzen. Es wäre gut, wenn wir ihn nicht so isoliert handeln ließen.... Sehen Sie doch zu, wie er unter uns eingeführt werden könne."[8]

Zu einer Annäherung zwischen CASPARI und HAHNEMANN konnte es nicht mehr kommen. Am 15. Februar 1828 nahm sich KARL GOTTLOB CASPARI in einem Fieberdelirium das Leben.

Schriftenverzeichnis

Meine Erfahrungen in der Homöopathie. Vorurtheilsfreie Würdigung des Hahnemannschen Systems, als Versuch, dasselbe mit den bestehenden Heilmethoden zu vereinigen. Hartmann, Leipzig 1823

Einige Bemerkungen über das Verhältnis der Homöopathie zum Staate. Allg. Anz. Dtsch. (1825) 2, 13–19

Handbuch der Diätetik für alle Stände, oder kurze und allgemein faßliche Darstellung der Kunst, sich durch eine einfache und naturgemäße Lebensweise gesund zu erhalten, seine Wiedergenesung von Krankheiten zu befördern und ein glückliches und hohes Alter zu erreichen. Nach den Grundsätzen der Homöopathie. Hartmann, Leipzig 1825

Homöopathisches Dispensatorium für Aerzte und Apotheker, worin nicht nur die in der reinen Arzneilehre vom Hofrath Hahneman (!) enthaltenen Arzneien, sondern auch die im homöopathischen Archiv abgedruckten und viele bisher noch ganz unbekannte aufgenommen und mit praktischen Bemerkungen begleitet worden sind. Baumgärtner, Leipzig 1825

Katechismus der homöopathischen Diätetik. Baumgärtner, Leipzig 1825

Katechismus des Verhaltens für junge Frauen während ihrer ersten Schwangerschaft und Niederkunft, so wie im Wochenbette, um alles vermeiden zu lernen, was ihnen und ihren Kindern schaden könnte; nebst einer Anweisung zur glücklichen Aufziehung der Kinder durch Ammen und andre Nahrung. Zum ersten Geschenk junger Ehemänner an ihre Frauen. Baumgärtner, Leipzig 1825

Homöopathischer Haus- und Reisearzt. Baumgärtner, Leipzig 1826

Untersuchungen über die specifischen Heilkräfte der Buchenkohle und deren Anwendung gegen Krankheiten. Baumgärtner, Leipzig 1826

Bibliothek für die homöopathische Medizin und Materia medika. 3 Bde. Focke, Leipzig 1827–1828

Unumstößlicher, leichtfaßlicher Beweis für die in den Gesetzen der Natur begründete Wahrheit der homöopathischen Heilart. Baumgärtner, Leipzig 1828

---

[8] Eine Abschrift dieses Briefes findet sich im Homöopathie-Archiv, Stuttgart, Nr. 420; der Brief ist vollständig abgedruckt in der AHZ 151 (1905) 20f.

Gustav Wilhelm Groß (1794–1847)

Einer der frühesten und treuesten Anhänger HAHNEMANNS und einer der eifrigsten Verfechter der strengen Homöopathie war GUSTAV WILHELM GROSS.[1] Geboren am 6. September 1794 in Kaltenborn bei Jüterbogk begann er im Jahre 1814 sein Studium der Medizin in Leipzig und lernte dort schon bald den Begründer der Homöopathie kennen. Er wurde Mitglied der Arbeitsgemeinschaft für Arzneimittelprüfungen,[2] machte seine ersten Versuche mit Chamomilla und erwarb sich unter der Anleitung HAHNEMANNS eine überaus scharfe Beobachtungsgabe, so daß er zu einem der erfahrensten homöopathischen Ärzte auf dem Gebiet der Arzneimittelkenntnis wurde.[3]

Nach seiner Promotion in Halle im Jahre 1817, für die er eine Dissertation mit dem Titel „Num usui sit in curatione morborum nomenclatura?" vorgelegt hatte, ließ er sich noch im selben Jahr als homöopathischer Arzt in Jüterbogk nieder, mußte jedoch im Winter 1817/18 aufgrund der neuen preußischen Medizinalgesetze die Staatsprüfungen nochmals ablegen.[4] Von 1818 an praktizierte er dann bis zu seinem Tod im Jahre 1847 in Jüterbogk, in den ersten Jahren bedrängt von existentieller Not, da die homöopathische Methode in seiner Umgebung zunächst auf heftige Ablehnung stieß; nach und nach erwarb er sich jedoch den Ruf eines erfolgreichen Arztes, so daß ihn Kranke von weither konsultierten. Im Jahre 1843 wurde er zum Mitglied der Oberprüfungsbehörde für homöopathische Ärzte zwecks Erteilung der Dispensierfreiheit berufen.

Trotz seiner ausgedehnten Praxis wurde GROSS einer der literarisch fruchtbarsten homöopathischen Ärzte seiner Zeit.[5] Besonders groß ist die Zahl seiner Aufsätze in dem von ihm mitbegründeten Archiv für die homöopathische Heilkunst, in dem er sich mehrfach zu allgemeinen, die Homöopathie insgesamt betreffenden Themen[6] und zu speziellen Problemen[7] geäußert und das er insbesondere mit zahlreichen Krankengeschichten und manchen Arzneiprüfungen bereichert hat.

Während GROSS zum gleichberechtigten Mitherausgeber des Archivs erst mit dem 16. Bande dieser ersten homöopathischen Zeitschrift wurde, übte er die gleiche

---

[1] Zu seiner Biographie vgl. *Ernst Stapf:* Nekrolog. Dr. Gustav Wilhelm Groß. N. Arch. hom. Heilk. 3 (1848) 3, 132–152; *Friedrich Jakob Rummel:* Nekrolog. AHZ 34 (1848) 193–198; *Haehl* (1922) I 413–415; *Tischner* (1939) 423f.

[2] Vgl. hierzu *Hartmann* 38 (1850) 308

[3] Zeugnis hiervon geben nicht zuletzt zwei handschriftliche Repertorien-Bände in Folio-Format mit Zusätzen *Hahnemanns*, an denen *Groß* maßgeblich mitgewirkt hat; sie befinden sich im Homöopathie-Archiv, Stuttgart

[4] Einzelheiten hierüber berichtet *Hartmann* 38 (1850) 330

[5] S. unten sein Schriftenverzeichnis

[6] Vgl. etwa seinen oben auf den Seiten 88–112 abgedruckten Aufsatz

[7] So etwa zur Frage der Arzneigaben, vgl. oben S. 129–146 und S. 147–154, zur Isopathik und zu den Hochpotenzen von *Jenichen*

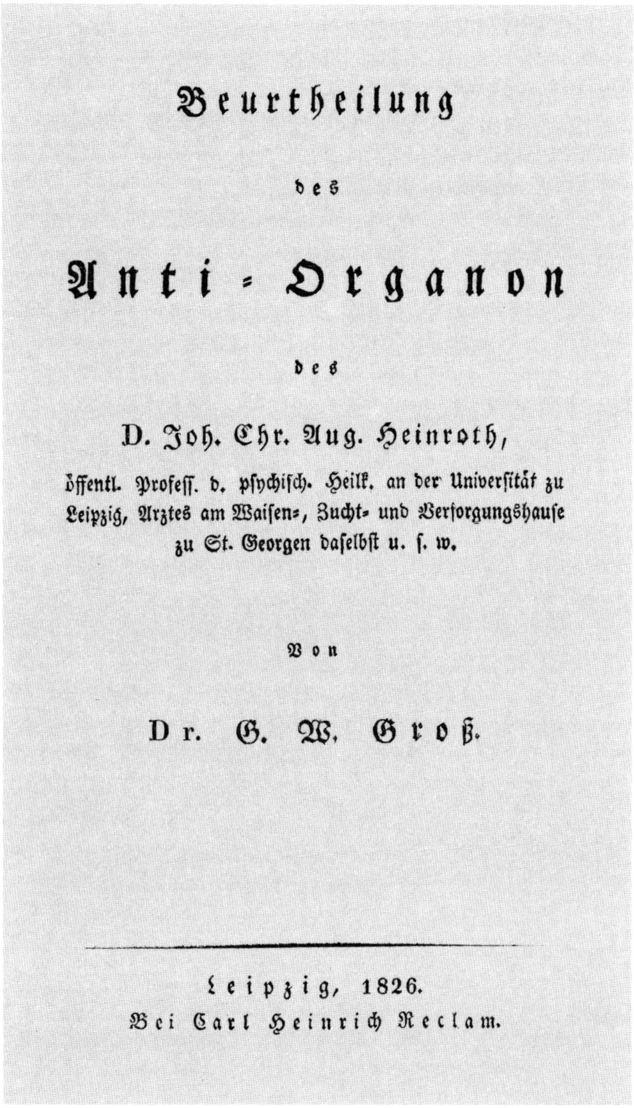

Beurtheilung

des

Anti-Organon

des

D. Joh. Chr. Aug. Heinroth,

öffentl. Profess. d. psychisch. Heilk. an der Universität zu Leipzig, Arztes am Waisen-, Zucht- und Versorgungshause zu St. Georgen daselbst u. s. w.

Von

Dr. G. W. Groß.

Leipzig, 1826.
Bei Carl Heinrich Reclam.

Abb. 4: Gustav Wilhelm Groß: Beurtheilung des Anti-Organon des D. Joh. Chr. Aug. Heinroth. In: Archiv für die homöopathische Heilkunst. Hrsg. von einem Vereine deutscher Aerzte. Suppl.-Heft zu den ersten fünf Bänden. Reclam, Leipzig 1826. Titelblatt. Homöopathie-Archiv, Stuttgart.

Funktion neben FRIEDRICH JAKOB RUMMEL und FRANZ HARTMANN in der AHZ bereits von Beginn an, also seit 1832, aus, und auch in dieser Zeitschrift hat er die Diskussion über die Homöopathie durch zahlreiche eigene Beiträge belebt.

Eine nicht unwesentliche Rolle im Verteidigungskampf der Homöopathie spielte GROSS auch dadurch, daß er verschiedene kritische Buchbesprechungen antihomöopathischer Werke schrieb. Die wohl bekannteste und wichtigste Arbeit dieser Art ist seine „Beurtheilung des Anti-Organon des D. Joh. Chr. Aug. Heinroth", die als erster Teil des Supplement-Heftes zu den ersten fünf Bänden des Archivs im Jahre 1826 erschien.[8] Mit derartigen Erwiderungen auf Angriffe gegen HAHNEMANN und die Homöopathie machte er sich gleichsam zum Sprachrohr des Meisters; denn dieser selbst ließ sich auf literarische Fehden nicht mehr ein, sondern begnügte sich damit, seinen Schülern, und zwar vor allem GROSS und STAPF, Anweisungen und Richtlinien für notwendige Gegenschriften zu geben.[9] GROSS war auch an der lateinischen Übersetzung der Reinen Arzneimittellehre beteiligt, von der in den Jahren 1826 und 1828 zwei Bände unter dem Titel „Samuelis Hahnemanni materia medica pura" erschienen.

An der Tätigkeit des homöopathischen Zentralvereins hat GROSS, obwohl er zu seinen Mitbegründern gehörte, nur sehr geringen Anteil genommen. Die Ursache für die Zurückhaltung lag wohl zum einen in seinem eher verschlossenen Wesen,[10] zum andern dürfte sie in der Entwicklung der Homöopathie selbst zu suchen sein: je mehr sich die homöopathischen Ärzte in den dreißiger Jahren vom Begründer der Homöopathie emanzipierten und in manchen Bereichen eigene Wege gingen, um so mehr mußte GROSS als strenger Hahnemannianer ins Abseits geraten.[11] Andererseits ließ er sich sehr rasch für neue Ideen, wie etwa die Isopathie[12] und die Hochpotenzen von JENICHEN, gewinnen und zog sich auch dadurch vehemente Ablehnung und Gegnerschaft zu. Dennoch blieb GROSS in regem Briefwechsel mit homöopathischen Ärzten und nahm teil an allem, was die Homöopathie betraf und fördern konnte. Seine Verdienste um sie erfuhren denn auch ihre Würdigung dadurch, daß ihn ver-

---

[8] Vgl. hierzu *Hahnemanns* Brief an *Stapf* vom 13. März 1826: „Auf Groß's Wiederlegung (!) des Anti-Organons freue ich mich. Groß wird nach meiner Ansicht immer wackrer. Ich bedaure ihn aber, daß er so viel Zeit und Kopf auf diese Sophisterei hat verwenden müssen." Abgedr. in *Haehl* (1922) II 148. Eine handschriftl. Kopie des Briefes findet sich im Homöopathie-Archiv, Stuttgart, Nr. 415

[9] Vgl. *Haehl* (1922) I 134

[10] Zum Charakter von *Groß* vgl. *Stapf* (s. Anm. 1) 150–152; *Rummel* (s. Anm. 1) 196f.; *Hartmann* 38 (1850) 310f.

[11] Vgl. etwa die überaus abwertende Kritik von *Ludwig Grießelich* in seiner bereits oben (S. 14) erwähnten Erwiderung auf das Programm von *Stapf* und *Groß* für die Fortsetzung des Archivs (Hygea 6, 1837, 187): „ ... dass also Herr Groß, man betrachte ihn vom wissenschaftlichen, wie vom humanen Standpunkte aus, ein Mann ist, welchen man zwar nicht zu fürchten hat, vor dem man sich aber hüten muß."

[12] Vgl. unten S. 215 m. Anm. 16

schiedene homöopathische Gesellschaften und Vereine des In- und Auslandes zu ihrem Mitglied ernannten.[13]

Wenn TISCHNER GUSTAV WILHELM GROSS neben ERNST STAPF zu den „Jüngern" HAHNEMANNS zählt, so trifft diese Bezeichnung sicher das Wesen der Beziehung von GROSS zu HAHNEMANN; gleichwohl war das Verhältnis nicht immer ungetrübt, und gerade Anlaß und Verlauf des Zerwürfnisses werfen ein bezeichnendes Licht nicht nur auf den Schüler, sondern ganz besonders auch auf HAHNEMANN.

Wie oben erwähnt, begann GROSS sich schon im Jahre 1814 für die Homöopathie zu interessieren und suchte aus diesem Grunde die persönliche Bekanntschaft HAHNEMANNS. Dieser, durchaus angetan von GROSS, beabsichtigte, „aus ihm einen seiner bessern Schüler zu ziehen",[14] was er, betrachtet man das Lebenswerk von GROSS, auch tatsächlich erreicht hat: als ausschließlich homöopathisch praktizierender Arzt, der die Allopathie nur vom Studium her kannte, hat GROSS sein ganzes Bemühen auf die Verbreitung und Verteidigung der Homöopathie gerichtet. Das Vertrauen, das er sich hierdurch bei seinem Lehrer erwarb, fand seinen wohl überzeugendsten Ausdruck in der Tatsache, daß HAHNEMANN nur ihn und STAPF an seinen Erkenntnissen über die chronischen Krankheiten teilhaben ließ, die ihn schon viele Jahre beschäftigt hatten, bevor er das fertige Werk im Jahre 1828 zum Druck gab.[15]

Doch trotz des über lange Zeit andauernden Vertrauensverhältnisses zwischen HAHNEMANN und GROSS wurde auch dieser in die Auseinandersetzung der Homöopathen in den dreißiger Jahren hineingezogen und mußte erleben, daß sich sein Lehrer öffentlich von ihm distanzierte. Den Zorn HAHNEMANNS hatte zum einen das Bemühen von GROSS erregt, zwischen den Parteien zu vermitteln und bei HAHNEMANN Toleranz für die Andersdenkenden zu erwirken,[16] zum andern ein Brief, in dem GROSS anläßlich einer schweren Krankheit seiner Tochter die Unvollkommenheit der homöopathischen Heilkunst beklagt hatte,[17] und schließlich sein Eintreten für die

---

[13] *Groß* war Mitglied des lausitzisch-schlesischen Vereins, des freien Vereins für Homöopathie in Leipzig, der homöopathischen Gesellschaften zu Paris, Palermo und Madrid

[14] So berichtet *Hartmann* 38 (1850) 310

[15] Die chronischen Krankheiten, ihre eigenthümliche Natur und homöopathische Heilung. Arnold, Dresden und Leipzig 1828, S. 7, Anm. 1: „Doch ließ ich von allen diesen unsäglichen Bemühungen nichts vor der Welt, nichts vor meinen Schülern verlauten ... weil es unschicklich, ja schädlich ist, von unreifen Dingen zu reden oder zu schreiben. Erst seit einem Jahre habe ich zweien meiner, um die homöopathische Kunst am meisten sich verdient gemachten Schülern das Hauptsächlichste davon zu ihrem und ihrer Kranken Wohle mitgeteilt ..." Die feierliche Stimmung des Abends, an dem *Hahnemann* seinen beiden vertrautesten Schülern *Groß* und *Stapf* Einblick in seine neue Entdeckung gewährte, schildert anschaulich *Stapf* (s. Anm. 1) 140–142

[16] Vgl. *Müller* (1837) 46f.

[17] Vgl. ein Schreiben *Hahnemanns* an *Bönninghausen*, das vermutlich Ende 1833 abgefaßt wurde, so *Haehl* (1922) II 298: „... eben liege seine (gemeint ist *Groß*) Tochter da im Sterben, an der er alles Homöopathische vergeblich versucht habe, und gab mir so bitter zu verstehen, daß an der ganzen Homöopathik nichts sei," (Homöopathie-Archiv, Stuttgart, Nr. 839); dazu *Groß* in seiner Rezension der 5. Auflage des *Organon*, AHZ 3 (1834) 162:

Isopathie, die insbesondere von JOHANN JOSEF WILHELM LUX (1776–1849) im Jahre 1833 in einer eigenen Schrift entwickelt worden war.[18] HAHNEMANN empfand das Verhalten von GROSS als Verrat an ihm und an seiner Homöopathie und gab seiner Verärgerung darüber nicht nur in Briefen an CLEMENS von BÖNNINGHAUSEN Ausdruck,[19] sondern griff seinen treuesten Schüler auch in seiner 1833 erschienenen 5. Auflage des *Organon* namentlich an.[20] In einer anonymen, mit „Semper idem, ein Freund der Wahrheit" unterzeichneten Rezension dieser Auflage des *Organon* sind die Angriffe HAHNEMANNS auf seine Schüler scharf kritisiert, seine Eigenliebe und sein unversöhnlicher Haß gebrandmarkt worden.[21] Im engen Kreis um HAHNEMANN war man daher überzeugt, daß diese Kritik von einem der Leipziger Homöopathen verfaßt worden sein müsse[22] – HAHNEMANN selbst vermutete FRANZ HARTMANN dahinter[23] –, HAEHL nennt FRIEDRICH RUMMEL als Verfasser;[24] die Auflösung gab jedoch bereits im Jahre 1851 FRANZ HARTMANN: hinter dem „Semper idem" hatte sich GUSTAV WILHELM GROSS verborgen![25]

> „G. lud seinen (gemeint ist *Hahnemann*) Haß auf sich, indem er in der Verzweiflung eines gebrochenen Vaterherzens behauptete, daß auch die *beste* Heilkunst noch Unvollkommenheiten darböte."

[18] Die Isopathik der Contagionen oder: Alle ansteckenden Krankheiten tragen in ihrem eigenen Ansteckungsstoffe das Mittel zu ihrer Heilung. Den Coriphäen der Homöopathik zur strengen Prüfung vorgelegt. Kollmann, Leipzig 1833; vgl. dazu die Rezension von *Groß* in der AHZ 2 (1833) 70–72

[19] So z. B. in einem Brief vom 28. April 1833: „... und selbst Groß mußte sich in einem Briefe ... so sehr an mir vergehen – daß ich ihm auf ewig Lebewohl sagen mußte, ob er sich gleich seit 15 Jahren für meinen intimsten Freund ausgegeben hatte." (Homöopathie-Archiv, Stuttgart, Nr. 830; abgedr. bei *Haehl* (1922) II 290)

[20] S. 70, Anm. 1 zu S. 67: „... wird doch keinen gewissenhaften Arzt zur gefährlichen Nachahmung verleiten, oder zur Aufbauung eines ebenso gefährlichen ... sogenannten isopathischen Systems, wofür es ... die excentrischen Nachbeter ausgeben, vorzüglich Hr. Dr. Groß ..., der diese Isopathie *(aequalia aequalibus)* für den einzig richtigen Grundsatz zum Heilen ausschreit und in dem *similia similibus* nur einen Notbehelf sehen will; undankbar genug, nachdem er doch einzig nur dem *similia similibus* Ruf und Vermögen zu danken hat."

[21] Bemerkung zur fünften Auflage des *Organon*. AHZ 3 (1834) 161–163, insbes. 162: „H(ahnemann) liebt Niemanden außer sich selbst, sein Haß aber ist unauslöschlich. Mit diesem verfolgt er Jeden, der irgendwie sein Mißfallen erregte, hätte er ihm auch Jahre lang die größßesten Opfer der Liebe und Treue gebracht."

[22] Vgl. *Joseph Attomyr*: Briefe über Homöopathie. 3. Heft. Köhler, Leipzig 1834, 25. Brief, S. 49: „Gegen Abend begaben wir uns ins Freie, um den festlichen Tag (*Hahnemanns* 79. Geburtstag) mit einem Auto-da-fe' zu beschließen. Es wurde nämlich Feuer gemacht und der berüchtigte Semper idem verbrannt. ... Dem Verbrannten konnten wir kein Monument errichten, weil wir nicht wußten, wer sei und wie er hieß – aber der stinkende Rauch verlor sich in der Richtung gegen Leipzig."

[23] So in dem oben (Anm. 17) genannten Brief: „So werden Sie auch die niedliche, sogenannte Recension meines Organons, vermutlich von Hartmann in der allg. hom. Zeitung, gelesen haben."

[24] I 218

[25] *Hartmann* 40 (1851) 326. – Daß nicht *Rummel* der Verfasser der in Rede stehenden Rezension war, wird auch durch seine namentlich bezeichnete Rezension der 5. Auflage des *Organon* deutlich, die ein Vierteljahr später erschien (AHZ 4, 1834, 153–160).

Eine Versöhnung zwischen GROSS und HAHNEMANN kam am Beginn des Jahres 1835 kurz vor HAHNEMANNS Abreise nach Paris, und zwar ausgehend von GROSS zustande.[26] Ob sie tatsächlich von HAHNEMANN aus gesehen aufrichtig war, scheint zumindest zweifelhaft, wenn man den Bericht von JOHANN JOSEPH ROTH über seinen Besuch bei HAHNEMANN in Paris vom Jahre 1836 liest. Danach hat nämlich HAHNEMANN auf die Frage nach GROSS geschwiegen und ist gleich darauf auf die „falschen Jünger" der Homöopathie zu sprechen gekommen.[27]

GROSS jedenfalls, wie immer man das Zerwürfnis und die Versöhnung mit dem Meister beurteilen will, blieb der Anhänger des strengen Hahnemannismus, der er von Beginn an gewesen war, und bekräftigte diese seine Position auch durch den 1836 gefaßten Entschluß, in die Redaktion des Archivs für die homöopathische Heilkunst einzutreten, das er, zusammen mit ERNST STAPF, zum Zentrum der reinen Homöopathie und zum Bollwerk gegen die kritischen Homöopathen zu machen gedachte.

Schriftenverzeichnis

Noch etwas über die Blutentziehungen. Arch. hom. Heilk. 2 (1823) 3, 47–86

Diätetisches Handbuch für Gesunde und Kranke, mit vorzüglicher Berücksichtigung der homöopathischen Heilkunst. Reclam, Leipzig 1824

Zur Beurtheilung der Materialien zu einer künftigen Heilmittellehre, durch Versuche der Arzneien an gesunden Menschen gewonnen und gesammelt von Dr. Joh. Christ. Gottfr. Jörg. Arch. hom. Heilk. 4 (1825) 2, 86–118

Beurtheilung des Anti-Organon des Joh. Chr. Aug. Heinroth. (= Supplement-Heft zu den ersten 5 Bdn des Arch. hom. Heilk.) Reclam, Leipzig 1826

Ueber einige der wichtigsten practischen Fehlgriffe, zu denen der Mangel an genauer Kenntniß der Arzneiwirkungen verleitet. Arch. hom. Heilk. 6 (1826) 1, 1–15

Einige Bemerkungen über das Wesen der Krankheiten. Arch. hom. Heilk. 6 (1826) 1, 25–77

Beleuchtung der Schrift: Die Homöopathie von ihrer Licht- und Schattenseite v. Fr. Rummel. Arch. hom. Heilk. 6 (1827) 2, 90–144

Etwas über einige angebliche Mängel der homöopathischen Heilkunst. Arch. hom. Heilk. 6 (1827) 3, 1–25

Kurze Beleuchtung der Gedanken einiger Gegner der Homöopathie. Arch. hom. Heilk. 7 (1828) 1, 135–165

---

[26] Vgl. den Brief *Hahnemanns* an *Bönninghausen* vom 22. Mai 1835: „Mit Groß bin ich völlig ausgesöhnt und unser ehemaliges gutes Verhältnis ist gänzlich wieder hergestellt." (Homöopathie-Archiv, Stuttgart, Nr. 846; abgedr. bei *Haehl* (1922) II 300 f.).

[27] Vgl. *Haehl* (1922) II 503

Die homöopathische Heilkunst und ihr Verhältniß zum Staate. Baumgärtner, Leipzig 1829

Ueber Palliation. Arch. hom. Heilk. 8 (1829) 1, 1–29

Ein paar Worte über die äußern Hindernisse der homöopathischen Heilkunst. Arch. hom. Heilk. 8 (1829) 3, 92–110

Ueber das Verhalten der Kreißenden und Wöchnerin, so wie des neugebornen Kindes in diätetischer und therapeutischer Rücksicht. Arch. hom. Heilk. 10 (1831) 2, 33–72

Die Teplitzer Heilquellen in ihren positiven Wirkungen auf den gesunden Menschen und als antipsorisches Heilmittel. Reclam, Leipzig 1832

Das Verhalten der Mutter und des Säuglings vom Augenblicke der Empfängniß an bis zu dem Zeitabschnitte, wo sie Letzteren entwöhnt; in diätetischer und heilkundiger Rücksicht. Ein Taschenbuch für Neuvermählte. Arnold, Dresden u. Leipzig 1833

Gedanken und Wünsche in Betreff unserer Arzneimittellehre. Arch. hom. Heilk. 14 (1834) 3, 1–23

Kurzer Beitrag zur Kenntniß der Carlsbader Heilquellen. Arch. hom. Heilk. 16 (1838) 3, 1–28

Wünsche, Bemerkungen, Fragen und Zweifel. Arch. hom. Heilk. 17 (1839) 3, 147–157

Ueber die Bestrebungen der neuern Homöopathen. N. Arch. hom. Heilk. 1 (1844) 2, 22–29

Meine neuesten Erfahrungen in der homöopathischen Praxis. N. Arch. hom. Heilk. 1 (1844) 3, 35–80

Ueber den verschiedenen Werth der Hochpotenzen. N. Arch. hom. Heilk. 2 (1846) 3, 181–184

Fortsetzung des Verzeichnisses der von Herrn St. Jenichen in Wismar bereiteten Hochpotenzen homöopathischer Arzneien. (s. N. Archiv I. 3. S. 47). N. Arch. hom. Heilk. 2 (1846) 3, 184–185

Ueber die Anwendung der Hochpotenzen. N. Arch. hom. Heilk. 3 (1847) 2, 34–42

Archiv für die homöopathische Heilkunst (gem. hrsg. mit *Ernst Stapf*). Bd. 16–20. Reclam, Leipzig 1837–1843. Forts. zugl. u. d. T.: Neues Archiv für die homöopathische Heilkunst (gem. hrsg. mit *Ernst Stapf*). Bd. 1–2. Schumann, Leipzig 1844–1845. Bd. 3. Weigel, Leipzig 1846

Allgemeine Homöopathische Zeitung (gem. hrsg. mit *Franz Hartmann* und *Friedrich Rummel*). Bd. 1 ff. Baumgärtner, Leipzig 1832 ff.

Vorwort in: Homöopathie und Leben oder die Homöopathie im gegenwärtigen Verhältnis zum Leben, und nach ihrem allseitigen, wohlthätigen Einfluß auf alle Lebensverhältnisse betrachtet. Zur Beherzigung für die Laien in der Homöopathie. Kollmann, Leipzig 1834

Friedrich Jakob Rummel (1793–1854)

FRIEDRICH JAKOB RUMMEL wurde am 26. April 1793 zu Lauchstedt in Sachsen geboren, studierte ab 1812 Medizin, und zwar zunächst in Halle, dann in Leipzig und schließlich, nach kurzer Unterbrechung für die Tätigkeit als Kompaniechirurg im Befreiungskrieg, in Göttingen. Dort promovierte er im Jahre 1815 mit der Dissertation „De corneitide" zum Doktor der Medizin und Chirurgie. Nach kurzer Praxistätigkeit in seiner Heimatstadt ließ er sich 1818 in Merseburg als praktischer Arzt und Geburtshelfer nieder, gab aber die geburtshilfliche Tätigkeit schon bald auf, um fortan bis zu seinem Lebensende am 10. Oktober 1854 nur noch als praktischer Arzt tätig zu sein. Als Wirkungsstätte hatte er sich für die letzten beiden Jahrzehnte seines Lebens Magdeburg gewählt, wohin er im Jahre 1833 durch homöopathische Freunde gerufen worden war.[1]

Mit der Homöopathie hat sich RUMMEL nach anfänglicher Gegnerschaft seit 1825 vertraut gemacht, wozu er nach eigenem Zeugnis durch auffallende Heilerfolge homöopathischer Ärzte veranlaßt worden war.[2] Günstige Erfahrungen, die er in eigener Praxis machte, überzeugten ihn weiter von der Nützlichkeit der neuen Methode. Seine rasche und intensive Hinwendung zur Homöopathie fand zum einen ihren Ausdruck in einigen grundsätzlichen Aufsätzen und Schriften zur Homöopathie in den Jahren 1826 bis 1828,[3] zum andern in der Tatsache, daß er durch die Vermittlung von ERNST STAPF den Gründer der Homöopathie persönlich kennenlernte und Mitglied des Arzneiprüfervereins wurde, der sich um HAHNEMANN gebildet hatte.[4]

Als Anerkennung seiner Verdienste um die Homöopathie wird man die Aufforderung des Verlegers BAUMGÄRTNER in Leipzig werten dürfen, eine neue homöopathische Zeitschrift zu gründen. RUMMEL gewann für dieses Projekt die beiden Homöopathen FRANZ HARTMANN und GUSTAV WILHELM GROSS als Mitherausgeber, und so erschien am 1. Juli 1832 die erste Nummer des ersten Bandes der „Allgemeinen Homoeopathischen Zeitung", welche, von RUMMEL 22 Jahre lang geführt, für die Ausbreitung und Konsolidierung der Homöopathie größte Bedeutung gewann.[5]

Im Vereinsleben der Homöopathie war RUMMEL von Beginn an aktiv: er gehörte

---

[1] Zur Biographie *Rummels* vgl. *Heinrich Gottfried Schneider:* Nekrolog. AHZ 49 (1854) 9–11; *Haehl* (1922) I 453–455; *Tischner* (1939) 439.
[2] *Friedrich Rummel:* Bemerkungen über das Hahnemann'sche System und einige damit angestellten Versuche. Hufelands Journ. pract. Heilk. 62 (1826) 5, 44 f.
[3] Vgl. etwa die oben auf den Seiten 113–126 abgedruckte Arbeit; ferner *Friedrich Rummel:* Die Homöopathie von ihrer Licht- und Schattenseite. Reclam, Leipzig 1827.
[4] Vgl. den Brief *Hahnemanns* an *Rummel* vom 2. April 1829 (nicht 1828), abgedr. in AHZ 44 (1852) 4: In diesem Brief gibt *Hahnemann* seinem Anhänger *Rummel* einige Hinweise für eine noch genauere und treffendere Kennzeichnung der Arzneimittelsymptome.
[5] Zur Gründung der AHZ vgl. oben S. 12 f.

bereits der ersten Vereinigung homöopathischer Ärzte an, die seit dem Jahre 1826 die „Praktischen Mittheilungen" herausgab,[6] war seit 1829 Mitglied des im selben Jahr gegründeten Homöopathischen Zentralvereins, hatte in diesem zweimal (1836 und 1844) die Präsidentschaft inne und gründete im Jahre 1835 zusammen mit GEORG AUGUST HEINRICH MÜHLENBEIN aus Braunschweig den norddeutschen Provinzialverein für Homöopathie.

RUMMELS Standpunkt als Homöopath und sein Verhältnis zu HAHNEMANN sind nicht ohne Widersprüche. Seine Hinwendung zur Homöopathie war zum einen durch die Erfolge in der Praxis, zum andern durch die Überzeugung veranlaßt, daß mit der Homöopathie eine neue Ära in der Medizin, die Zeit des positiven Wissens, angebrochen sei.[7] Dennoch hatte seine Bekehrung zur Homöopathie keineswegs seine völlige Abwendung von der Allopathie zur Folge; er bekennt freimütig, daß er der gemäßigteren Richtung der Homöopathie angehöre, und grenzt seine Ansichten ausdrücklich von denen der strengen Homöopathen ab.[8] Um so mehr muß es verwundern, daß RUMMEL neben STAPF und GROSS zu dem engeren HAHNEMANN-Kreis Zugang erhielt und von HAHNEMANN offenkundig außerordentlich geschätzt wurde.[9] Ursache hierfür könnte die Hoffnung HAHNEMANNS gewesen sein, daß sich RUMMEL nach hinreichender Einarbeitung in die neue Heilmethode doch noch ganz zu ihm bekennen werde. Außerdem hatte sich Rummel mit der Vorbereitung der Feier zum 50jährigen Doktorjubiläum HAHNEMANNS in den Augen des Meisters große Verdienste erworben;[10] diese wurden noch erhöht durch seine Bemühungen um das Zustandekommen einer homöopathischen Heilanstalt, welche vor allem die finanzielle Seite des Vorhabens betrafen.[11]

Dennoch blieb auch RUMMEL in der großen Auseinandersetzung der Jahre 1832/33 nicht davon verschont, die Verachtung und Ablehnung des Meisters zu erfahren.[12] Hierzu mag in erster Linie die Gründung der AHZ beigetragen haben, in

---

[6] Hierzu vgl. unten S. 219.

[7] Vgl. *Friedrich Rummel:* Kritik allöopathischer Schriften vom Standpunkte der Homöopathie. Ein Vorwort. Arch. hom. Heilk. 9 (1830) 1, 49–53, insbes. 51 f.

[8] Vgl. oben S. 114.

[9] Vgl. etwa den oben (Anm. 4) zitierten Brief: „Sie können sich so gut beobachten ... Wer viel leisten kann, von dem wird genug erwartet!"

[10] Vgl. den Brief *Hahnemanns* an *Rummel* vom 24. August 1829: „Sie sind mir zuvorgekommen, da ich doch zuerst Ihnen danken wollte für die unsägliche Mühe, Arbeit und Aufopferung, die Sie mit Stapf etc. für mein Fest angewendet haben müssen, um es so großartig zu feiern. Vorzüglich Sie habe ich dabei so thätig und eifrig gesehen, daß ich es Ihnen nie vergessen werde." Abgedr. in AHZ 44 (1852) 18.

[11] „Und auch der Verwaltung des schon hübsch angewachsenen Stiftungs-Capitälchen unter ziehen Sie sich mit Dulce decus columenque rerum", a.a.O. (Anm. 10); vgl. ferner *Friedrich Rummel:* Errichtung einer homöopathischen Heilanstalt durch Privatkräfte. Ein Aufruf an alle Freunde und Beförderer des Guten. Arch. hom. Heilk. 11 (1831) 1, 190–194; *Müller* (1837) 19.

[12] Vgl. *Müller* (1837) 46. Wie groß die Verbitterung *Hahnemanns* war, zeigt der folgende Ausschnitt aus seinem Brief an *Bönninghausen* vom 15. Dezember 1832: „Während Sie so unermüdet auf Erhöhung unserer Kunst ausgehen, habe ich meine Noth mit dem Leipziger

der HAHNEMANN nicht nur eine Konkurrenz zu STAPFs Archiv argwöhnte, sondern die auch von ihrer Zielsetzung her dem HAHNEMANNschen Anspruch auf unbedingte Gefolgschaft nicht genügen wollte. Wie sehr gerade RUMMEL grundsätzlich jeden Zwang und jede Abhängigkeit in wissenschaftlichen Fragen ablehnte, beweist auch seine Erklärung, daß der Begriff „Schüler" eine unangemessene Kennzeichnung für Männer mit Urteilskraft sei.[13] Trotz dieser tiefgreifenden Differenzen kam 1834 durch die Vermittlung SCHWEIKERTs eine Versöhnung zwischen RUMMEL und HAHNEMANN zustande;[14] an der Zugehörigkeit RUMMELs zur Fraktion der freien Homöopathen änderte dies freilich nichts. Da RUMMEL aber die Notwendigkeit zu einer nach außen sich darbietenden Geschlossenheit der Homöopathen sah, förderte er die Ausarbeitung und Verabschiedung der Thesen WOLFs auf der Jahresversammlung des Zentralvereins 1836, die unter seinem Vorsitz in Magdeburg stattfand.[15]

Er, der selbst außer heftigen Anfeindungen auch eine Bestrafung wegen Verstoßes gegen das Dispensierverbot zu erdulden gehabt hatte,[16] setzte sich nicht nur unermüdlich für die Anerkennung der Homöopathie von seiten des Staates ein, sondern hatte auch wesentlichen Anteil daran, daß am 20. Juni 1843 den homöopathischen Ärzten in Preußen Dispensierfreiheit gewährt wurde;[17] er wurde daraufhin in die Prüfungskommission für homöopathische Ärzte gewählt. Seine Verdienste wurden außerdem vom Staat durch die Beförderung zum königlichen Sanitätsrat im Jahre 1846 gewürdigt.

RUMMELs trotz aller Eigenständigkeit verehrungsvolle Loyalität zum Begründer der neuen Arztkunst manifestierte sich noch einmal in der energischen Aktivität, mit der er die Errichtung eines HAHNEMANN-Denkmals betrieb, das am 10. August 1851 in Leipzig feierlich enthüllt wurde.[18] Hatte er derart der Vergangenheit seine dankbare Reverenz bezeigt, so nutzte er die Huldigung an die Person des Meisters zugleich dazu, der homöopathischen Bewegung einen letzten, zukunftsträchtigen

---

Pseudo-homöopath. Gesindel, dem aufgeblasenen Mor. Müller, Haubold und Consorten, die unsre Kunst ganz herabwürdigen ... Die Dresdner Trinks und Wolff und der Merseburger Rummel sind nicht ein Haar besser – aus Geldgier, Mangel an Menschenliebe, Scheu vor Mühe und Nachdenken und Sucht, die Gunst der Allöopathen nicht zu verscherzen. Eine böse Rotte, welche unsre jungfräuliche Kunst zur H--e machen ..."; der Brief findet sich im Homöopathie-Archiv, Stuttgart, Nr. 829; teilweise abgedr. bei *Haehl* (1922) II 286.

[13] AHZ 2 (1833) 3.
[14] Vgl. *Müller* (1837) 85: „Im März 34 wurde Rummel von Magdeburg durch Schweikert und Lehmann fast mit Gewalt nach Köthen geführt, um sich mit Hahnemann zu versöhnen." Vgl. auch den Brief *Rummels* an *Hahnemann* vom 16. April 1834, abgedr. bei *Haehl* (1922) II 301.
[15] Vgl. oben S. 49–74 u. 194.
[16] Vgl. *Rummel* (1839) 8 f.
[17] Vgl. AHZ 25 (1843) 81–84.
[18] Vgl. den „Aufruf zur Gründung eines Denkmals für Hahnemann" von *Rummel*, der, im Dezember 1843 separat veröffentlicht (s. Abb. 5), in der AHZ vom 1. Januar 1844 (25. Bd., 273/4) abgedruckt wurde. – Einen ausführlichen Bericht über die Feierlichkeiten anläßlich der Enthüllung des Denkmals gibt *Franz Hartmann* in der AHZ 42 (1851) 17–48.

Aufruf zur Gründung eines Denkmals für Hahnemann.

Grosse Männer eilen in Denken und Streben ihrem Jahrhunderte voraus. Dies that auch der am 2. Juli d. J. zu Paris verstorbene Begründer der Homöopathie, der unsterbliche Hahnemann in so vollem Maasse, dass nur wenige Aerzte die ganze Grösse seiner Entdeckung erkannten, während schon viele Leidende die Vortheile derselben in Heilung ihrer Krankheiten erfuhren. Jetzt sind schon die Freunde Hahnemanns über alle Länder zerstreut und selbst die alte Schule folgt, eingestanden oder nicht, mehr oder weniger dem empfangenen Anstosse.

An uns Aerzten ist es, das reiche Erbe zu bewahren und ferner aus zu bilden; so erfüllen wir unsere heiligste Pflicht gegen den grossen Todten und ehren ihn am meisten. Dabei soll aber und kann kein äusserer Anreiz, dabei muss allein die siegende Kraft der Wahrheit in uns den Sporn zum Fleisse und zur Ausdauer ertheilen. Den Regierungen liegt es ob, durch Gründung von homöopathischen Hospitälern und Lehrstühlen die Segnungen der neuen Heilmethode ihren Bürgern in immer grössern Maasstabe zu Theil werden zu lassen.

Aber uns, seine Zeitgenossen, Aerzte und Laien, mahnt noch eine andere Pflicht gegen uns selbst, nämlich die, der Mit- und Nachwelt zu zeigen, dass wir dankbar den grössten Wohlthäter der Menschheit erkannten, dass wir den Spott, den Hohn und die Verfolgung, welche er erlitt, tief und schmerzlich empfanden und durch äussere Ehre und Anerkennung zu vergelten suchen.

Diess äussere Zeichen sei ein ehernes Denkmal, ein dauerndes Merkzeichen, dass die Mitwelt nicht stumpfsinnig ihren grossen Forscher von der Erde scheiden sah.

Hier giebt es einen Vereinigunspunkt, wo alle Freunde der Homöopathie mitwirken, alle Parteien sich versöhnend die Hände über einem theuren Grabe reichen können. Es gebe ein Jeder, wer in der Homöopathie die grosse medicinische Reform erkannt hat, sein Scherflein, viel oder wenig, je nachdem er es vermag und jeder Arzt steure bei und übernehme willig das Anregen, Sammeln und Zusenden der Beiträge an mich, — entweder durch Wechsel oder Buchhändlergelegenheit, wo möglich bis zum Juni k. J.

Die Wahl des Ortes — am besten wohl Hahnemanns Geburtsstadt, Meissen — und die Art der Ausführung wird ein, in der Versammlung des Centralvereins homöop. Aerzte gewählter Ausschuss bestimmen, dabei aber gern alle passenden Vorschläge benutzen. Die Namen der Beitragenden und die Berechnung sollen, entweder in einem besonderen Hefte, oder in einer Beilage zur allg. hom. Zeitung gedruckt und nebst einer Abbildung des Denkmals den Beisteuernden übersendet werden.

Das Denkmal muss ein der Grösse Hahnemanns würdiges sein; deshalb soll seine Ausführung erst dann erfolgen, wenn hinreichende Geldmittel gesammelt sind. Etwaige Ueberschüsse sollen gewissenhaft zur Förderung der Homöopathie in wissenschaftlicher Hinsicht verwendet werden.

Fest steht mein Glaube, dass der Eifer der Sammler und die Willigkeit der Geber dem guten Zwecke entsprechen und die Errichtung des Denkmals bald möglich machen werde. Wenn wir ihn ehren, so ehren wir uns selbst.

Magdeburg, im December 1843.

Im Auftrage des Centralvereins hom. Aerzte der zeitige Director

Dr. Rummel.

Dienst zu erweisen: aus dem Überschuß der für das HAHNEMANN-Denkmal gesammelten Mittel gründete er einen Fond, dessen Zinsen als Prämien für pharmakodynamische Preisaufgaben verwendet werden sollten, die vom Zentralverein für Homöopathie gestellt wurden.

Am 10. Oktober 1854 starb FRIEDRICH JAKOB RUMMEL nach kurzer Krankheit.

Schriftenverzeichnis

Die Homöopathie. 4. Bemerkungen über das Hahnemann'sche System und einige damit angestellten Versuche. Hufelands Journ. pract. Heilk. 62 (1826) 5, 43–74

Welche Verschiedenheiten bietet die Geschichte der Homöopathie und die des Brownianismus dar? Arch. hom. Heilk. 5 (1826) 2, 1–18

Die Homöopathie von ihrer Licht- und Schattenseite. Eine Würdigung dieser neuen Heilmethode auf ihrem gegenwärtigen Standpunkte durch Versuche und durch eine Vergleichung mit dem gewöhnlichen Heilverfahren praktischer Aerzte. Vischer, Leipzig 1827

Gegen den Dr. Freiherrn von Wedekind. Arch. hom. Heilk. 7 (1828) 3, 53–90

Abwehr mehrer Angriffe auf die Homöopathie. Arch. hom. Heilk. 7 (1828) 3, 147–162

Oppositionen. Arch. hom. Heilk. 8 (1829) 3, 111–123

Uiber (!) die Seherin von Prevorst. Arch. hom. Heilk. 9 (1830) 1, 1–19

Kritik allöopathischer Schriften vom Standpunkte der Homöopathie. Arch. hom. Heilk. 9 (1830) 1, 49–73; 3, 143–167

Die homöopathische Medicin des Theophrastus Paracelsus in ihrem Gegensatze gegen die Medicin der Alten, als Wendepunkt für die Entwickelung der neuern medicinischen Systeme und als Quell der Homöopathie dargestellt von C. H. Schultz. Berlin 1831, bei August Hirschwald. Arch. hom. Heilk. 11 (1831) 1, 146–181

Ideen zur Geschichte der Medicin. Arch. hom. Heilk. 12 (1832) 1, 1–28

Das zweite Erscheinen der Cholera in Merseburg. An die Versammlung homöopathischer Aerzte in Leipzig. Arch. hom. Heilk. 12 (1832) 2, 112–124

Sind die Aerzte Staatsdiener? Arch. hom. Heilk. 12 (1833) 3, 62–77

Vertheidigung der Staatswissenschaften gegen Eingriffe der Mediciner bei der Sache der Homöopathie; von einem homöopathisch Geheilten. Bühler, Magdeburg 1834

Hinblick auf die Geschichte der Homöopathie im letzten Jahrzehend, nebst einer kurzen Lebensbeschreibung des Hrn. Hofrathes Dr. Mühlenbein. Weigel, Leipzig 1839

Abb. 5: Friedrich Jakob Rummel: Aufruf zur Gründung eines Denkmals für Hahnemann. Magdeburg, Dezember 1843. Homöopathie-Archiv, Stuttgart, Nr. 797.

Noch ein Wort über die sogenannten Hochpotenzen und ihre Bedeutung für die Homöopathie. AHZ 34 (1848) 161–166; 177–184; 199–206; 209–213

Die Nothwendigkeit der Gleichstellung der Homöopathie mit der ältern Medicin. Eine Eingabe mehrerer homöopathischer Aerzte Preussens an das Ministerium der Geistlichen-, Unterrichts-, und Medizinal-Angelegenheiten zur Berücksichtigung bei der beabsichtigten Medizinalreform. Heinrichshofen, Leipzig 1848

Allgemeine Homöopathische Zeitung (gem. hrsg. mit *Gustav Wilhelm Groß* und *Franz Hartmann*). Bd. 1 ff. Baumgärtner, Leipzig 1832 ff.

Ssemen Nikolajewitsch von Korsakoff (1789–1853)

SSEMEN NIKOLAJEWITSCH VON KORSAKOFF, der einzige Nichtarzt unter den hier ausgewählten Autoren, wurde am 14. Januar 1789 in Cherson geboren.[1] Von französischen Emigranten erzogen, trat er zunächst in den Zivildienst des Außenministeriums ein, nahm sodann am Krieg gegen Frankreich teil, um nach dessen Ende eine Stelle in der statistischen Abteilung des Innenministeriums zu übernehmen, welche es ihm erlaubte, die meiste Zeit seines Lebens auf seinem Gut Tarussowo im Kreis Dmitroff des Gouvernements Moskau zu verbringen, wo er auch im Jahre 1853 starb.

Für die Homöopathie gewonnen wurde KORSAKOFF im Jahre 1827, nachdem er mit homöopathischen Mitteln von einer chronischen Arthritis geheilt worden war. Von diesem Zeitpunkt ab widmete er sich mit Intensität und Begeisterung der homöopathischen Kunst, bildete sich darin aus und wendete sie auf seine Familie sowie Kranke aus der Umgebung an: aus seinem im Nachlaß erhaltenen Krankenjournal für die Jahre 1829 bis 1834 geht hervor, daß er allein in diesem Zeitraum insgesamt 11 725 Fälle homöopathisch behandelt hat.

KORSAKOFF ließ es jedoch nicht bei der Ausübung der Praxis bewenden, sondern bemühte sich auch um neue Methoden der Arzneimittelbereitung und -findung sowie um Erklärungsmodelle für die Übertragung und Potenzierung arzneilicher Wirkungen.[2] Schon im Jahre 1829, also nur zwei Jahre nach seiner Bekehrung zur Homöopathie, wandte er sich in einem Schreiben an HAHNEMANN, um ihm ein von ihm selbst entwickeltes Verfahren zur Herstellung von Streukügelchen mitzuteilen: „Je remplis a moitié chaque phiole de Streukugelchen simples, je verse dessus 2 ou 3 gouttes de la liqueur médicinale, je met le bouchon et je secoue fortement plusieurs fois. De cette manière il moi eté possible de preparer fort promptement pour mon usage particulier une Pharmacié Homéopathique assez bien fournie et cepandant d'une dimension si compacte quelle peut se placer au besoin dans la poche."[3] In einem Nachwort an den Herausgeber des Archivs, in dem dieser Brief abgedruckt wurde, hat sich HAHNEMANN sehr anerkennend über die Methode geäußert: „... ist die Angabe des Verfahrens dieses verehrten und patriotisch gesinnten Correspondenten des Dankes jedes homöopathischen Arztes werth, da es das vollkommenste, auch nach meiner eignen Erfahrung und Ueberzeugung ist."[4]

Im Jahre 1832 hat KORSAKOFF dann in den zwei hier abgedruckten Arbeiten seine

---

[1] Zur Biographie *Korsakoffs* s. *Karl Bojanus:* Geschichte der Homöopathie in Russland. Ein Versuch. Steinkopf, Stuttgart 1880, 45–54.
[2] Vgl. die beiden oben auf den Seiten 168–173 und 174–177 abgedruckten Aufsätze.
[3] Schreiben des Hrn. Kollegienrath Korsakof zu Dmitrof an Hrn. Hofrath Hahnemann, nebst einer Nachschrift desselben an den Herausgeber. Arch. hom. Heilk. 8 (1829) 2, 161–164.
[4] A.a.O. 163.

Methoden zur Herstellung der hohen Verdünnungen[5] und seine Ideen von der Übertragung der Arzneikraft von einem arzneilichen Streukügelchen auf andere, unarzneiliche, niedergelegt; er verglich diesen Prozeß mit der Ansteckung bei Krankheiten. Sowohl das Verfahren als auch die Vorstellungen über die Potenzierung der Arzneien wurden von HAHNEMANN im ganzen durchaus positiv bewertet[6], wenn er auch die Vermutung KORSAKOFFs, daß die Streukügelchen „durch Schütteln oder Tragen in der Tasche sich in ihrem Behältnisse, wie weiter geschüttelte Arznei-Flüssigkeiten, höher potenziren und höhere Arzneikraft dadurch annehmen könnten", für unbewiesen und „unglaublich" hielt.[7] Die Achtung und Hochschätzung, die HAHNEMANN KORSAKOFF entgegenbrachte, zeigt auch der folgende Ausschnitt eines Briefes von HAHNEMANN, den BOJANUS abgedruckt hat (49): „Ich bewundere Ihren Eifer, mit dem Sie sich der wohlthätigen homöopathischen Kunst hingeben, ... um in die Geheimnisse der Natur einzudringen, wie dieses Ihre werthvollen Notizen beweisen. ... Setzen Sie eine Thätigkeit, die dem fühlenden Herzen genügt, fort und unterlassen Sie nicht, dieses ist meine Bitte, mit Ihrem Wohlwollen zu erfreuen Ihren ganz ergebenen S. Hahnemann." Mit seinen neuen Potenzierungs-Verfahren und Erklärungsversuchen ist KORSAKOFF, obwohl er vor allem später vielfach deswegen verhöhnt worden ist,[8] in die Geschichte der Homöopathie als Mitbegründer der Lehre von den Hochpotenzen[9] eingegangen. Noch 16 Jahre später bezieht sich CLEMENS VON BÖNNINGHAUSEN ausdrücklich auf ihn und fordert, gemeinsam mit ERNST STAPF, seine ärztlichen Kollegen auf, ihre Erfahrungen mit den KORSAKOFFschen Potenzen zu veröffentlichen.[10]

Das Bestreben, die Homöopathie zu vervollkommnen, führte KORSAKOFF noch zu zwei weiteren Ideen, die er HAHNEMANN in einem Brief vom 17./29. Oktober 1832 mitteilte: es handelt sich zum einen um die Entwicklung eines sogenannten Homöoskops, zum andern um die Verwendung von menschlichem Blut als Arzneipotenz.[11] Das Homöoskop bestand offenkundig in einem System von Tabellen, mit deren Hilfe die Mittelwahl erleichtert werden sollte, und verdankte sich

---

[5] Über die Problematik des *Korsakoff*schen Einglasverfahrens und seine Inkompatibilität mit dem Vielglasverfahren *Hahnemanns* vgl. *Tischner* (1939) 583 f. und 813.

[6] Vgl. die Nachschrift *Hahnemanns* zu dem oben auf den Seiten 168–173 abgedruckten Aufsatz im Arch. hom. Heilk. 11 (1832) 2, 97–99. – Auch *Traugott Kretzschmar* hat sich in einem Aufsatz aus dem Jahre 1833 (Paßt wohl das arithmetische Progressions-Verhältniß auf unsere Arzneipotenzirungen oder nicht? AHZ 1, 1833, 185–186) anerkennend über *Korsakoffs* Ideen von der Arzneikraft-Fortpflanzung geäußert.

[7] Vgl. die Nachschrift *Hahnemanns* zu einem weiteren Aufsatz *Korsakoffs*, der sich inhaltlich eng mit dem eben genannten berührt, im Arch. hom. Heilk. 12 (1832) 1, 85.

[8] Vgl. z. B. *Kleinert* (1863) 210–212; *Jakob Kafka*: Ein Gegenbekenntnis. Widerlegung einiger von Herrn Dr. Hartlaub in seinem Artikel „Die Anerkennung der Homöopathie" in No. 7, 8 und 9 dieser Zeitung bekanntgegebenen Grundsätze der Homöopathie. AHZ 85 (1872) 100.

[9] Über die Problematik des Begriffs „Hochpotenz" vgl. *Tischner* (1939) 589.

[10] Die Erfahrung und die Hochpotenzen. N. Arch. hom. Heilk. 3 (1848) 3, 25–38, insbes. 29 f. und 38.

[11] Homöopathie-Archiv, Stuttgart, Nr. 621; vgl. Abb. 6a/b.

möglicherweise – so jedenfalls vermutet BOJANUS – einer Anregung des Mathematikers N. N. MURAWIEFF.[12] In KORSAKOFFs Nachlaß fand sich ein entsprechendes Manuskript mit der Beschreibung des Homöoskops aus dem Jahre 1832, das der Akademie der Wissenschaften vorgelegt, von dieser aber als noch nicht ausgereift und in seiner Grundidee als nicht praktikabel zurückgewiesen worden war.

Die arzneiliche Verwendung von Blut oder anderen Säften des gesunden menschlichen Organismus in Hochpotenzen ist, im Gegensatz zum Homöoskop, das offenkundig nicht weiter bekannt geworden war, von einigen Homöopathen als zumindest beachtenswerter Gedanke aufgegriffen und diskutiert worden. Die wohl früheste öffentliche Mitteilung findet sich in der AHZ vom 28. Mai 1833 unter der Rubrik „Correspondenznachrichten und Miscellen";[13] allerdings nennt der Herausgeber HARTMANN den Urheber lediglich „K., der sinnige Mensch", was KLEINERT zu der Vermutung führte, daß es sich um TRAUGOTT KRETZSCHMAR handele.[14] Der Inhalt der Notiz weist aber eindeutig auf KORSAKOFF.[15] Die Idee dieser besonderen Form von Isopathie wurde von GROSS aufgegriffen[16], und in etwas modifizierter Form findet sie sich auch bei CONSTANTIN HERING (1800–1880), der seine Versuche mit Potenzen von festen und flüssigen Teilen des menschlichen Organismus nach eigener Aussage bereits in den Jahren 1829 bis 1834 angestellt hat.[17] Ausdrücklich abgelehnt wurde der KORSAKOFFsche Vorschlag von ALFONS NOACK (1809–1887) in seinen „Betrachtungen über Isopathie", die er am 16. November 1837 in der Versammlung des freien Vereins vortrug.[18]

SSEMEN NIKOLAJEWITSCH VON KORSAKOFF gehörte zu jener Gruppe von Laien innerhalb der homöopathischen Bewegung, die, aufgrund persönlicher Erfahrungen von der Überlegenheit der Homöopathie über die Allopathie überzeugt, die neue Heilkunst zu verteidigen und zu stärken suchten und dadurch viel für die Verbreitung der Homöopathie, gerade in ihrer Frühzeit, getan haben. Bei KORSAKOFF gilt dies vor allem für Rußland, wo er der Homöopathie, nicht zuletzt dank seiner ausgedehnten Praxis, eine breite Basis geschaffen hat. Seine Bedeutung für die Homöopathie liegt aber auch in seinen Ideen über die Hochpotenzen und in seinen neuartigen Potenzier-Methoden, mit denen er die Diskussion für mehrere Jahre belebt hat.

---

[12] A.a.O. (s. Anm. 1) 51–53.
[13] Bd. 2, 87 f.
[14] (1863) 242 f.
[15] Für diese Zuweisung spricht einmal die Terminologie der Potenzen, die mit der im Brief an *Hahnemann* erläuterten übereinstimmt, zum andern die Aufzählung der Indikationen (u. a. Plethora und Metrorrhagie), die sich ebenfalls in dem genannten Brief findet. – *Grießelich* (1848) 59 spricht mit Bezug auf denselben Sachverhalt von einem „Ungenannten"; er hat die Identität des Urhebers also offenbar auch nicht gekannt.
[16] Praktische Mittheilungen. Arch. hom. Heilk. 14 (1834) 2, 50.
[17] Kurze Bemerkungen. Auszüge aus *Constantin Herings* Briefen an den Herausgeber. Arch. hom. Heilk. 14 (1834) 2, 98 f.; Das Schlangengift als Heilmittel. Arch. hom. Heilk. 15 (1835) 1, 8 f.; vgl. hierzu *Kleinert* (1863) 234–237.
[18] AHZ 13 (1838) 133 f.

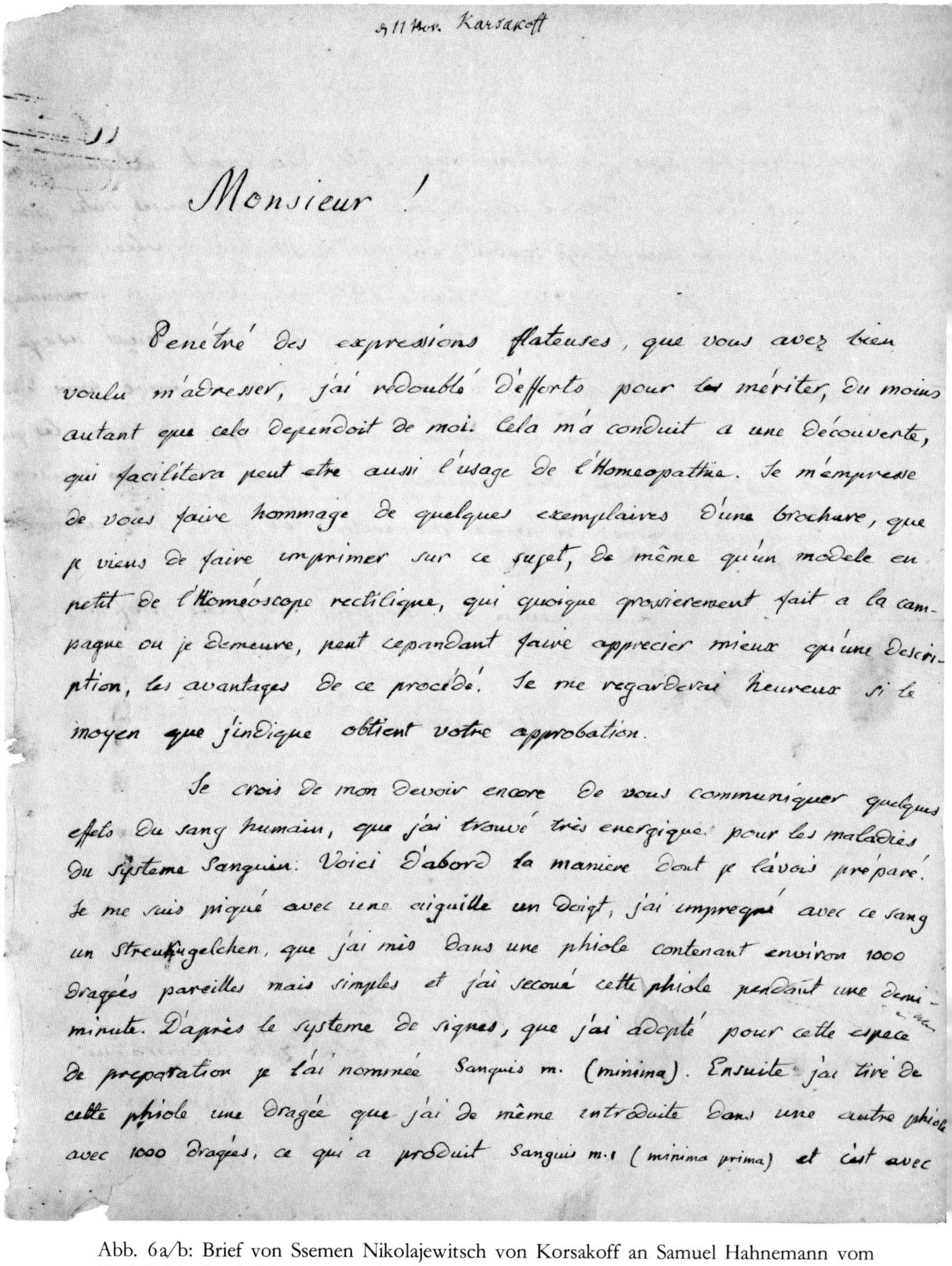

17/29 8.bre Karsakoff

Monsieur !

Pénétré des expressions flateuses, que vous avez bien voulu m'adresser, j'ai redoublé d'efforts, pour les mériter, du moins autant que cela dependoit de moi. Cela m'a conduit a une découverte, qui facilitera peut etre aussi l'usage de l'Homeopathie. Je m'empresse de vous faire hommage de quelques exemplaires d'une brochure, que je viens de faire imprimer sur ce sujet, de même qu'un modele en petit de l'Homeoscope rectiligne, qui quoique grossierement fait a la campagne ou je demeure, peut cependant faire apprecier mieux qu'une description, les avantages de ce procédé. Je me regarderai heureux si le moyen que j'indique obtient votre approbation.

Je crois de mon devoir encore de vous communiquer quelques effets du sang humain, que j'ai trouvé très energique pour les maladies du système sanguin. Voici d'abord la maniere dont je l'avois préparé. Je me suis piqué avec une aiguille un doigt, j'ai imprégné avec ce sang un Streukügelchen, que j'ai mis dans une phiole contenant environ 1000 dragées pareilles mais simples et j'ai secoué cette phiole pendant une demi-minute. D'apres le systeme de signes, que j'ai adopté pour cette espece de preparation je l'ai nommée Sanguis m. (minima). Ensuite j'ai tiré de cette phiole une dragée que j'ai de même introduite dans une autre phiole avec 1000 dragées, ce qui a produit Sanguis m.1 (minima prima) et c'est avec

Abb. 6a/b: Brief von Ssemen Nikolajewitsch von Korsakoff an Samuel Hahnemann vom 17./29. Oktober 1832. Homöopathie-Archiv, Stuttgart, Nr. 621.

Ces dernières que j'ai obtenu des effets décidément salutaires dans plusieurs cas de Plethore, comme aussi dans les mauvaises suites provenant de saignées trop souvent ou mal a propos repetées, dans les metrorragies &c. Mr le Docteur Hermann, a qui j'ai communiqué cette preparation au degré sanguis m.e, en a fait aussi usage avec succès. Cette observation pourra conduire a faire faire des recherches sur les autres parties de notre organisme dans les quelles sont peut etre cachées des remedes fort efficaces. Voila la raison qui m'a determiné a vous soumettre ces faits, assez curieux.

  Je suis avec le respect le plus profond,

   Monsieur,

St Petersbourg
Ce 17/29 Octobre
1832

     Votre zélé admirateur
     Siméon Karsakof

Karl Georg Christian Hartlaub (1795–1839)

KARL GEORG CHRISTIAN HARTLAUB wurde am 7. April 1795 in Lichtenstein in Sachsen als Sohn eines Arztes geboren.[1] Schon während seines Medizinstudiums, das er in Leipzig absolvierte, machte er sich mit der Homöopathie bekannt und ließ sich nach seiner Promotion zum Doktor der Medizin, die er im Jahre 1824 aufgrund einer Dissertation mit dem Titel „Nonnulla de venaesectionis in organismum universum vi, et in curanda nominatim inflammatione usu" erlangte, in Leipzig als homöopathisch praktizierender Arzt nieder.[2] Noch im selben Jahr erschien sein „Katechismus der Homöopathie", der den Untertitel „kurze und faßliche Darstellung der Grundsätze des homöopathischen Verfahrens für Aerzte und Nichtärzte" trug und damit deutlich Zielsetzung und Zielgruppen der Schrift zum Ausdruck brachte. Er wies seinen Verfasser als guten Kenner der Materie aus und erhielt eine außerordentlich positive Besprechung von MORITZ MÜLLER.[3] Auch der Erfolg beim Publikum blieb nicht aus: der Katechismus war bereits kurze Zeit nach seinem Erscheinen vergriffen, so daß HARTLAUB nur sechs Monate nach der ersten Auflage die zweite in erweiterter Form herausgeben konnte.[4] Zwei weitere Auflagen wurden 1829 und 1834 notwendig.[5]

Der Katechismus bildete den Auftakt zu einer überaus reichen schriftstellerischen Tätigkeit HARTLAUBS für die Homöopathie; sie war geprägt von einem breiten Interesse für die Arzneimittellehre und der schon in seinem homöopathischen Erstlingswerk manifesten Neigung zur Popularisierung der neuen Lehre. Hierin traf er sich mit KARL GOTTLOB CASPARI, mit dem ihn eine enge Freundschaft verband.[6] Sichtbares Zeichen ihrer Verbundenheit war die Tatsache, daß HARTLAUB nach dem frühen Tod des Freundes aus dessen Nachlaß den dritten Band der „Bibliothek für die homöopathische Medizin und Materia medika" herausgab. Noch wichtiger und für die Homöopathie fruchtbarer wurde HARTLAUBS Freundschaft mit KARL FRIEDRICH TRINKS, dem ebenso begabten wie kritischen Anhänger der Homöopathie, der seit

---

[1] Zu seiner Biographie vgl. *Haehl* (1922) I 441 f.; *Tischner* (1939) 780. Merkwürdigerweise haben ihm weder das Archiv noch die AHZ einen Nekrolog gewidmet, was schon *Clotar Müller* (AHZ 30, 1845/46, 62) als Versäumnis beklagt. – *Haehl* gibt als Geburtsort *Hartlaubs* Stollberg bei Chemnitz an; *Tischner* beruft sich für Lichtenstein auf eine Auskunft des Stadtarchivs in Braunschweig.

[2] Vgl. *Müller* (1837) 14.

[3] Arch. hom. Heilk. 3 (1824) 3, 180–182.

[4] Vgl. *Müller* (1825) 102.

[5] Schon im Jahre 1826 erschien in Kopenhagen eine dänische Übersetzung der 2. Auflage von *H. E. Lund;* vgl. hierzu *Ernst Stapf:* Literarische Anzeigen. Arch. hom. Heilk. 6 (1827) 2, 149 f.

[6] Vgl. *Hartmann* (1850) 291: „Er (= Hartlaub) war Caspari's intimster Freund und ich weiß aus seinem eigenen Munde, daß ihre Unterhaltung sich meistens um Homöopathie und ihre Förderungsmittel bewegt hat."

der Mitte der zwanziger Jahre als homöopathischer Arzt in Dresden tätig war. Aus der Zusammenarbeit dieser beiden Homöopathen gingen zum einen zwei wichtige Werke zur Arzneimittellehre hervor,[7] zum andern verdankt ihr das zweite homöopathische Periodikum seine Entstehung.[8]

Verdienste um die Verbreitung der Homöopathie hat sich HARTLAUB auch dadurch erworben, daß er als Privatdozent im Wintersemester 1827/28 Vorlesungen über Homöopathie an der Universität Leipzig hielt. Er war damit der erste unter den Anhängern HAHNEMANNs, die der Homöopathie im Rahmen der akademischen Ausbildung einen Platz zu erobern suchten.

Am Leben der homöopathischen Vereine und Gesellschaften hat HARTLAUB in mancherlei Funktionen aktiv teilgenommen. Im Jahre 1826, als sich zum ersten Mal unabhängig von HAHNEMANN eine Gruppe von Homöopathen zusammentat, um Erfahrungen auf dem Gebiet der homöopathischen Heilweise auszutauschen, stellte sich HARTLAUB als Sekretär zur Verfügung und gab die von den Mitgliedern eingesandten Arbeiten unter dem Titel „Praktische Mittheilungen der correspondirenden Gesellschaft homöopathischer Aerzte" während der drei Jahre, die diese Gesellschaft bestand, heraus. Auf der dritten Jahresversammlung des Deutschen Zentralvereins homöopathischer Ärzte, die 1832 in Leipzig stattfand, wurde HARTLAUB als Beisitzer ins Direktorium gewählt.[9] HARTLAUB lebte zu dieser Zeit schon in Braunschweig, wohin er Anfang 1830 zur Unterstützung des Hofrates GEORG AUGUST HEINRICH MÜHLENBEIN (1764–1845) übergesiedelt war. 1837/38 war er Präsident des 1835 gegründeten norddeutschen Vereins für homöopathische Heilkunst. Am 10. August desselben Jahres wurde er von der Versammlung des Zentralvereins in Dresden in die Deputation gewählt, die die Herausgabe einer neuen homöopathischen Pharmacopöe vorbereiten sollte.[10] Hierzu konnte HARTLAUB jedoch nichts mehr beitragen; er starb am 5. Februar 1839 in Braunschweig.[11]

Fragt man nach HARTLAUBS Verhältnis zu HAHNEMANN und nach seiner Stellung innerhalb der Homöopathie, so ist zunächst festzuhalten, daß HARTLAUB zwar zeitweilig mit HAHNEMANN in Briefkontakt gestanden hat,[12] daß er aber nicht sein Schüler im eigentlichen Sinne gewesen ist.[13] Dies gab ihm eine gewisse Selbständigkeit

---

[7] S. unten das Schriftenverzeichnis.
[8] Vgl. hierzu auch oben S. 12.
[9] Vgl. *Müller* (1837) 24.
[10] Hierzu vgl. *Eduard Seidel:* Feier des 10. August 1838 zu Dresden. Bericht über die Versammlung des Centralvereins am 10. Aug. 1838 zu Dresden. AHZ 14 (1838) 5; *Karl Friedrich Trinks:* Aufforderung an alle Aerzte, welche die specifische Heilmethode ausüben, zu Beiträgen zur Bearbeitung der neuen Pharmacopoe, deren Herausgabe auf dem Convent des 10. August 1838 beschlossen wurde. AHZ 14 (1839) 305–312.
[11] *Haehl* (1922) I 442 gibt irrtümlich 1836 als Todesjahr an.
[12] Das Homöopathie-Archiv, Stuttgart, besitzt zwei Briefe *Hartlaubs* an *Hahnemann* aus dem Jahre 1831, vgl. Abb. 7.
[13] Vgl. *Müller* (1837) 14. – Allerdings hat *Hahnemann* die Aktivitäten *Hartlaubs* von Beginn an aufmerksam und mit wohlwollender Anerkennung verfolgt: „Hartlaubs Arbeiten sind überdacht und nützlich und ich schätze sie" (Brief *Hahnemanns* an *Stapf* vom 1. September 1825, abgedr. in AHZ 151, 1905, 19).

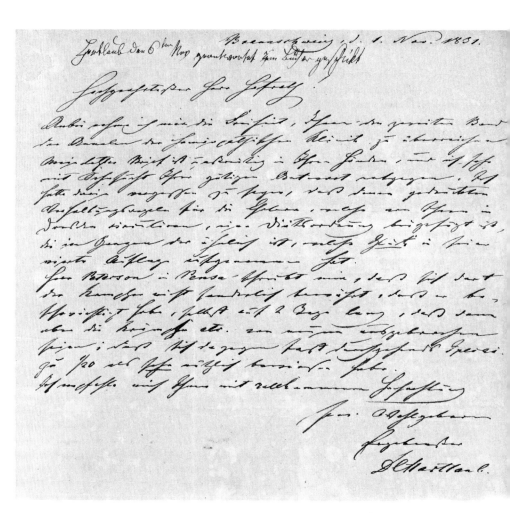

Abb. 7: Brief von Karl Georg Christian Hartlaub an Samuel Hahnemann vom 1. November 1831 anläßlich der Übersendung des zweiten Bandes der von Hartlaub zusammen mit Karl Friedrich Trinks herausgegebenen „Annalen der homöopathischen Klinik." Hartlaub streift in diesem Brief außerdem einige Fragen, die mit der Cholera in Dresden und Pensa im Zusammenhang stehen. Homöopathie-Archiv, Stuttgart, Nr. 740.

des Denkens und die Möglichkeit und Freiheit zu Auffassungen, die nicht vollständig mit denen des Meisters übereinstimmten. So hat er beispielsweise schon im Jahre 1828 als einer der ersten Vorbehalte gegenüber der Empfehlung HAHNEMANNS geäußert, jeweils nur eine Gabe der gewählten Arznei zu verabreichen, und über positive eigene Erfahrungen mit Gabenwiederholungen und auch mit stärkeren Dosen berichtet.[14] Die Gabengröße hat er dann in einer kleinen Arbeit zehn Jahre später noch einmal diskutiert und sich dabei auch eindeutig gegen die von HAHNEMANN vorgeschriebene Normierung der Gaben ausgesprochen.[15]

Trotz dieser Kritik in Einzelpunkten wird man HARTLAUB aber dennoch nicht ohne weiteres zu den freien Homöopathen zählen dürfen.[16] Hiergegen sprechen vor allem zwei Zeugnisse aus dem Jahre 1833, in denen sich HARTLAUB in den Auseinandersetzungen um die Richtung in der Homöopathie mit aller Entschiedenheit auf die Seite ihres Begründers stellte. Es handelt sich einmal um ein Votum, das HARTLAUB und MÜHLENBEIN gemeinsam in ihrer Eigenschaft als Direktoriumsmitglieder des Zentralvereins verfaßt hatten; sie beschuldigten darin die Leipziger Homöopathen, die ja gewissermaßen den harten Kern der freien Fraktion bildeten, der Geld- und Machtgier und warfen ihnen die Vermengung von Allopathie und Homöopathie, eine schlechte Leitung der homöopathischen Klinik sowie Verschwendung von Vereinsgeldern vor,[17] schlossen sich also in den wesentlichen Punkten den Angriffen HAHNEMANNS an. Die zweite Äußerung HARTLAUBS betraf den sogenannten KRETZSCHMAR-Streit,[18] und auch hier verteidigte HARTLAUB die Position HAHNEMANNS, indem er jede Abweichung von der Homöopathie ablehnte und in allen Krankheitsfällen ihre ausschließliche Anwendung forderte. In diesem Artikel reflektiert HARTLAUB auch seine eigene Position innerhalb der Homöopathie und betrachtet sich selbst als zur Gruppe der „ächten" Homöopathiker gehörig. In einem Vortrag vor dem norddeutschen Verein für homöopathische Heilkunst hat HARTLAUB kurz vor seinem Tode noch einmal die Auseinandersetzungen um die Homöopathie in den dreißiger Jahren einer kritischen Beurteilung unterzogen. Er hat dabei die Bildung von Gruppierungen im Kreise der Anhänger und deren teilweise Emanzipation vom Begründer der Lehre als ein notwendiges Stadium in der Phase der Ausbreitung einer wissenschaftlichen Entdeckung interpretiert. Gleichwohl hat er auch diese Gelegenheit benutzt, HAHNEMANN gegenüber seinen Kritikern zu verteidigen, und dadurch in überzeugender Weise seine Selbsteinschätzung als echter Homöopathiker bestätigt.[19]

---

[14] Ueber Wiederholung der homöopathischen Arzneigaben. Arch. hom. Heilk. 7 (1828) 1, 19–21.
[15] Diese Arbeit ist oben auf den Seiten 178–179 abgedruckt.
[16] Anders *Tischner* (1939) 780: „Hartlaub vertrat etwa den Standpunkt von Moritz Müller."
[17] Vgl. *Müller* (1837) 48.
[18] Bemerkungen und Betrachtungen über die von Dr. Kretzschmar in Nr. 22 des ersten Bandes der allg. homöop. Zeitung angeregte Streitsache. AHZ 2 (1833) 121–124. – Zu der Auseinandersetzung insgesamt vgl. *Haehl* (1922) I 212–215 und *Tischner* (1939) 475–477.
[19] Arch. hom. Heilk. 17 (1838) 2, 1–22.

Schriftenverzeichnis

Katechismus der Homöopathie oder kurze und faßliche Darstellung der Grundsätze des homöopathischen Heilverfahrens, für Aerzte und Nichtärzte. Baumgärtner, Leipzig 1824

Beiträge zur Vergleichung und Charakterisirung mehrer Arzneistoffe, hinsichtlich ihrer pathogenetischen Eigenthümlichkeiten. Arch. hom. Heilk. 4 (1825) 1, 1–96; 3, 84–95

Kritische Beleuchtung der Schrift: Die Homöopathie in ihrer Würde als Wissenschaft und Kunst, dargestellt von Dr. St. A. Mükisch in Wien. Arch. hom. Heilk. 5 (1826) 3, 124–212

Ueber Wiederholung der homöopathischen Arzneigaben. Arch. hom. Heilk. 7 (1828) 1, 19–21

Die Erziehung der Kinder. Ein Wort an Eltern und Lehrer. Volckmar, Leipzig 1829. 2. Aufl. u. d. T.: Der homöopathische Kinderarzt. Zum Hausbedarf für Aeltern, Lehrer und Erzieher. Volckmar, Leipzig 1829

Tabellen fuer die praktische Medicin nach homoeopathischen Grundsaetzen. Leo, Leipzig 1829

Kunst die Gesundheit zu erhalten und das Leben zu verlängern. Eine Würdigung der vorzüglichsten Lebensverhältnisse des Menschen in diätetischer Hinsicht und mit besonderer Berücksichtigung der Entdeckungen der Homöopathie. Hartmann, Leipzig 1831

Grundzüge der neuen naturgemäßen Heillehre, gewöhnlich Homöopathie genannt, und deren Vorzüge und genaue Unterscheidungszeichen von der älteren Art, die Krankheiten zu behandeln, gewöhnlich Allopathie genannt. Nebst einem allgemeinen Begriffe von Krankheit und Heilung überhaupt, und dem Verhalten, welches Jeder in Speise und Trank etc. zu beobachten hat, sobald er sich nach dieser neuen Heilart behandeln läßt. Nebst Vorschriften für das ganze Leben. Schumann, Leipzig 1834

Mittheilungen aus den Verhandlungen des nordischen Vereins für homöopathische Heilkunst. Braunschweig, den 29. Juni 1838. Arch. hom. Heilk. 17 (1838) 2, 1–22

Systematische Darstellung der reinen Arzneiwirkungen, zum praktischen Gebrauch für homöopathische Aerzte. 6 Bde. Baumgärtner, Leipzig 1826–1827. Bd. 7–9 zugl. u. d. T.: Systematische Darstellung der antipsorischen Arzneimittel in ihren reinen Wirkungen (gem. mit *Karl Friedrich Trinks*). Bd. 1–3. Arnold, Dresden u. Leipzig 1829–1830

Reine Arzneimittellehre (gem. mit *Karl Friedrich Trinks*). 3 Bde. Brockhaus, Leipzig 1828–1831

Annalen der homöopathischen Klinik. Eine Sammlung von Beobachtungen und Erfahrungen im Gebiete der homöopathischen Heilkunst (gem. mit *Karl Friedrich Trinks*). 4 Bde. Fleischer, Leipzig 1830–1833

Verzeichnis der häufiger zitierten Literatur[1]

Bojanus, Karl: Geschichte der Homöopathie in Russland. Steinkopf, Stuttgart 1880

Grießelich, Ludwig: Handbuch zur Kenntnis der homöopathischen oder specifischen Heilkunst. Malsch u. Vogel, Carlsruhe 1848

Haehl, Erich: Geschichte des deutschen Zentralvereins homöopathischer Ärzte. Mit einem Geleitw. v. *A. Stiegele.* Schwabe, Leipzig 1929

Haehl, Richard: Samuel Hahnemann. Sein Leben und Schaffen. Unter Mitwirk. v. *Karl Schmidt-Buhl.* 2 Bde. Schwabe, Leipzig 1922

Hartmann, Franz: Meine Erlebnisse und Erfahrungen in der Homöopathie. Ein Beitrag zur Geschichte der ersten Anfänge der Homöopathie. AHZ 38 (1850) 289–297; 305–311; 321–330; 337–342; 353–358; 369–378; 39 (1850) 289–295; 305–311; 40 (1851) 305–313; 321–328; 337–345

Kleinert, Georg Otto: Geschichte der Homöopathie. 1. Abt. Schäfer, Leipzig 1863

Mehlhose, Friedrich: Hahnemann und die homöopathischen Lehren vor und nach seiner Zeit. Hoffmann u. Reber, Görlitz 1941

Müller, Moritz: Zur Literatur und Geschichte der Homöopathie. Arch. hom. Heilk. 4 (1825) 3, 101–110

Müller, Moritz: Zur Geschichte der Homöopathie. Reclam, Leipzig 1837

Rummel, Friedrich: Hinblick auf die Geschichte der Homöopathie im letzten Jahrzehend, nebst einer kurzen Lebensbeschreibung des Herrn Hofrathes Dr. Mühlenbein. Schumann, Leipzig 1839; wiederabgedr. ohne die Lebensbeschreibung in Arch. hom. Heilk. 18 (1840) 1, 105–168

Tischner, Rudolf: Geschichte der Homöopathie. Schwabe, Leipzig 1939

Tischner, Rudolf: Das Werden der Homöopathie. Geschichte der Homöopathie vom Altertum bis zur neuesten Zeit. Hippokrates, Stuttgart 1950

Tischner, Rudolf: Quellenschriften der Homöopathie. 1. Bd.: Die naturwissenschaftliche Richtung. Teil I. Haug, Berlin o. J.

[1] Die in dieser Liste aufgeführten Titel werden jeweils mit Verfasser, Erscheinungsjahr und Seitenzahl zitiert.

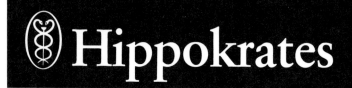

Medizingeschichte

BUTLAN, IBN
Das Ärztebankett. Aus arabischen Handschriften übersetzt und mit einer Einleitung sowie mit Anmerkungen versehen von F. Klein-Franke, Jerusalem. 1984, 324 Seiten auf Dünndruck mit 4 farbigen Abbildungen und einem farbigen Frontispiz, 10 x 16 cm, 210 g, gebunden DM 49,80
ISBN 3-7773-**0640**-1

FAUST, BERNHARD CHRISTOPH
Gesundheits-Katechismus. Faksimiledruck der Ausgabe aus dem Jahr 1794. Herausgegeben und mit einem Nachwort versehen von Martin Vogel. Unveränderter Nachdruck 1976, 112 Seiten mit Abbildungen, 10,3 x 16,9 cm, 145 g, Pappumschlag DM 26,–
ISBN 3-7773-**0412**-3

HIPPOKRATES
Der hipokratische Eid. Griechischer und deutscher Text des Eides, mit einem Essay über dieses alte Dokument von Karl Deichgräber, Bovenden. 4., erweiterte Auflage 1983, 92 Seiten mit 3 Abbildungen, 10 x 16 cm, 170 g, gebunden DM 19,80
ISBN 3-7773-**0506**-5

HUFELAND, CHRISTOPH WILHELM
Die Kunst, das menschliche Leben zu verlängern – Makrobiotik. Von Christoph Wilhelm Hufeland. Bearbeitet und für die heutige Zeit herausgegeben von K. E. Rothschuh, Münster. 1975, 524 Seiten auf Dünndruck, 10 x 16 cm, 270 g, mit bibliophilem Einband in Elefantenhaut mit Kunstlederrücken im Schuber, DM 52,–
ISBN 3-7773-**0382**-8

ROTHSCHUH, KARL EDUARD, MÜNSTER/Westfalen
Naturheilbewegung – Reformbewegung – Alternativbewegung. 1983, 148 Seiten mit 89 Abbildungen, 15,5 x 23 cm, 380 g, gebunden DM 48,–
ISBN 3-7773-**0615**-0

WITTERN, RENATE, STUTTGART (Hrsg.)
Jahrbuch des Instituts für Geschichte der Medizin der Robert-Bosch-Stiftung. Band 1 (1982). Eine Vortragssammlung mit Beiträgen von 3 Mitarbeitern. 1983, 80 Seiten mit 10 Abbildungen, 14,8 x 21 cm, 150 g, kartoniert DM 27,–
ISBN 3-7773-**0646**-0 – ISSN 0175-6788